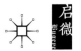

芦笛————著/审校

THE GLOBAL
CIRCULATION OF CHINESE
MATERIA MEDICA

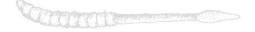

严娜————译

一虫一草
游世界

从微观史看中国本草的全球流通

(1700-1949)

A MICROHISTORY OF
THE CATERPILLAR FUNGUS

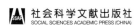

社会科学文献出版社
SOCIAL SCIENCES ACADEMIC PRESS (CHINA)

目 录

引　言

　　1993 年 8 月，在德国斯图加特举行的世界田径锦标赛上，三名中国女子选手分别在 1500 米、3000 米和 10000 米项目上获得金牌。[①] 这一傲人的成绩引起了一些人对中国运动员服用禁药的指控。针对这些指控，中国教练反驳道："她们的成功归功于严格的训练和特殊的饮食，其中包括传统草药和由冬虫夏草制成的富含矿物质的药剂。"[②] 第二年，两位美国昆虫学家在《美国昆虫学》（American Entomologist）杂志上发表了一篇题为《中国冬虫夏草与创造世界纪录的径赛运动员》的文章。在讲述"一个有趣的昆虫学故事"之前，他们指出：冬虫夏草（caterpillar fungus）具有"可能缓解压力的特性"，持续"吸引西方运动员和科学家"，这可能"导致世界各地的跑步者都摄入由冬虫夏草制成的补品"；正如他们所希望的那样，这将"刺激医学科研人员的研究"。[③] 那么，到底什么是"caterpillar fungus"？它的中文表

①　Mark Butler (ed.), *IAAF World Athletics Championships, Doha 2019: Statistics Handbook*, Monaco: IAAF Communications Department, 2019, pp. 274, 281, 286.

②　David Gordon, 'The Rumored Dope on Beijing's Women', *Newsweek*, 27 September 1993, Sect. 63.

③　Donald C. Steinkraus and James B. Whitfield, 'Chinese Caterpillar Fungus and World Record Runners', *American Entomologist*, 1994, 40(4): 235–239, 235.

述很奇怪，为什么要叫"冬虫夏草"（字面意思就是"冬天的虫，夏天的草"）？

　　尽管担心会破坏对历史记录的后续解读，并有暗示实证主义的倾向，但在这里，笔者仍然要推荐一段关于冬虫夏草（非特殊需要时，以下简称"虫草"）的简明生物传记，因为它有可能帮助读者更顺利地阅读本书。根据当代生物学，虫草的形成过程是，一种真菌（学名"Ophiocordyceps sinensis"，以前叫"Cordyceps sinensis"）在夏季或秋季感染了蛾科昆虫的幼虫；然后在冬季，菌丝体发育后杀死了幼虫，真菌从幼虫的头上长出来，并在第二年春天或夏天形成子实体；随着子实体的成熟，它们会将孢子释放到一些幼虫能被感染的环境中，并开始上述过程。如果幼虫没有被感染，它们将发育成蛾类。根据食用标准，人们在采集虫草时，幼虫已经死亡，但真菌仍然活着。[①] 近些年的生物地理学调查表明，这种真菌物种目前正面临过度采挖和气候变化的威胁，仅分布在青藏高原和喜马拉雅山脉周围，包括中国（西藏、

---

　　① 杨跃雄等：《虫草菌感染虫草幼虫的研究》，《动物学研究》1989 年第 3 期；Gi-Ho Sung et al., 'Phylogenetic Classification of *Cordyceps* and the Clavicipitaceous Fungi', *Studies in Mycology*, 2007, 57: 5 - 59; Daniel Winkler, 'Caterpillar Fungus（*Ophiocordyceps Sinensis*）Production and Sustainability on the Tibetan Plateau and in the Himalayas', *Asian Medicine*, 2009, 5 (2): 291 - 316; Daniel Winkler, 'Cordyceps Sinensis: A Precious Parasitic Fungus Infecting Tibet', *Field Mycology*, 2010, 11 (2): 60 - 67; Xiao-Liang Wang and Yi-Jian Yao, 'Host Insect Species of *Ophiocordyceps Sinensis*: A Review', *ZooKeys*, 2011, 127: 43 - 59; Zhengyang Wang et al., '*Thitarodes shambalaensis* sp. nov. (Lepidoptera, Hepialidae): A New Host of the Caterpillar Fungus *Ophiocordyceps sinensis* Supported by Genome-Wide SNP Data', *ZooKeys*, 2019, 885: 89-113。

四川、云南、青海和甘肃）、尼泊尔、不丹和印度的某些高海拔地区。① 毫无疑问，这些科学事实直到很晚才被发现，然后在世界各地传播。

　　虫草在中国甚至世界范围内都是一种受欢迎、价格昂贵、备受推崇的药材。② 但早在它进入中医的视野并流入欧洲和日本之前，藏民就已经开始使用它了。虫草吸引了研究跨文化背景下构建知识和适应传统的各种群体。它又不时地重塑自己，并与现代中国本草学中变革的国际性根源纠缠在一起。在过去的几十年里，学者在藏族、汉族及日本和西方

① 梁宗琦主编《中国真菌志》第 32 卷，科学出版社，2007，第 125—126 页；Bhushan Shrestha et al.，'What Is the Chinese Caterpillar Fungus *Ophiocordyceps sinensis*（Ophiocordycipitaceae）?'，*Mycology*，2010，1（4）：228 – 236; Yi Li et al.，'A Survey of the Geographic Distribution of *Ophiocordyceps sinensis*'，*The Journal of Microbiology*，2011，49（6）：913 – 919; Uttam Babu Shrestha and Kamaljit S. Bawa，'Impact of Climate Change on Potential Distribution of Chinese Caterpillar Fungus（*Ophiocordyceps Sinensis*）in Nepal Himalaya'，*PLoS ONE*，2014，9（9）：e106405; Yujing Yan et al.，'Range Shifts in Response to Climate Change of *Ophiocordyceps sinensis*, a Fungus Endemic to the Tibetan Plateau'，*Biological Conservation*，2017，206：143 – 150; Kelly A. Hopping et al.，'The Demise of Caterpillar Fungus in the Himalayan Region due to Climate Change and Overharvesting'，*PNAS*，2018，115（45）：11，489 – 11，494。

② Kenneth Jones，*Cordyceps: Tonic Food of Ancient China*，Seattle: Sylvan Press，1997; Georges M. Halpern，*Cordyceps: China's Healing Mushroom*，Garden City Park: Avery Publishing Group，1999; Dennis J. McKenna et al.，*Botanical Medicines: The Desk Reference for Major Herbal Supplements*，New York: The Haworth Herbal Press，2002，pp. 169 – 184; David L. Hawksworth，'*Cordyceps sinensis and Ganoderma lucidum* amongst Top 'Herbal' Medicines'，*Mycological Research*，2003，107（3）：259; Kunga Tsering Lama，*Crowded Mountains, Empty Towns: Commodification and Contestation in Cordyceps Harvesting in Eastern Tibet*（MA Thesis），Boulder: University of Colorado，2007.

文化历史中发现了虫草的种种痕迹。① 他们的努力为重新评估和进一步探索虫草跨越地理、政治和文化界限的足迹奠定了坚实的基础，有助于从更广阔的世界变化对中国本草学变革的意义进行细致入微的探讨。从冬虫到夏草的非凡转化能力，恰如其分地隐喻了医学专业知识和中国本草之间的动态可变性，人们可以透过虫草的社会生命（social life）来看到这一点。

国际游客：中国本草②

本草一直是东西方物质和精神互动的重要主题。历史学者琳达·巴恩斯（Linda Barnes）在其关于 13—19 世纪中期中国治疗传统在西方的表现的研究中涉及了草药。③

① 小林義雄『日本中国菌類歴史と民俗学』廣川書店、1983、63-66 頁；聂三：《冬虫夏草谈趣》，《食用菌》1984 年第 1 期；陈士瑜：《冬虫夏草诗话》，《食用菌》1991 年第 6 期；陈士瑜：《明清笔记小说中的冬虫夏草》，《中国食用菌》1993 年第 4 期；蒋三俊：《冬虫夏草考》，《中国食品》1993 年第 12 期；陈守常：《虫草考证》，《农业考古》1993 年第 1 期；Daniel Winkler, ' *Cordyceps sinensis* (Berk.) Sacc.: Economy, Ecology, and Ethno-Mycology of Yartsa Gunbu, a Medicinal Fungus Endemic for the Tibetan Plateau', *International Journal of Medicinal Mushrooms*, 2005, 7(3):481-482; 奥沢康正「冬虫夏草（広義）渡来の歴史と薬物としての受容」『日本医史学雑誌』第 53 巻第 1 期、2007 年；奥沢康正『冬虫夏草の文化誌』石田大成社、2012。

② "Chinese Materia Medica" 在正文中的对应译词不尽相同，即在传统语境中译作"中医本草"，而在跨文化和近代中医科学化语境中译作"中国药学"或"中国本草"。——译者注

③ Linda L. Barnes, *Needles, Herbs, Gods, and Ghosts: China, Healing, and the West to 1848*, Cambridge, MA: Harvard University Press, 2005. 关于近代早期的中国药物学，参见 He Bian, *Know Your Remedies: Pharmacy and Culture in Early Modern China*, Princeton: Princeton University Press, 2020。

波兰耶稣会传教士卜弥格（Michael Boym）等人撰写的《中医指南》（1682）记录了中国人使用的 289 种药材和数十种处方。① 大约在 1697 年，墨西哥方济各会传教士石铎琭（Pedro de la Piñuela）在中国撰写了一本名为《本草补》的中文书，目的是介绍一些超出当时中国文人认知的外来和本土药材知识。② 这本书的部分内容被后来的中国医家引用。③ 19 世纪下半叶至 20 世纪初，西方对中药材的兴趣日益浓厚，相关著作层出不穷，如丹尼尔·汉伯里（Daniel Hanbury）、让·奥东·德博（Jean-Odon Debeaux）和伊博恩（Bernard E. Read）等人都发表了相关著作。④ 正如师惟善（Frederick P. Smith）的医学著作《中国药物学和博物学新释》（1871）的标题所表明的那样，中国本草与博物学家的兴趣相投，因为中医用的许多药材来自植物、动物和矿物。⑤ 那蒇（Carla

---

① Michael Boym et al., *Specimen Medicinae Sinicae*, Francofurti: Joannis Petri Zubrodt, 1682, pp. 157-211.

② 石铎琭：《本草补》，康熙丁丑年序本，法国国家图书馆藏。

③ 例如赵学敏《本草纲目拾遗》，闫冰等校注，中国中医药出版社，1998，第 44—45 页。

④ Daniel Hanbury, *Notes on Chinese Materia Medica*, London: John E. Taylor, 1862; Jean-Odon Debeaux, *Essai sur la Pharmacie et la Matière Médicale des Chinois*, Paris: J.-B. Baillière et Fils, 1865; Bernard E. Read, *Botanical, Chemical, and Pharmacological Reference List to Chinese Materia Medica*, Beijing: Printed by the Bureau of Engraving and Printing, 1923; Bernard E. Read and Liu Ju-Ch'iang, *Plantae Medicinalis Sinensis: Bibliography of Chinese Medicinal Plants from the Pen Ts'ao Kang Mu*, Beijing: Department of Pharmacology, Peking Union Medical College, 1927.

⑤ Frederick P. Smith, *Contributions towards the Materia Medica & Natural History of China*, Shanghai and London: American Presbyterian Mission Press and Trübner & Co., 1871. 我之所以把这本书定性为一部医学作品，因为它的副标题是"供医学传教士和本土医学生使用"。

Nappi）对《本草纲目》的研究采用了博物学视角，探索了它如何将数量空前的本土、外来药材和物种与本草传统中已存的自然知识体系进行融合。①

历史学者对某些在中国社会中广为人知的药材给予了极大的关注。克利福德·福斯特（Clifford Foust）撰写了从中世纪到 20 世纪大黄的文化史、经济史和医学史。② 尽管该书强调的是欧洲，而没有充分考虑中国是大黄的主产区，但文字本身还是生动有趣的。张哲嘉对 19 世纪初中俄大黄贸易互动的分析，说明了对单一药材的不同制备和认知是如何参与制定意想不到的政策及引发始料不及的结果的。③ 与大黄不同，鸦片是一种可致幻的麻醉剂，在中国近代史的书写中，尤其是在中英鸦片战争中，鸦片与帝国主义和民族主义有着紧密的联系。④ 冯客（Frank Dikötter）等人在对现代中国社会鸦片及其衍生物的消费和国家监管的调查中，研究了鸦片在中国近代被片面化的形象，强调了鸦片对医疗的价值。⑤ 这种观点也出现在郑扬文的《中国的鸦片社会生活史》。⑥

---

① Carla Nappi, *The Monkey and the Inkpot: Natural History and Its Transformations in Early Modern China*, Cambridge, MA: Harvard University Press, 2009.

② Clifford M. Foust, *Rhubarb*：*The Wondrous Drug*, Princeton：Princeton University Press, 1992.

③ Chang Che-Chia, ' Origins of a Misunderstanding: The Qianlong Emperor's Embargo on Rhubarb Exports to Russia, the Scenario and Its Consequences', *Asian Medicine*, 2005, 1(2): 335-354.

④ Timothy Brook and Bob Tadashi Wakabayashi (eds.), *Opium Regimes: China, Britain, and Japan, 1839-1952*, Berkeley: University of California Press, 2000.

⑤ Frank Dikötter et al., *Narcotic Culture: A History of Drugs in China*, Chicago: The University of Chicago Press, 2004.

⑥ Zheng Yangwen, *The Social Life of Opium in China*, Cambridge: Cambridge University Press, 2005.

这些对鸦片的研究指出了药物的复杂社会意义。这在班凯乐（Carol Benedict）对中国人消费外来但已本土化烟草的历史调查中也有所反映，比如鸦片及其对晚清医学文化的渗透。[①]人参是中国东北的一种珍贵自然资源，金宣旼通过人参这个独特的视角，研究分析了其从后金到清朝的转变，以及清朝对边境的统治及与朝鲜的政治关系。[②]

一些研究涉及药物的跨界互动，展现了知识流通、人际网和权力关系的跨国背景。到 20 世纪中期，历史学者已经意识到，单一民族国家（the nation state，其等级空间秩序在19 世纪中叶开始确立）不再是社会行动最合适的参照系。[③]1960 年代，亨利·列斐伏尔（Henri Lefebvre）和米歇尔·福柯（Michel Foucault）等学者开始对空间的僵化想象进行批判性反思，强调社会进程和关系中"空间和时间的本体论对等"。[④] 20 世纪八九十年代，历史学者参与了空间变化的探讨，这导致了空间作为固定的、无生命的社会容器这一概念的历史背离，也导致了方法论上对国家中心主义的背离。这种新的空间意识促进了跨国历史研究的兴起，该研究强调

---

① Carol Benedict, *Golden-Silk Smoke: A History of Tobacco in China, 1550 – 2010*, Berkeley: University of California Press, 2011, pp. 88 – 109.

② Seonmin Kim, *Ginseng and Borderland: Territorial Boundaries and Political Relations Between Qing China and Chosŏn Korea, 1636 – 1912*, Oakland: University of California Press, 2017.

③ Matthias Middell and Katja Naumann, 'Global History and the Spatial Turn: From the Impact of Area Studies to the Study of Critical Junctures of Globalization', *Journal of Global History*, 2010, 5(1): 149 – 170.

④ Edward W. Soja, 'Taking Space Personally', in Barney Warf and Santa Arias (eds.), *The Spatial Turn: Interdisciplinary Perspectives*, London: Routledge, 2009, pp. 11 – 35, 18.

物体、思想和实践的跨境运动。① 历史学者帕梅拉·史密斯（Pamela Smith）呼吁人们关注流动的人和物融合在一起的地点或节点，并强调流动的物的价值和意义随着它们与人、思想和实践结合而发生变化，这种结合在彼此纠缠的流动和形成知识、认识论的新型关系领域中产生。②

此外，科学史学者对科学普遍主义的拒绝使人们注意到不同时空对科学实践的影响，引起对"跨越地理边界的知识交流的世界性或跨民族思想"的关注。③ 关注单个跨境物体（如虫草）的传播，或多或少避免了当地和全球之间的紧张关系。这种紧张关系来自人们越来越卖力地将当地的案例研究和科学史编织成一个全球性的"阴谋"。④ 中国医学（虫草的名字经常与之联系在一起）从未将自己限于中国地理范围之内。罗伯塔·比文斯（Roberta Bivins）揭示了 17—19 世纪针刺疗法传到欧洲及其在英国的传播和创新。⑤ 柯浩德

① Christopher A. Bayly et al. , ' AHR Conversation: On Transnational History' , *The American Historical Review*, 2006, 111(5): 1441–1464; Beat Kümin and Cornelie Usborne, ' At Home and in the Workplace: A Historical Introduction to the ' Spatial Turn'' , *History and Theory*, 2013, 52(3): 305–318; Akira Iriye, *Global and Transnational History: The Past, Present, and Future*, New York: Palgrave Macmillan, 2013, pp. 1–18.

② Pamela H. Smith, ' Nodes of Convergence, Material Complexes, and Entangled Itineraries' , in Pamela H. Smith (ed.), *Entangled Itineraries: Materials, Practices, and Knowledges across Eurasia*, Pittsburgh: University of Pittsburgh Press, 2019, pp. 5–24.

③ Charles W. J. Withers, ' Place and the ' Spatial Turn' in Geography and in History' , *Journal of the History of Ideas*, 2009, 70(4): 637–658, 655.

④ Carla Nappi, ' The Global and Beyond: Adventures in the Local Historiographies of Science' , *Isis*, 2013, 104(1): 102–110.

⑤ Roberta E. Bivins, *Acupuncture, Expertise and Cross-Cultural Medicine*, New York: Palgrave, 2000.

（Harold Cook）发现，英国医生福劳业（John Floyer）从在中国的耶稣会士那里获得了中医知识；幸好，他对中医"脉"的误解没有带来惨痛的医疗后果，反而激发了他对身体自然变化的创造性解读。[①] 正如柯浩德指出的那样，这一案例构成了近代早期海外中医翻译方法转变过程中的一部分。[②] 这些研究挑战了中心和外围的传播论框架，以及独特"中医"的本质主义观点。

"中国"本草的异质性表明它并非中国固有。[③] 在近代中国，科学及其强有力的话语权在新药物学术的形成中产生了影响。[④] 1992 年出版的一部中国近代药物学专著给予了西方本草在中国近代社会的传播及其与本土本草的相遇极多的篇幅。西方药品的流入和本土医药工业的不发达，在很大程度上要归因于国外帝国主义和国内封建主义。然而，作者对科学知识给予了积极的评价，并提出了八条中西本草结合的建议，其中大部分集中在现代科学技术的应用上。[⑤] 在民国

---

① Harold J. Cook, 'Creative Misunderstandings: Chinese Medicine in Seventeenth Century Europe', in Daniel T. Rodgers et al. (eds.), *Cultures in Motion*, Princeton: Princeton University Press, 2014, pp. 215–240.

② Harold J. Cook, 'Translating Chinese Medical Ways in the Early Modern Period', Harold J. Cook (ed.), *Translation at Work: Chinese Medicine in the First Global Age*, Leiden: Brill, 2020, pp. 1–22.

③ Shiu Ying Hu, 'History of the Introduction of Exotic Elements into Traditional Chinese Medicine', *Journal of the Arnold Arboretum*, 1990, 71(4): 487–526; Sean Bradley, 'Myrrh: Medical Knowledge from Arabia into Chinese Materia Medica', *Medicina nei Secoli-Arte e Scienza*, 2018, 30(3): 881–906.

④ 薛愚主编《中国药学史料》，人民卫生出版社，1984，第 410—438 页；Paul U. Unschuld, *Medicine in China: A History of Pharmaceutics*, Berkeley: University of California Press, 1986, pp. 261–267。

⑤ 陈新谦、张天禄编著《中国近代药学史》，人民卫生出版社，1992，第 213—214 页。

时期对常山抗疟功效的生物医学探索中，体现了对本土药材的科学研究。[1] 受中国古代医学著作的启发，1970 年代在青蒿中发现了抗疟疾的化学成分——青蒿素。青蒿素于 2015 年为中国赢得了第一个诺贝尔生理学或医学奖，它现在被认为是"中国传统医学送给世界的礼物"。[2] 可以肯定的是，青蒿素是生物医学研究的产物。然而，它与古代中医的联系促使人们反思"现代""中国"本草形成过程中传统与现代的二分法。

行动起来了，科学医学

探索现代中药的制作，需要关注现代医学的全球化。在中国的欧美人，尤其是新教传教士，在将他们家乡的科学和医学引入中国的过程中起到了关键作用。同时，科学和医学往往是在中国人中传播基督教的辅助工具。[3] 德国传教士郭实猎（Karl F. A. Gützlaff）认为，西方"有用的知识及科学"和"真正宗教的侍女"将告诉中国人"存在于过去和现在，以及正在发生的超越天界帝国的事情"；中国

① Sean Hsiang-Lin Lei, 'From *Changshan* to a New Anti-Malarial Drug: Re-Networking Chinese Drugs and Excluding Traditional Doctors', *Social Studies of Science*, 1999, 29(3): 323–358.

② Youyou Tu, *From Artemisia annua L. to Artemisinins: The Discovery and Development of Artemisinins and Antimalarial Agents*, San Diego: Academic Press, 2017, p. xxxix.

③ Harold Balme, *China and Modern Medicine, a Study in Medical Missionary Development*, London: United Council for Missionary Education, 1921, pp. 30–31, 41; Benjamin A. Elman, *On Their Own Terms: Science in China, 1550–1900*, Cambridge, MA: Harvard University Press, 2005, pp. 283–351.

人仍然"故步自封""一成不变",并将所有其他民族视为"夷狄"。① 因此,科学也有助于修止中国和西方的权力关系。19 世纪,医疗传教士治疗病人的努力,为中国人提供了可替代的,有时甚至可以说是更有效的治疗方法。② 为了进行必要的医疗事业,一些欧美人建议派遣医疗传教士,成立医疗传教会,如首位美国来华的医疗传教士——伯驾(Peter Parker)。③ 1838 年 2 月 21 日,中华医药传教会(Medical Missionary Society in China)在广州成立。④ 不久后,伯驾和另外两人于 4 月 14 日发表讲话,称:"中国人承认他们对医学,尤其是外科和解剖学一无所知。"但传教会建议他们学习汉语,部分原因是它有助于研究"中药中使用的物质成分"和"他们独特的制备方式",因此"可以为我们自己的药房找到很多有价值的补充资源"。⑤ 显然,他们贬低了中

① Karl Gützlaff, ' A Monthly Periodical in the Chinese Language' , *The Chinese Repository*, 1833, 2(4): 186-187.

② Omar L. Kilborn, *Heal the Sick: An Appeal for Medical Missions in China*, Toronto: Missionary Society of the Methodist Church, 1910; Gerald H. Choa, ' *Heal the Sick' Was Their Motto: The Protestant Medical Missionaries in China*, Hong Kong: The Chinese University Press, 1990.

③ Thomas R. Colledge, ' Suggestions with Regard to Employing Medical Practitioners as Missionaries to China' , *The Chinese Repository*, 1835, 4(8): 386-389; Thomas R. Colledge et al. , ' Suggestions for the Formation of a Medical Missionary Society, Offered to the Consideration of All Christian Nations' , *The Chinese Repository*, 1836, 5(8): 370-373.

④ Thomas R. Colledge et al. , ' Medical Missionary Society: Regulations and Resolutions, adopted at a Public Meeting Held at Canton on the 21st of February, 1838' , *The Chinese Repository*, 1838, 7(1): 32-44.

⑤ Thomas R. Colledge et al. , *The Medical Missionary Society in China: Address, with Minutes of Proceedings*, Canton: Printed at the Office of the Chinese Repository, 1838, pp. 16-18.

医，因为他们将中医说成是缺乏"科学"的，但同时又重视中药对自己药学的潜在价值。

随着中英鸦片战争的结束，清朝对西方人活动和行为的限制逐渐解除。1844 年的《望厦条约》允许美国人在条约规定的对外贸易开放的港口建造教堂。[1] 14 年后（1858），清朝与俄国、美国、英国和法国签订的《天津条约》首次将外国人在中国内地旅行和传教合法化。[2] 根据约瑟夫·汤姆森（Joseph Thomson）在 1890 年的统计，截至彼时，已经有来自 25 个差会的 214 名医疗传教士抵达中国；中国的大多数省份有一位或多位医疗传教士。[3] 1877—1890 年，中国的教会医院和药房从 16 家和 24 家分别增加到 61 家和 44 家；[4] 到 1907 年分别激增至 166 家和 241 家。[5] 据报道，1909 年，中国有 800 多名医疗传教士和大约 40 名训练有素的护士，他们负责了大约 350 家医院和药房，每年大约有 200 万人次

---

[1]　Order of the Inspector General of Customs, *Treaties, Conventions, etc., between China and Foreign States*, Shanghai: Statistical Department of the Inspectorate General of Customs, 1887, p. 288.

[2]　Order of the Inspector General of Customs, *Treaties, Conventions, etc., between China and Foreign States*, pp. 35, 162, 336, 412.

[3]　Joseph C. Thomson, *List of Medical Missionaries to the Chinese*, Shanghai: Kelly & Walsh, 1890, pp. 14–16.

[4]　*Records of the General Conference of the Protestant Missionaries of China, Held at Shanghai, May 10–24, 1877*, Shanghai: Presbyterian Mission Press, 1878, p. 486; *Records of the General Conference of the Protestant Missionaries of China, Held at Shanghai, May 7–20, 1890*, Shanghai: Presbyterian Mission Press, 1890, p. 735.

[5]　*China Centenary Missionary Conference, Held at Shanghai, April 25 to May 8, 1907*, Shanghai: Centenary Conference Committee, 1907, p. 783.

患者前去看病。① 对于医疗的直接需求，让西药在当时的中国有了消费市场。1836 年，伯驾在他广州眼科医院的第一份报告中，提到了使用苛性钾、鸦片酊和盐类泻药等。② 1840年代，伯驾甚至率先将乙醚和三氯甲烷引入中国。③ 从 1843年开埠到 1911 年，上海在西药供应方面逐渐崭露头角，出现了许多外国（主要是欧美）药物供应商。④ 1902 年，对进口的未列名药品征收 5% 的统一关税；这些药品不在具体列出的种类有限的进口药品名单之内，而针对后者所征之税则存在差异。⑤

　　在中华医药传教会成立之前，"两位有前途的年轻人"已经在 1837 年向伯驾学习英语，希望成为医生，其中一位"是伟大的医学爱好者，担心自己年纪太大，无法成为一名医生"。⑥ 他就是关韬，在接受了伯驾的医学培训后，成

① William H. Jefferys, 'A Review of Medical Education in China', *The China Medical Journal*, 1909, 23(5): 294-299.

② Peter Parker, 'Ophthalmic Hospital at Canton, First Quarterly Report, from the 4th of November 1835 to the 4th of February 1836', *The Chinese Repository*, 1836, 4(10): 461-473.

③ Edward H. Hume, 'Peter Parker and the Introduction of Anesthesia into China', *Journal of the History of Medicine and Allied Sciences*, 1946, 1(4): 670-674.

④ 上海市医药公司等编著《上海近代西药行业史》，上海社会科学院出版社，1988，第 17—35 页。

⑤ Order of the Inspector General of Chinese Imperial Maritime Customs, *Revised Import Tariff for the Trade of China, 31st October 1902*, Shanghai: The Statistical Department of the Inspectorate General of Customs, 1911, p. 28; 驻沪通商海关造册处：《通商进口税则》，1902，第 12 页。

⑥ George B. Stevens, *The Life, Letters, and Journals of the Rev. and Hon. Peter Parker, M. D.*, Boston: Congregational Sunday-School and Publishing Society, 1896, pp. 132-133.

了"第一位中国外科医生"，"作为第一位获得西方医学和
外科知识的中国人，他是了不起的"。① 当地人和教育系统
的参与有助于西医在中国的发展。1866 年，美国长老会
医疗传教士嘉约翰（John G. Kerr）在黄宽的协助下，在
广州开办了一所医学校。黄宽，1855 年从爱丁堡大学毕
业，获得医学博士学位。嘉约翰教授药学和化学；黄宽
教授解剖学、生理学和外科学；关韬暂时不在，他将指
导实用医学和中医学。② 到 1909 年，教会医学院和教会大
学的医学部已经多样化，可以提供药学、化学、解剖学和
其他西医分支学科的教育。③ 苏州的一些卫理公会信徒早
在 1907 年就开始组织"药学课程"。④ 1902 年 8 月 15 日和
1904 年 1 月 13 日颁布的新学制将药学列为独立于医学的
学科。⑤

　　传教士和他们在当地的合作者还出版了几本关于中国人
新发现的本草的中文著作，包括《西药略释》（1871）；《西

① Joseph C. Thomson, ' Rev. Peter Parker, M. D. , First Medical Missionary
to China, and Dr. Kwan A-To, First Chinese Surgeon', *The China Medical
Missionary Journal*, 1888, 2(4): 169-172, 169, 171. 另见 Edward V. Gulick,
Peter Parker and the Opening of China, Cambridge, MA: Harvard University
Press, 1973, p. 150; 刘泽生：《中国近代第一位西医生——关韬》，《中
华医史杂志》2000 年第 2 期。

② *Report of the Medical Missionary Society in China, for the Year 1866*, Canton:
Publisher Unknown, 1867, pp. 8-10.

③ Francis L. H. Pott et al. , ' Medical Education in China […] Union School for
Nurses, Peking', *The China Medical Journal*, 1909, 23(5): 289-345.

④ Methodist Episcopal Church, South, *Annual Report of the Board of Missions of
the M. E. Church, South*, Nashville: The Publishing House of the M. E. Church,
South, 1908, p. 38.

⑤ 璩鑫圭、唐良炎编《中国近代教育史资料汇编·学制演变》，上海教
育出版社，1991，第 236—237、359—361 页。

药大成》（1887），该书翻译自约翰·罗伊尔（John Royle）和弗雷德里克·黑德兰（Frederick Headland）的《本草与治疗学手册》（1868）；《西药大成药品中西名目表》（1887）；《西药大成补编》（1904），该书译自约翰·哈雷（John Harley）的《罗伊尔本草与治疗学手册》。① 许多其他的传教士中文出版物也包含了大量关于本草的新知识，如合信（Benjamin Hobson）和管茂材的著作《西医略论》（1857）及《内科新说》（1858）。前书有若干个章节的主要内容是本草，特别是不同类型的药物。② 后书的第二卷——《东西本草录要》，既介绍了生姜、甘草等中药材，也介绍了金鸡纳等天然药物和诸如苏打等化学药品。③ 该卷的标题表明，尽管书中常常可见对中国本草的轻视和对外来药物的赞美，但作者意在努力整合东西医学知识。④

　　合信本人对中医本草很感兴趣。在他撰写的 1854 年广州医院报告中，合信提到了自己成功使用了大风子（Chaulmoogra）的种子来治疗麻风病患者。尽管这些种子是从印度

---

① 嘉约翰：《西药略释》，广州：博济医局，1871；傅兰雅口译，赵元益笔述《西药大成》，上海：江南制造局，1887；傅兰雅口译，赵元益笔述《西药大成药品中西名目表》，上海：江南制造局，1887；傅兰雅口译，赵元益笔述《西药大成补编》，上海：江南制造局，1904。嘉约翰后来分别与林湘东、孔继良合作，对《西药略释》进行了两次修订，这两次修订分别于 1875 年和 1886 年由同一出版商印刷。

② 合信、管茂材：《西医略论》，上海：仁济医馆，1857，第 7—10、331—364 页。

③ 合信、管茂材：《内科新说》，上海：仁济医馆，1858，第 145—233 页。

④ 关于合信对中西本草的不同态度，见陈万成等《晚清西医学的译述：以〈西医略论〉、〈妇婴新说〉两个稿本为例》，《中国文化研究所学报》第 56 期，2013 年。

来的，但他发现中国人竟然知道它的疗效，"但那些知道种子医疗价值的人为了自己的利益，秘而不宣其疗效"。此外，他还翻译了一份相关的中国病历，并用汉字写下了它的名字，即"大风子"。他甚至添加了一份药品清单，"取自一本流行且标准的著作，该书系对一部中医本草著作的节录或选编"。① 合信并不是19世纪唯一对中国药材感到好奇的西方人。英国医疗传教士雒魏林（William Lockhart）在回忆录中引用了合信的药物清单。他在回忆录中提供了一份中国处方的翻译，这份处方显示："中国人发现了砷对治疗疟疾有效。"② 1886年，嘉约翰作为中华医药传教会的会长，建议成员关注中药的研究，不是"常见的"（common）和"惰性的"（inert）物质，而是"中药特有的、鲜为人知甚至完全没人知晓的"物质。对嘉约翰来说，医疗传教士几乎到了要了解"所有自身能有效对抗疾病的人的化学成分和生理作用"的时候。③ 这一观点在一般意义上与药理学的发展相对应，正如范发迪（Fa-ti Fan）所强调的，药理学的发展在一定程度上依赖于英国和欧洲对中药的研究。④

　　事实上，已经有很多传教士在研究中药了。1891年，英

---

① Benjamin Hobson, *Report of the Hospital at Canton, for 1853 - 54*, Canton: 1854, pp. 9-10, 12.

② William Lockhart, *The Medical Missionary in China: A Narrative of Twenty Years' Experience*, London: Hurst and Blackett, 1861, pp. 59, 197-201.

③ John G. Kerr, 'Chinese Materia Medica', *The China Medical Missionary Journal*, 1887, 1(2): 79-80.

④ Fa-ti Fan, *British Naturalists in Qing China: Science, Empire, and Cultural Encounter*, Cambridge, MA: Harvard University Press, 2004, pp. 78-80.

国传教士金辅仁（George King）考虑到在当地采购廉价的药物替代品可以减少在中国进行医疗传教的费用，于是开始使用由鸡内金制成的粉末。他曾在家人和中国人身上使用过这种粉末，并可以"证明它具有开胃和助消化的功效，事实上，它是胃蛋白酶（Pepsin）的绝佳替代品"。① 同样，美国医疗传教士聂会东（James B. Neal）也在济南努力发现"对外国医生有用的药物"。1891 年，他在报告里说：对在当地购买的 60 种"中国无机药物"进行了检测，"毫无疑问"地推荐了大约 12 种可"用于国外医疗实践"。② 中医本草学是被开发成为新的有效药物和药物替代品的潜在来源，但同时它受到了批评。例如，合信在 1860 年评论道，它缺乏"化学科学"和可以"代表氧化物、碱或盐"的术语，并且包含"很少来自矿物界的制剂"，"（上述）是我们药典中的重要组成部分"。合信认为阴阳五行理论在医学治疗中的应用"对理性医学的进步是致命的"，"不比想象和经验主义的体系好"，尽管在实践中，正如他所观察到的那样，一些"有思想的"中国医生"把阴阳五行理论抛在一边，更多地遵循他们的经验，而不是遵循古籍中的错误理论体系"。③ 简言之，他认为，中医本草学或者说中医学尽管具有经验价值，但缺乏足够的科学依据（即使不是全部）。从这个角度

---

① George King, 'A Cheap Substitute for Pepsin', *The China Medical Missionary Journal*, 1891, 5(1): 24-25, 24. 鸡的干燥砂囊内壁在中医中常被称为"鸡内金"，例见李时珍《本草纲目》，华夏出版社，2008，第 1715 页。

② James B. Neal, 'Inorganic Native Drugs of Chinanfu', *The China Medical Missionary Journal*, 1891, 5(4): 193-204, 193-194.

③ Benjamin Hobson, 'The History and Present State of Medicine in China', *The Medical Times and Gazette*, 1860, 2: 451-453, 451.

来看，中华医药传教会的第一个目标是"在中国人中推广医学"，就不足为奇了。①

然而，只要西医渴望在广大中国人中取得巨大的成功，这种外来的、新的、竞争性的医学就必须得到本土的支持，尤其是本土官方的支持。在英国医疗传教士马根济（John K. Mackenzie）的建议下，时任直隶总督李鸿章促成了中国近代第一所官方科学医学院的成立，这就是 1881 年 12 月 15 日在天津成立的北洋医学馆。八名受官方支持在美国留学的中国年轻人被安排由马根济负责他们的"医学和外科学习"，"以期他们最终被政府用作医疗官员"。② 但将传教士视为科学医学的中立代理人就未免过于简单化了。马根济承认，"我不太重视医学方面的这一分支工作"，"如果这仅仅意味着为中国政府培训外科医生，我会放弃。之所以我高度评价这种行为是罕见的传教手段，是因为这样做可以从基督教的角度去影响这些受过教育的年轻人"。③ 尽管吴章（Bridie Andrews）在研究传教士对科学医学在近代中国传播的贡献时，更多地强调了科学医学与中国文化准则、医学专业知识的相遇，但还是证实了这种宗教意图。④ 然而，简单地将这种医学视为"西方的"是有问题的，因为在中国的日本教员

① Anonymous, 'Constitutions and By-Laws of the Medical Missionary Association of China', *The China Medical Missionary Journal*, 1887, 1(1): 32–34, 32.

② Mary Bryson, *John Kenneth Mackenzie, Medical Missionary to China*, New York: Fleming H. Revell Company, 1891, pp. 229–232.

③ Albert B. Robinson, 'John Kenneth Mackenzie, M. D.', *The Church at Home and Abroad*, 1898, 23: 259–263, 261.

④ Bridie Andrews, *The Making of Modern Chinese Medicine, 1850–1960*, Vancouver: University of British Columbia Press, 2014, pp. 51–88.

和在日本接受培训的中国医学生也促进了它在晚清的传播，尤其是在清末新政时期（1901—1911）。[①] 此外，在这一时期出版的中文书籍中，译自日语书籍的数量远远超过译自欧美书籍的数量。[②] 本书采用了"科学医学"（scientific medicine）来指称所谓的"西方医学"，就其从业者和推动者普遍认为的性质而言，这样相对更合适。

20 世纪初期，中国留学生回国后逐渐形成了本土科学医学研究力量，并经常伴随着科学救国的呼声。[③] 科学医学在民国政府的教育体系中站稳了脚跟。与此同时，民国政府还

[①] 关于 20 世纪初日本教师来到中国的情况，请参阅崔淑芬『近代中国における師範教育の展開:清末から 1948 年までを中心として』九州大学文学研究科東洋史博士後期課程，1996、135 頁；汪向荣《日本教习》，商务印书馆，2014，第 70—140 页；加藤恭子「20 世紀初頭における日本人女子教員の中国派遣」『ジェンダー研究』第 18 号、2015 年。关于 20 世纪初在日本的中国医学生的情况，请参阅实藤惠秀『中国人日本留学史』くろしお出版、1960；黄福庆《清末留日学生》，中研院近代史研究所，1975。有关日本培养的中国医生的一些统计信息，请参阅李华兴、陈祖怀《留学教育与近代中国》，《史林》1996 年第 3 期；周一川《近代中国留日学生人数考辨》，《文史哲》2008 年第 2 期；吕顺长《清末中日教育文化交流之研究》，商务印书馆，2012，第 185 页。

[②] Tsuen-Hsuin Tsien, ' Western Impact on China through Translation ', in Tsuen-Hsuin Tsien, *Collected Writings on Chinese Culture*, Hong Kong: The Chinese University of Hong Kong Press, 2011, pp. 163–190；熊月之：《西学东渐与晚清社会》，中国人民大学出版社，2011，第 11 页。参照谭汝谦主编《中国译日本书综合目录（附表）》，香港：中文大学出版社，1980，第 41、47 页；张仲民：《晚清出版的生理卫生书籍及其读者》，《史林》2008 年第 4 期。

[③] Xi Gao, ' Foreign Models of Medicine in Twentieth-Century China ', in Bridie Andrews and Mary B. Bullock (eds.), *Medical Transitions in Twentieth-Century China*, Bloomington: Indiana University Press, 2014, pp. 173–211.

不认可中医教育。[①] 正如金·泰勒（Kim Taylor）深入分析的那样，国民政府对中医的压制与中华人民共和国早期形成了鲜明对比。[②] 尽管如此，考虑到民国时期的地区不平衡和辽阔的疆土，科学医学远未达到压倒中医的绝对优势。[③] 那时，中医并没有被完全灭绝，正如雷祥麟所揭示的那样：尽管科学的现代性占据着支配权，但中医仍然以不同的形式存在。[④] 蒋熙德（Volker Scheid）在对民国时期孟河医派发展的剖析中指出：中医的医学知识通过亲属关系、师承关系传播。[⑤] 不可否认的是，科学医学的到来及其在近代中国与本土医学专业知识的相遇催生了大量的历史研究，对当今医学界的形成起到了根本作用。集中关注人类和物质、博物学和医学之间的相互作用，能引发对医学现代性中的物质性和知识结构的新见解。本书深入探讨虫草在全球科学网络中的多点存在，它反映了影响中医现代化的融合和相关领域的节点。同时，本书试图平衡宏大叙事与虫草（这个全球旅行的

---

① 教育部：《教育部公布大学规程令》，《教育杂志》第 5 卷第 1 期，1912 年；邓铁涛、程之范主编《中国医学通史·近代卷》，人民卫生出版社，2000，第 195—244 页。

② Kim Taylor, *Chinese Medicine in Early Communist China, 1945-63: A Medicine of Revolution*, London: Routledge Curzon, 2005, pp. 14-150.

③ 民国时期的大部分地区，中医仍然是社会医疗的主流。例如，1929 年涉及 11 个省和 1933 年涉及 28 个市的一些政府统计信息表明，所有这些省和其中大多数城市的中医医生和中药店的数量大大超过了西医医生和西药房的数量。国民政府主计处统计局编《中华民国统计提要》，南京：主计处统计局，1935，第 395 页。

④ Sean Hsiang-Lin Lei, *Neither Donkey nor Horse: Medicine in the Struggle over China's Modernity*, Chicago: The University of Chicago Press, 2014, pp. 264-268.

⑤ Volker Scheid, *Currents of Tradition in Chinese Medicine, 1626-2006*, Seattle: Eastland Press, 2007, pp. 173-294.

有机小家伙）的小故事、细节。正如罗伯特·巴特曼（Robert Batterman）所认识到的那样："诚然，细节决定成败（the devil is truly in the details）。"①

冬虫夏草的历史肖像

本书介绍的虫草跨国史涉及几个欧亚国家，时间跨度从 18 世纪到 20 世纪上半叶。本书将主题局限于虫草和现代中药研究，这样有助于应对如此具有挑战性的空间和时间框架。毫无疑问，虫草脱离人类社会也有自己的存在价值，但它在人类社会中更能迸发活力。自 20 世纪末以来，学术界越来越关注非人（nonhumans）在社会互动中的作用。② 伊戈尔·科皮托夫（Igor Kopytoff）注意到，在西方社会，人与物在概念上有所分离，并指出社会同时构建人与物。③ 基于科皮托夫对非人类商品和事物文化意义的说法，阿尔君·阿帕杜莱（Arjun Appadurai）认为，商品也有"社会生命"或"可以被视为有生命史"。④ 鉴于从这些研究中获得的方

① Robert W. Batterman, *The Devil in the Details: Asymptotic Reasoning in Explanation, Reduction, and Emergence*, Oxford: Oxford University Press, 2002, p. 7.

② Karen A. Cerulo, 'Nonhumans in Social Interaction', *Annual Review of Sociology*, 2009, 35: 531-552.

③ Igor Kopytoff, 'The Cultural Biography of Things: Commoditization as Process', in Arjun Appadurai (ed.), *The Social Life of Things: Commodities in Cultural Perspective*, Cambridge: Cambridge University Press, 1986, pp. 64-91.

④ Arjun Appadurai, 'Introduction: Commodities and the Politics of Value', in Arjun Appadurai (ed.), *The Social Life of Things: Commodities in Cultural Perspective*, Cambridge: Cambridge University Press, 1986, pp. 3, 17.

法论灵感，本书也可以看作一部虫草的传记。

对非人类物体中心性的强调与学术研究中的物质转向之间存在协同作用，这种物质转向具有为物品或物质赋予能动性（agency）的倾向。[1] 物的能动性与所谓的现代社会中的主、客体之间普遍存在的区隔相矛盾，但在所谓的非现代社会或群体中随处可见。玛丽亚·古兹曼-加利西亚（María Guzmán-Gallegos）对厄瓜多尔亚马孙地区鲁纳人（the Runa people）的人类学研究表明，在他们的思维认知中，人和物都具有主体性和能动性。[2] 阿尔弗雷德·盖尔（Alfred Gell）和布鲁诺·拉图尔（Bruno Latour）等学者为加深我们对物质性和能动性的理解做了很多工作。在艺术及其他领域的人类学调查中，盖尔的论述经常被引用。[3] 他确定了主要能动性（即有意识的人）和次要能动性（如手工艺品），并使用专

---

[1] Dean Pierides and Dan Woodman, 'Object-Oriented Sociology and Organizing in the Face of Emergency: Bruno Latour, Graham Harman and the Material Turn', *The British Journal of Sociology*, 2012, 63 (4): 662 – 679; Jennifer L. Roberts, 'Things: Material Turn, Transnational Turn', *American Art*, 2017, 31(2): 64–69.

[2] María A. Guzmán-Gallegos, 'Identity Cards, Abducted Footprints, and the Book of San Gonzalo: The Power of Textual Objects in Runa Worldview', in Fernando Santos-Granero (ed.), *The Occult Life of Things: Native Amazonian Theories of Materiality and Personhood*, Tucson: The University of Arizona Press, 2009, pp. 214–234.

[3] 例如，可以参阅 Robin Osborne and Jeremy Tanner (eds.), *Art's Agency and Art History*, Malden: Blackwell Publishing, 2007; Liana Chua and Mark Elliott (eds.), *Distributed Objects: Meaning and Mattering After Alfred Gell*, New York: Berghahn Books, 2013; Sule Can, 'Talk to It: Memory and Material Agency in Arab Alawite (Nusayri) Community', in Ruth M. Van Dyke (ed.), *Practicing Materiality*, Tucson: The University of Arizona Press, 2015, pp. 33–55。

门术语"指示符"（index）来表示艺术品。① 这些指示符通常
是指次要能动性，不是"自己赋予意愿或意图"，而是"某种
外部来源赋予其能动性"并将其传递给受动者（patient）。②
这两类能动性分别为初级能动性和次级能动性。盖尔的能动
性概念是"关联的、上下文相关的"。③ 拉图尔的客体能动
性论述与他对现代性的批判有着密切的联系。

　　根据丹尼尔·米勒（Daniel Miller）的说法，"盖尔正在
通过物来探讨被嵌入的人类能动性（推断他们是有这些能动
性的）"，而"拉图尔正在寻找低于人类能动性水平的非人
类"。④ 拉图尔批评了现代人净化实践的客体-主体、非人类-
人类和自然-文化的二分法（二分法是现代提纯实践的特
征）；这一套实践与通过翻译实践产生的自然与文化的混合
网络相一致。他认为，"准客体"（quasi-objects）或自然与
文化的混合体是现代人成功地将非人类-人类、自然-文化分
离的基础，这进一步区分了现代性与前现代性。但我们从来
都不是现代的，因为现代人所否定的准客体或混合体并不符
合现代性的二分法。⑤ 拉图尔将能动性归因于参与人类和非人

<hr />

① Alfred Gell, *Art and Agency: An Anthropological Theory*, Oxford: Clarendon
Press, 1998, pp. 13, 20 – 21. 盖尔将指示符定义为"自然标志"，或
"观察者可以从中做出某种因果推断的实体，或对他人意图或能力的
推断"。

② Alfred Gell, *Art and Agency: An Anthropological Theory*, p. 36.

③ Alfred Gell, *Art and Agency: An Anthropological Theory*, pp. 22, 36 – 38.

④ Daniel Miller, ' Materiality: An Introduction' , in Daniel Miller (ed.), *Materi-ality*, Durham: Duke University Press, 2005, pp. 1 – 50, 13.

⑤ Bruno Latour, *We Have Never Been Modern*, Catherine Porter (trans.), Cam-bridge, MA: Harvard University Press, 1993, pp. 1 – 3, 10 – 14, 50 – 59, 65, 87 –
89, 97 – 100, 133.

类活动的多样网络的准客体。① 然而，他拒绝建立"人类和非人类之间的对称性"，声称："对我们来说，对称只是意味着不要在人类的有意行为和有因果关系的物质世界之间强加一些先验的伪造的不对称。"② 在拉图尔和他的合作者的研究基础上，各种案例研究明确了非人类的能动性，"非人类"如树木、手工艺品、图片和文本。③ 虫草既不属于自然，也不属于文化，但当它离开土壤，被广泛传播、观察，并激发出新的知识和应用时，它可以被视为与各种人类行为协调的准客体。

历史学者强调了自然世界的能动性及其对社会生活的塑造，然而鉴于人类和物体之间的相互作用，所谓的社会也被质疑是完全由人类构建的。④ 在这本书里，笔者除了要完成让历史为自己说话的任务，还面临要"让自然为自己说话"的挑战。⑤ 整本书要体现的是多元叙事，用拉图

① Bruno Latour, *Reassembling the Social: An Introduction to Actor-Network-Theory*, Oxford: Oxford University Press, 2005, pp. 10, 63-86, 143, 237-238.

② Bruno Latour, *Reassembling the Social: An Introduction to Actor-Network-Theory*, p. 76.

③ Owain Jones and Paul Cloke, ' Non-Human Agencies: Trees in Place and Time', in Carl Knappett and Lambros Malafouris (eds.), *Material Agency: Towards a Non-anthropocentric Approach*, New York: Springer, 2008, pp. 79-96; Carl Knappett, 'The Neglected Networks of Material Agency: Artefacts, Pictures and Texts', in Carl Knappett and Lambros Malafouris (eds.), *Material Agency: Towards a Non-anthropocentric Approach*, New York: Springer, 2008, pp. 139-156.

④ Lynn Hunt, *Writing History in the Global Era*, New York: W. W. Norton & Company, 2014, pp. 78-118.

⑤ "让自然为自己说话"代表了19世纪出现的一种科学客观性形式，即机械客观性。请参阅 Lorraine Daston and Peter Galison, *Objectivity*, New York: Zone Books, 2007, pp. 120-121。此处我借用这句话，并将其与历史书写联系起来。

尔的话来说就是"追随我的行动者"。① 笔者追踪了虫草和相关的人类行为，并分析了伴随而来的知识生产和交流的过程，这个过程产生于虫草存在的环境和网络中。关于虫草的学术研究不断变化，在相关研究者中，既有科学史家强调的拥有杰出才智的人，也有那些看似边缘、次要或被视而不见的人，但实际上他们也很重要。② 在使一种新的中国本草成为一件地方性并全球性的事件时，不仅体现了分歧，也体现了不同理解和知识领域之间的协商。本书并没有试图将虫草的解释体系推广到其他药物。大卫·考特赖特（David Courtwright）在他的精神药物史著作中说，关于为什么或何时"一种特定物质成为全球商品，而另一种则没有"，具体案例有"无数的原因"，"对（商品流行的）地域范围所做的任何解释，无论多么详细或合理，从某种意义上说都为时过早"。③

本书中的历史信息是按时间、地点和主题分类的。第一章探讨了虫草在清末中国社会的兴起和传播。根据各色人物

---

① Bruno Latour, *Reassembling the Social: An Introduction to Actor-Network-Theory*, p. 156.

② Jonathan R. Topham, 'Historicizing 'Popular Science'', *Isis*, 2009, 100(2): 310−318; Jeffrey R. Wigelsworth, *Selling Science in the Age of Newton: Advertising and the Commoditization of Knowledge*, Farnham: Ashgate, 2010; Ulf Schmidt, *Secret Science: A Century of Poison Warfare and Human Experiments*, Oxford: Oxford University Press, 2015; Victoria Carroll, *Science and Eccentricity: Collecting, Writing and Performing Science for Early Nineteenth-Century Audiences*, London: Routledge, 2016.

③ David T. Courtwright, *Forces of Habit: Drugs and the Making of the Modern World*, Cambridge, MA: Harvard University Press, 2001, p. 59.

（比如旅行者、医生、官员和诗人）给虫草的中文解释，上述过程涉及人类对其转化能力的想象。在被广泛关注和追捧的同时，虫草在中国的本草学、博物学和商业中维持着"社会生命"（social life）。此外，在汉藏语境中它又广泛地涉及自然政治和对外来文化的适应。第二章转向 18、19 世纪的外国，主要追踪虫草在法国、英国、俄国和日本的流转轨迹，重点关注关键的传播者和跨文化接触。可以说，尽管双边关系不同，但虫草海外之旅的基础是对新的有效药物和史诗级自然珍品的追求。第三章进一步探讨人们是如何用外来的眼光来认知和研究虫草的，其中特别关注相关的科学实践、信息网络和认知变化。这种自然珍品在人们对其神奇之处进行科学解密的过程中一直保持着吸引力，并引介了一些地理和医学知识。这些知识有时与欧洲分类学和命名法相结合，促进了虫草作为医药的采购活动。日本人对中国虫草和在日本发现的形态相似的物种进行了批判性反思，这体现了现代科学和中国自然知识在新的文化、科学、语言和社会环境中的影响。第四章主要回到民国时期的中国，探讨虫草是如何作为研究对象进入科学交流、真菌学、化学和药理学研究，以及如何进入与中国本草相关的科研项目，其中有中国医生和生物医学从业者。

无论如何，呈现在大家眼前的这本书绝不是一部关于虫草的百科全书。然而，这个小不点儿生物的传记中所包含的历史信息足以使我们一窥它那丰富的过往。本书特地保留了许多细节和小故事，以增加叙事感。因为本书的写作目的不仅是要面向历史学者，而且还要面向更广泛的读者。本书并

不意在挑战处理历史的结构主义路径,① 而是从微观史学中
获得灵感。微观历史学重视微小的信息和细致的调查，认为
它们对公众具有吸引力，也可能会对抗"过于简单化和肤浅
的历史判断"。② 通过写一部关于虫草的历史，笔者与它进
行了艰苦的对话，重新发现了它与博物学、本草学和医学实
践之间的交集，揭示了异域性与本土性、真理与想象、认识
论差异与话语层次之间的关系。同时，虫草让一种生物本身
的内在特性对其历史的形成及对我们理解跨国史、科学史和
跨文化医学史的重要性凸显出来。

① 关于叙事主义和结构主义史学方法的讨论，请参阅 Lawrence Stone,
‘ The Revival of Narrative: Reflections on a New Old History’ , *Past & Present*,
1979, (85): 3-24; Elizabeth A. Clark, *History, Theory, Text: Historians and the
Linguistic Turn*, Cambridge, MA: Harvard University Press, 2004, pp. 86-105。

② Sigurður G. Magnússon and István M. Szijártó, *What is Microhistory?: Theory
and Practice*, New York: Routledge, 2013, pp. 75-76. 另见 István M. Szijártó,
‘ Four Arguments for Microhistory’ , *Rethinking History*, 2002, 6 (2): 209 -
215。

第一章　一个汉藏奇珍的传播

1918 年 7 月 7 日，一份烹饪鸭子的家庭食谱出现在广受欢迎的报纸《申报》上。食谱建议美食爱好者用七八条虫草和一只鸭子一起煮。文章最后还谈到了虫草在中国药店的销售情况。[①] 六年多后的 1925 年元旦，冠生园在《申报》上刊登了一则虫草炖鸭的广告，用词颇具吸引力。原文如下：

> 新发明冬虫草鸭上市
> 冠生园北市店，售一种新发明食物补品，用（冬虫夏草）与鸭共炖，因其配合得法，能双补气血，互助阴阳，将汁冲酒和饮，其效尤速，诚冬令之良好补品，且味甚为鲜美，颇受各界欢迎，销数其广，连日赶制，殊形忙碌云。[②]

冠生园是一家历史悠久而且深受欢迎的食品公司，创立

---

① 未开化民：《家庭常识：煮鸭》，《申报》1918 年 7 月 7 日，第 14 版。
② 冠生园：《新发明冬虫草鸭上市》，《申报》1925 年 1 月 1 日，第 19 版。

于 1915 年，总部在上海。① 上海作为中国现代化进程中的一个重要国际大都市，吸收了来自东方和西方的不同人群和文化元素。1915—1927 年，上海人口约从 196 万增长到 264 万。② 1925 年，《申报》的发行量约为 10 万份。③ 因此，在这个繁华的都市里，这则广告能被很多人看到，不少人会被广告中鸭子和虫草带来的营养价值所吸引。显然，这则广告的重点在于销售虫草，而不是鸭子，因为鸭子是一种非常常见的家禽，不太值得为其广而告之。

本章将探讨在汉藏背景下，20 世纪初中国最后一个封建王朝覆灭前，虫草作为一种转化的种间复合体、一种药材、一种食品和一种商品的历史。除了重新评估现存最早的虫草记录，还特别关注是谁促成了它沿着中国的高原地区来到东部，以及这个奇特的小家伙是如何改变其身份，成为中国博物学和本草学中一个经久不衰的存在。虫草跨越地理和文化界限的传播，涉及其自身神秘的历史特征。正如那葭所强调的那样，还涉及了殖民活动和身份建构。④ 此外，虫草在接受中国文化框架重新阐释的同时，也参与了知识的生产。从 18 世纪到 20 世纪初，医生们开出的大量处

① 关于冠生园的历史，参见韩健《冼冠生和冠生园》，广东人民出版社，2018。

② Christian Henriot et al. , *The Population of Shanghai (1865-1953): A Sourcebook*, Leiden: Brill, 2018, p. 95.

③ 胡道静：《新闻史上的新时代》，上海：世界书局，1946，第 103 页。

④ Carla Nappi, ' Winter Worm, Summer Grass: Cordyceps, Colonial Chinese Medicine, and the Formation of Historical Objects', in Anne Digby et al. (eds.), *Crossing Colonial Historiographies: Histories of Colonial and Indigenous Medicines in Transnational Perspective*, Cambridge: Cambridge Scholars Publishing, 2010, pp. 21-36.

方中有虫草。这些处方揭示了虫草在治疗各种疾病方面的新
应用，从而挑战了关于中国本草学是静止的、垂死和不变的
简化观点。

一 汉藏渊源

尽管虫草在今天享有举世瞩目的地位，但在 15 世纪之
前，它从未被明确地提到过。藏族医生苏喀瓦·娘尼多吉
在他的医学著作《藏医千万舍利》中提供了现存最古老的
关于虫草的描述。[①] 在藏医史上，娘尼多吉是公认的苏喀
瓦（亦有"杰嘎"等其他译名）家族的代表，苏喀瓦是
15 世纪西藏两大医学流派之一。[②] 尽管有一系列医学论著
被认为是他的作品，但人们对他短暂的一生实在知之甚少。
传说，娘尼多吉接受过 8 世纪藏医宗师宇妥·元丹贡布的医

---

① Karma Chopel (ed.), *bDud rTsi sMan Gyi'Khrungs dPe Legs bShad Nor Bu'i Phreng mDzes*, Lhasa: Bod lJongs Mi dMangs dPe sKrun Khang, 1993, pp. 177–178; Daniel Winkler, ' *Yartsa Gunbu (Cordyceps sinensis)* and the Fungal Commodification of Tibet's Rural Economy' , *Economic Botany*, 2008, 62(3): 291–305; Alessandro Boesi and Francesca Cardi, ' *Cordyceps sinensis* Medicinal Fungus: Traditional Use among Tibetan People, Harvesting Techniques, and Modern Uses' , *Herbalgram*, 2009, (83): 54–63; Ashok Kumar Panda, 'Tracing Historical Perspective of *Cordyceps sinensis*—An Aphrodisiac in Sikkim Himālaya' , *Indian Journal of History of Science*, 2010, 45(2): 189–198.

② Yumzhana Zhabon, ' Desi Sangye Gyatsho (1653–1705) on the Succession of Medical Knowledge in the Tibetan Chang and Zur Schools' , *Archiv Orientální*, 2003, 71(3): 465–478; Theresia Hofer, *Bodies in Balance: The Art of Tibetan Medicine*, Seattle: University of Washington Press, 2014, p. 142.

学教导。[1]

娘尼多吉关于虫草的记述

根据娘尼多吉的说法，这种虫草被称为"dam bu bur shing'jag ma rtsa"，也被称为"dbyar rtsa dgun'bu（yartsa gun-bu）"。后一个术语的字面意思是夏草冬虫，与虫草在西藏的通用名称一致，但与汉语通用名称的顺序前后对调。如前文所述，虫草是一种药材，生长在被草覆盖的山区斜坡上，具有许多优良的品质。夏天，它是蠕虫身上的一片草叶，类似于山蒜的叶子，它的花类似莎草；而在秋末，它的根看起来像孜然籽。[2] 尽管当今的生物学家会指出草叶是真菌的子实体，但是娘尼多吉在当时对虫草外部特征的描述基本还是准确的。花是嵌有腹膜的基质的一部分，类似于一些莎草属植物的肉穗花序，例如菖蒲；在秋末，根（即蠕虫）的形状和颜色在某种程度上也与孜然籽相似。

收集者们可以从药材的生长环境和地理位置信息中受益。这样的信息在 15 世纪及更早的中国本草著作中是很丰

① Desi Sangye Gyatsho, *dPal lDan gSo Ba Rig Pa'i Khog'Bugs Legs bShad Bai Durya'i Me Long Drang Srong dGyes Pa'i dGa' sTon*, Dharamsala: Bod gZhung sMan rTsis Khang, 1994, pp. 330-345. 亦见 Desi Sangye Gyatso, *Mirror of Beryl: A Historical Introduction to Tibetan Medicine*, Gavin Kilty (trans.), Somerville: Wisdom Publications, 2010, pp. 293-309。

② Zurkhar Nyamnyi Dorje, *Man nGag bYe Ba Ring bSrel* (Vol. 1), Gangtok: Sherab Gyaltsen Lama, 1977, pp. 347-349. 有关该文本的整理版，参见 Zurkhar Nyamnyi Dorje, *Man nGag bYe Ba Ring bSrel*, Pecin: Mirik Petrunk-hang, 2005, pp. 308-310。该藏文记录的英文翻译，参见 Daniel Winkler, 'The Mushrooming Fungi Market in Tibet Exemplified by *Cordyceps sinensis* and *Tricholoma matsutake*', *Journal of the International Association of Tibetan Studies*, 2008, (4): 1-47, 32-36。

富的。① 然而，娘尼多吉没有给出虫草的具体产地，只描述了其生长的环境。他的记录最多说明了 15 世纪就有藏民在使用虫草。这些藏民生活在今天四川西部的一些地方，比如德格县，那里出产虫草，至今仍在采挖虫草。② 虫草这种生物最重要的药用特性就是壮阳。根据记载，它具有轻微的温热性质、甜而温和的涩味，服用后特别有助于增加精液量（*byang sems*，即 bodhichitta，在这里是精液的同义词）和改善性交（*sbyor ba*），从而帮助人们享受性快感并提高生育能力。除此之外，它还可以治疗风（*rlung*）病和胆汁疾病，而不会增加痰。这些描述揭示了虫草知识形成时跨文化的语境。

风在藏语中为"rlung"，在梵语中为"v'ayu"或"v'ata"，是一个起源于印度的概念，与呼吸或维持生命等有关。③ 罗尼特·约利-特拉利姆（Ronit Yoeli-Tlalim）认为，在中国传

---

① 例子可见苏敬等《唐·新修本草（辑复本）》，尚志钧辑校，安徽科学技术出版社，1981；朱橚《救荒本草校注》，倪根金校，中国农业出版社，2008。

② Josef Kolmaš (ed.), *A Genealogy of the Kings of Derge*, Prague: Oriental Institute in Academica, Publishing House of the Czechoslovak Academy of Sciences, 1968, pp. 25-32; Leonard W. J. Van Der Kuijp, 'Two Early Sources for the History of the House of Sde-dge', *The Journal of the Tibet Society*, 1988, 8:1-20; 《德格县志》，四川人民出版社，1995，第 45—46、58—59 页。关于德格县和其他地方的虫草生产，见 Daniel Winkler, 'Yartsa Gunbu-Cordyceps sinensis: Economy, Ecology & Ethno-Mycology of a Fungus Endemic to the Tibetan Plateau', *Memorie della Società Italiana di Scienze Naturali e del Museo Civico di Storia Naturale di Milano*, 2005, 33 (1): 69-85。

③ Rechung Rinpoche Jampal Kunzang (ed.), *Tibetan Medicine: Illustrated in Original Texts*, Berkeley: University of California Press, 1976, pp. 43-45; Marianne Winder, 'Tibetan Medicine Compared with Ancient and Mediaeval

统中，"rlung"可能更容易被理解为气。^①尽管藏医倾向于将
虫草的来源归于印度佛教，^②但在此之前的几个世纪里，藏
民和汉人之间就存在信息和文本的交流。一些学者已经对
敦煌的藏医手稿进行了分析，这些手稿都证明了这一点。^③
关于这段历史，娘尼多吉的记录中突出的是，藏民看重虫
草"温热的性质、甜而温和的涩味"的中医功效，因其

Western Medicine', *Bulletin of Tibetology*, 1981, 17 (1): 5 - 22; Susannah
Deane, 'rLung, Mind, and Mental Health: The Notion of 'Wind' in Tibetan
Conceptions of Mind and Mental Illness', *Journal of Religion and Health*,
2019, 58(3): 708-724.

① Ronit Yoeli-Tlalim, 'Tibetan 'Wind' and 'Wind' Illnesses: Towards a Multi-
cultural Approach to Health and Illness', *Studies in History and Philosophy of
Biological and Biomedical Sciences*, 2010, 41(4): 318-324.

② Frances Garrett, 'Buddhism and the Historicising of Medicine in Thirteenth-
Century Tibet', *Asian Medicine*, 2006, 2(2): 204-224; Frances Garrett, *Reli-
gion, Medicine and the Human Embryo in Tibet*, London: Routledge, 2008,
pp. 37-56; William A. McGrath, *Buddhism and Medicine in Tibet: Origins,
Ethics, and Tradition* (PhD Dissertation), Charlottesville: University of Virginia,
2017.

③ 丛春雨主编《敦煌中医药全书》，中医古籍出版社，1994，第 15—19
页；Zhen Yan and Vivienne Lo, 'rTsa in the Tibetan Manuscripts from Dun-
huang', *Asian Medicine*, 2007, 3(2): 296-307; Ronit Yoeli-Tlalim, 'Central
Asian Mélange: Early Tibetan Medicine from Dunhuang', in Brandon Dotson
et al. (eds.), *Scribes, Texts, and Rituals in Early Tibet and Dunhuang*, Wies-
baden: Dr. Ludwig Reichert Verlag, 2013, pp. 53-60; Vivienne Lo and Ronit
Yoeli-Tlalim, 'Travel-ling Light: Sino-Tibetan Moxa-Cautery from Dunhuang',
in Vivienne Lo and Penelope Barrett (eds.), *Imagining Chinese Medicine*,
Leiden: Brill, 2018, pp. 271-290; Ronit Yoeli-Tlalim, 'The Silk Roads as a
Model for Exploring Eurasian Transmissions of Medical Knowledge: Views
from the Tibetan Medical Manuscripts of Dunhuang', in Pamela H. Smith
(ed.), *Entangled Itineraries: Materials, Practices, and Knowledges across Eura-
sia*, Pittsburgh: University of Pittsburgh Press, 2019, pp. 47-62。

味道和温热的功效在中国古代本草文献中都有所记载。[①] 根据娘尼多吉的说法，这种药物的制备和食用过程颇为复杂，但大致可以概括为：用虫草粉（事先磨碎）和酵母填充麻雀的胸腔，然后将麻雀放入羊奶中煮沸，直到所有水分蒸发；将煮干的材料和一些其他物质（如黑胡椒）研磨成细粉末，然后制成药丸；这些药丸应在黎明时与酒一起服用，为期一个月；服药的这个月应避免生食或食用变质的蔬菜，以及房事。

催情药的使用在 15 世纪以前的希腊-罗马、印度、中国、埃及和阿拉伯文化中已经得到了证明。[②] 藏医中使用动物制品（如麻雀、水獭、某种青蛙和绵羊睾丸）作为春药和使用麻雀作为不同药物的容器的传统也至少可以追溯到《四部医典》。这部 12 世纪的医学经典有一章的标题为 "恢复男

---

① Vivienne Lo, 'Pleasure, Prohibition, and Pain: Food and Medicine in Traditional China', in Roel Sterckx (ed.), *Of Tripod and Palate: Food, Politics, and Religion in Traditional China*, New York: Palgrave Macmillan, 2005, pp. 163-185. 《神农本草经》中大黄的记录就是一个例子，参见马继兴主编《神农本草经辑注》，人民卫生出版社，1995，第 338 页。

② Peter V. Taberner, *Aphrodisiacs: The Science and the Myth*, London: Croom Helm, 1985, pp. 21-40; Jack R. Harlan, 'Lettuce and the Sycomore: Sex and Romance in Ancient Egypt', *Economic Botany*, 1986, 40(1): 4-15; Kenneth G. Zysk, 'Potency Therapy in Classical Indian Medicine', *Asian Medicine*, 2005, 1(1): 101-118; Donald Harper, 'Ancient and Medieval Chinese Recipes for Aphrodisiacs and Philters', *Asian Medicine*, 2005, 1(1): 91-100; Michael Gagarin (ed.), *The Oxford Encyclopedia of Ancient Greece and Rome* (Vol. 1), Oxford: Oxford University Press, 2010, pp. 125-127; Vivienne Lo and Eleanor Re'em, 'Recipes for Love in the Ancient World', in Geoffrey E. R. Lloyd and Jingyi Jenny Zhao (eds.), *Ancient Greece and China Compared*, Cambridge: Cambridge University Press, 2018, pp. 326-352; Shireen Hamza, 'Medicine Beyond Doctors: Aphrodisiac Recipes in Tenth-Century Medicine and Cuisine', *Medieval Feminist Forum*, 2018, 53(2): 91-113.

性气概"（Ro Tsa Bar bYaBa），其中列出了一些用于增强男性力量、增加精液和增强性能力的物质和处方。[1] 人们对虫草的壮阳作用最初是如何被发现的知之甚少，现代观察结果显示其可能的原因是，牦牛在草原上吃到它后变得精力充沛或开始发情，就像尼泊尔人在野外观察到的那样。[2] 西藏的一些记载表明，在娘尼多吉的记录之前就有各种催情药，也许这就解释了为什么虫草作为一种候选催情药被提及得如此之晚，以及为什么它在 20 世纪之前很少受到藏医作者的关注。相关记录的稀少也表明这种物质在藏民传统医学中并不常用。之所以虫草现在受到如此重视，更多要归因于它在汉人经验中的作用，而不是它在藏民历史中的作用。

早期的汉文虫草记录

藏医和汉医使用了很多相同的药材，但不一定出于相同的目的。[3] 虫草使我们得以一窥藏医对汉医的影响，而汉医在汉藏医学交流的历史研究中仍然占有较高比例。尽管这种

---

[1] Yuthog Yonten Gonpo, *bDud rTsi sNying Po Yan Lag brGyad Pa gSang Ba Man nGag Gi rGyud Ces Bya Ba bZhugs So*, Pecin: Mi Rigs dPe sKrun Khang, 2005, pp. 1483–1491. 这一章提到了两个春药处方，都是用麻雀作为不同药物的容器。关于本章中几种催情药的鉴定和描述，参见 Pasang Yonten Arya, *Dictionary of Tibetan Materia Medica*, Yonten Gyasto (trans.), Delhi: Motilal Banarsidass, 1998, pp. 109, 121, 172, 254, 283。

[2] 江润祥编撰，关培生、曹继业合著《蕈史：大型真菌文化史》，香港：汇智出版有限公司，2010，第 102—104 页。例见 Donald C. Steinkraus and James B. Whitfield, 'Chinese Caterpillar Fungus and World Record Runners', *American Entomologist*, 1994, 40(4): 235–239, 236。

[3] Ming-Ming Zhao et al., 'A Comparative Study on Shared-Use Medicines in Tibetan and Chinese Medicine', *Journal of Ethnobiology and Ethnomedicine*, 2019, 15: 43.

交流在很早以前就出现了，但由于未知的原因，虫草直到 18 世纪初才出现在汉文文本中。一些研究指出，中国关于虫草的第一个记录出现在中医汪昂的著作《本草备要》（约 1683 年定稿，1694 年扩增）中。[①] 事实上，虫草只出现在署名汪昂的部分（而非全部）扩增文本中。[②] 然而，医学史学者发现，扩增本中的一些补充内容实际上成文于 1694 年之后的几十年，而汪昂在其序言中从未提及那些版本中使用到的扩增内容。[③]

可以说，汪昂论著中关于虫草的记载不可能是他自己的文字，而是后来人的补充。这些文本中的地理、医学等信息，均见于吴仪洛《本草从新》（1757）中关于虫草的记载。前后两个文本所用的措辞也几乎相同。吴仪洛撰写的医

① John Powers and David Templeman, *Historical Dictionary of Tibet*, Lanham: The Scarecrow Press, 2012, p. 181; Shaoping Li and Karl W. K. Tsim, 'The Biological and Pharmacological Properties of *Cordyceps sinensis*, a Traditional Chinese Medicine That Has Broad Clinical Applications', in Lester Packer et al. (eds), *Herbal and Traditional Medicine: Molecular Aspects of Health*, New York: Marcel Dekker, 2004, pp. 657–683; Daniel Winkler, 'Caterpillar Fungus (*Ophiocordyceps sinensis*) Production and Sustainability on the Tibetan Plateau and in the Himalayas', *Asian Medicine*, 2009, 5(2): 291–316; John Holliday, 'Cordyceps: a Highly Coveted Medicinal Mushroom', in Dinesh Chandra Agrawal (eds.), *Medicinal Plants and Fungi: Recent Advances in Research and Development*, Singapore: Springer, 2017, pp. 59–92.

② 例见汪昂《全图本草备要》，谢观、董丰培评校，重庆大学出版社，1996，第 139 页；汪昂《本草备要》，《中华医书集成》第 5 册，中医古籍出版社，1997，第 76 页；汪昂《本草备要》，《汪昂医学全书》，中国中医药出版社，1999，第 384 页。

③ 王世民：《〈本草备要〉和〈增补本草备要〉小考》，《山西中医》2006 年第 1 期；毛逸斐：《〈本草备要〉研究评述》，《安徽中医学院学报》2013 年第 3 期。

学文本是为了对汪昂的文本进行修正和扩充。① 他关于虫草
的文字如下：

> 冬虫夏草（补肺肾），甘，平，保肺，益肾，止血，
> 化痰已劳嗽。四川嘉定府所产者最佳，云南、贵州所出
> 者次之。冬在土中，身活如老蚕，有毛，能动；至夏则
> 毛出土上，连身俱化为草，若不取，至冬则复化为虫。②

清代，吴仪洛和汪昂所说的"嘉定府"这个地名，直到
1734 年才开始使用，而在 1376—1734 年，它被称为"嘉定
州"。③ 这就表明，上述提到的文本一定是在 1734 年以后的
某个时候写的，因此不可能出自汪昂之手。如果是他写的，
那时他可能已经 119 岁，甚至更老了。有理由推断，后来的
编辑在增订汪昂文本的同时，增入了吴仪洛有关虫草的记述
并做了轻微的修改。此外，就目前所知，18、19 世纪中国关
于虫草的记载中，没有引用汪昂的名字或其著作《本草备
要》。吴仪洛的《本草从新》倒是第一本有虫草记录的中国
医学著作，该书的流行让更多的中国人知道了虫草是一种可
转化的药材。④ 然而，吴仪洛并没有提到虫草最早出现在哪

---

① 吴仪洛：《本草从新》，上海科学技术出版社，1982，第 1 页。

② 吴仪洛：《本草从新》，第 36 页。

③ 《四川通志》，《文渊阁四库全书》第 559 册，台北：台湾商务印书馆，
1983，第 91—92 页；张廷玉等：《明史》，中华书局，2000，第 698—
699 页；赵尔巽等：《清史稿校注》，台北：台湾商务印书馆，1999，
第 2485—2486 页。

④ 19 世纪引用吴仪洛关于虫草记录的例子，可见程杏轩（程文囿）《医
述》，安徽科学技术出版社，1983，第 1110 页。

部著作中，也没有提及首次记录它药用价值的文本。

清代一位名叫唐方沂的士人为我们提供了中国现存最早的虫草记录。不过在以往，他的名字似乎无关紧要，他的生活和论著也一直没有人研究。一些地方志和家谱记载，他出生在上海县（今上海市闵行区的一部分），1714 年赴北京国子监学习，参与编纂了《古今图书集成》。他对文学的熟悉使该书总纂陈梦雷将他的工作从缮写转向分校。此外，在康熙帝的赏识下，他进而成为纂修。1719 年该书定稿后，官方对他的贡献进行了评估，后来他议叙知县。不幸的是，他于 1722 年 9 月 23 日在北京病逝。[①] 这里要补充一点，陈梦雷是在 1701—1706 年编纂了这部书的草稿。

1716 年，清廷接管了《古今图书集成》的编纂工作，指定陈梦雷和其他一些人在一个专门为他们服务的部门中修改草稿。这个项目一直持续到 1719 年，但由于人事变动，该书的完整印刷版直到 1726 年才问世。[②] 在唐方沂的时代，一定比例的翰林院庶吉士会被选中去转录皇家藏书，并最终

① 嘉庆《上海县志》第 11 卷，1814，第 111 页；嘉庆《松江府志》，《续修四库全书》第 689 册，上海古籍出版社，2002，第 262 页；唐国海等：《上海唐氏族谱》，1834，第 72—73 页；同治《上海县志》，台北：成文出版社，1975，第 1536—1537、2467 页；蒋廷锡等《户部左侍郎蒋廷锡等奏报古今图书集成校阅告竣并请御制序文等折》（1726），中国第一历史档案馆编《雍正朝汉文朱批奏折汇编》第 33 册，江苏古籍出版社，1991，第 567—570 页；项旋：《古今图书集成馆纂修人员考实》，《文史》2014 年第 4 期。

② 这套百科全书的修订工作于 1719 年完成，1720 年开始印刷。然而，由于雍正帝对陈梦雷的厌恶，印刷工作停止了，该书的第一个完整印刷版本于 1726 年问世。裴芹：《古今图书集成研究》，北京图书馆出版社，2001，第 27—42 页；项旋：《清代内府铜活字考论》，《自然科学史研究》2013 年第 2 期。

获得他们应得的奖励。① 唐方沂在参与编纂《古今图书集成》期间（1716—1719），编有杂记集《青藜余照集》，共十卷。② 这本书现在失传了。然而幸运的是，书中关于虫草的记录出现在另外两本书中，它们是唐秉钧的《文房肆考图说》（1778 年初印）和赵学敏的《本草纲目拾遗》（约 1803年定稿）。唐方沂在书中的记载如下：

> 太史董育万宏偶谈：四川产夏草冬虫，根如蚕形，有毛能动，夏月其顶生苗，长数寸，至冬苗槁，但存其根，严寒积雪中，往往行于地上。京师药铺近亦有之。③

但在赵学敏的书中，没有记载董宏和虫草在北京药店的出现。④ 很明显，关于虫草的信息来自董宏。这里需要指出的是，唐方沂有一个弟弟，他的养子是唐秉钧。唐秉钧和他的生父都写过医学著作。⑤ 在这种关系背景下，唐秉钧一定

---

① 梁国治等：《钦定国子监志》，《文渊阁四库全书》第 600 册，第 466—467 页；李宗昉等：《钦定国子监志》，《故宫珍本丛刊》第 275 册，海南出版社，2000，第 176—177 页；郗鹏：《清代国子监制度研究》，黑龙江人民出版社，2008，第 142—145 页。

② 唐秉钧：《文房肆考图说》，《续修四库全书》第 1113 册，第 393—394页；唐国海等：《上海唐氏族谱》，第 313—315 页。这部书的别名是《青藜余照》．

③ 唐秉钧：《文房肆考图说》，《续修四库全书》第 1113 册，第 386 页。一寸大约等于当时的 3.2 厘米，具体可见丘光明编著《中国历代度量衡考》，科学出版社，1992，第 117、520 页。

④ 赵学敏：《本草纲目拾遗》，第 139 页。唐秉钧把董宏记为"董育万宏"，"育万"是"董宏"的字。

⑤ 唐秉钧：《文房肆考图说》，第 405—406 页；唐国海等：《上海唐氏族谱》，第 74、98 页。

有幸能接触到唐方沂的著作，并引用了关于虫草的一段文字。据唐秉均介绍，应奎书院山长孔继元也曾读过唐方沂的那本书。① 那么，董宏是谁呢？董宏，上海青浦人，1712年进士，不久被任命为翰林院修撰。此后，他一直留在北京为朝廷服务，直到1742年在那里去世。② 董宏和唐方沂都是今上海人，都居住在北京。能在这个距离他们家乡一千多公里的城市相识，两人都感到高兴。董宏关于虫草的言论肯定只是他们聊天的一个小话题。唐方沂提到董宏是太史，也说明这一记载是1712年以后的事，与唐的《青藜余照集》的年代并不矛盾。综上所述，书中关于虫草的记载写于1716—1719年。即使考虑到唐方沂可能会在这段时间后继续修改他的书稿，该修改也必定在1722年他去世之前完成。

用董宏的话来说，汉语中对虫草的称呼，即夏草冬虫，字面意思与藏语中的"yartsa gunbu"相对应。他说虫草的"根"和蚕的形状很像。他之所以说"根如蚕形"，不仅因为它的外形确实与蚕相似，而且人们认为它们都是可以移动

---

① 唐秉钧：《文房肆考图说》，第404页。

② 光绪《青浦县志》，《中国方志丛书·华中地方》第16册，台北：成文出版社，1970，第988、1242页；《明清历科进士题名碑录》，台北：华文书局，1969，第1740页；《增校清朝进士题名碑录》，北平：哈佛燕京学社，1941，第57页；朱保炯、谢沛霖：《明清进士题名碑录索引》，上海古籍出版社，1980，第2682—2683页；江庆柏编著《清朝进士题名录》，中华书局，2007，第303、308页。胡是他的姓，他在试卷上的签名就是"胡"。然而，在他通过会试并从国子监毕业后，他将原来的胡姓改为董。这就是他的名字在文学上也被写成胡宏、董胡宏或董宏的原因。考生通过会试后改姓、改名或改字号的现象在清代很普遍。相关情况可参阅蒋金星《〈清代朱卷集成〉的文献价值和学术价值研究》，博士学位论文，浙江大学，2004，第67—68页。

的。此外，发展了几个世纪蚕业的汉人对蚕很熟悉，用蚕来做比喻真是再好不过了。[1] 然而，尽管蚕和"根"都没有毛，但董宏仍有可能观察到一个"有毛"的样本，因为保存不当会导致"根"发霉，发霉后看起来就有毛了。[2] 董宏知道虫草源于四川，但对它生命周期和习性的描述，无论是他自己的还是别人的，都富有想象力（不一定确切）。毫无疑问，虫草挑战了人们的认知能力，激发了他们的想象力。特别是董宏生活在远离虫草产区的地方，因此缺乏实地观察，这可能是他无法形成新理论的原因。在他与唐方沂谈话之前，肯定也缺乏对虫草形成的其他更好的解释。但是，这位杰出的知识分子、翰林院修撰一定会把它们和唐方沂联系在一起。

更重要的是，北京药店里的虫草表明，四川（可能还有其他产区）和北京之间的相关贸易最迟在康熙帝（1661—1722）统治末期就出现了。法国耶稣会传教士巴多明（Dominicus Parennin）进一步证实了虫草在 18 世纪初向东北方向的流动。1723 年，他报告说，三年前，他在北京吃了用虫草炖的鸭子，使虚弱的身体恢复了健康；在咨询了太医后，得知了它的疗效。[3] 此外，唐秉钧在 1778 年前后引用了《青藜余照集》的文字，补充道：此物近年来逐渐传播到苏州，他自己

---

[1] Gaines K. C. Liu, 'The Silkworm and Chinese Culture', *Osiris*, 1952, 10: 129-194; Dieter Kuhn, *Science and Civilisation in China* (Vol. 5, Part 9, Textile Technology), Cambridge: Cambridge University Press, 1988, pp. 285-433.

[2] 苗西成等：《冬虫夏草的经验贮存法介绍》，《时珍国医国药》2000 年第 10 期，第 905 页。

[3] Jean-Baptiste Du Halde (ed.), *Lettres Édifiantes et Curieuses, Écrites des Missions Étrangères* (Recueil 17), Paris: Nicolas Le Clerc, 1726, pp. 409-414.

也不确定它的功效，因此不敢品尝。① 总的来说，中国现存最古老的虫草记录表明了它是一种药物，但没有具体提到它的药用特性，而是注意到它的物理变化细节。这既反映了董宏自身的兴趣，又反映了他在传播虫草那不可思议的转化过程中所起到的中介作用。

二　哦，它是一种物产

为了追踪 20 世纪初作为一种产品的虫草在中国社会的流通情况，有必要研究其产地的信息。这些信息涉及天然奇珍、药用品质、商业贸易、想象力和权力关系。散布在游记、医学文献、地方志、文学作品和其他类型文献中的相关地理信息，使我们能够了解到中国人定位和记录这种生物的努力，这为研究它在中国文化背景下的流动路线及如何被认知奠定了基础。

1726 年，魏荔彤在今安徽、福建、江苏的某个城市中断了他的仕途后回到了家乡——今河北省柏乡。同年，苏州人沈德潜为魏荔彤的诗集作序。在其中一首诗中，魏荔彤对虫草做了一个注释："四川有药，其叶夏为草，其根冬为虫，名曰冬虫夏草。"② 与魏荔彤不同的是，王世睿去过四川和西藏。1732 年 10 月 27 日，时任四川泸州知州的王世睿在拉

---

① 唐秉钧：《文房肆考图说》，第 386 页。

② 魏荔彤：《怀舫诗集》，《四库全书存目丛书补编》第 4 册，齐鲁书社，2001，第 170 页。关于魏荔彤的生平和著作，可见李建丽等《魏裔介及其家族墓志综考》，《文物春秋》1996 年第 4 期；柯愈春《清人诗文集总目提要》，北京古籍出版社，2001，第 433 页；鞠宝兆、曹瑛主编《清代医林人物史料辑纂》，辽宁科学技术出版社，2013，第 353—354 页。

萨为藏王颇罗鼐封爵。他从成都出发，后来经过了四川西部的打箭炉（今康定，藏语叫"达特色多"）。据他观察，这里在当时是繁荣的汉藏贸易中心。① 在爬上离理塘不远的白雪皑皑的拨浪工山时，他注意到，当农历五六月雪融化时，山上的虫草会从地里长出来。② 这座山是从打箭炉到西藏的路线上旅人经常停留的地方。③ 1892 年 9 月 28 日，美国藏学家柔克义（William W. Rockhill）曾到达拨浪工山（Molung gung）。他报告称："这座山因出产被植物学家称为冬虫夏草的奇异蠕虫植物而闻名。"④ 这个藏语名称所指的那座山，可能是今天的剪子弯山。

　　通常，土特产在被用文字记载之前必须经过一段时间的识别、使用或消费。根据王世睿的说法，他不可能在冬天观察到拨浪工山上的虫草，但一定从其他人那里获得了关于虫草生长的信息。不久之后，虫草在 1735 年官修《四川通志》中的"西域"一节中出现了。一些历史学者对这一章进行了

---

① 关于 18 世纪至 20 世纪初打箭炉（即康定）在汉藏贸易中的历史和重要性，见 Yingcong Dai, *The Sichuan Frontier and Tibet: Imperial Strategy in the Early Qing*, Seattle: University of Washington Press, 2009, pp. 183 – 184; Yudru Tsomu, ' *Guozhuang* Trading Houses and Tibetan Middlemen in Dartsedo, the 'Shanghai of Tibet' ', *Cross-Currents*, 2016, (19): 71–121; 石硕、邹立波《"打箭炉"：汉藏交融下的地名、传说与信仰》，《思想战线》2019 年第 3 期。

② 王世睿：《进藏纪程》，《续修四库全书》第 737 册，第 442 页。关于王世睿的生平及其进藏之旅，可见韩云卿《王世睿进藏封王》，《章丘文史资料选编》，政协章丘市文史资料研究委员会，2001，第 118—122 页。

③ 蓝勇：《四川古代交通路线史》，西南师范大学出版社，1989，第 253 页；《雅江县志》，巴蜀书社，2000，第 356—358 页。

④ William W. Rockhill, *Diary of a Journey Through Mongolia and Tibet in 1891 and 1892*, Washington: The Smithsonian Institution, 1894, p. 361.

研究，该章涵盖了从打箭炉到拉萨的区域。尽管是从汉人的角度关注西藏，但这是最早的官修当地编年史。[①] 在这种地理背景下，冬虫夏草被记载为理塘拨浪工山的土特产之一，具有温性、回精、益髓的特点；此外，它从未出现在草药名录中。[②] 这份文献揭示了虫草相对于汉医本草来说具有的异域情调，并且在事实上首次提供了汉人对其药用特性的描述。这些特性显然与娘尼多吉的文献有些相似之处。从广义上看，将西藏纳入正史与王世睿的拉萨之旅存在共同点，即清廷对西藏的控制，包括对西藏产品的控制。

雍正《四川通志》只是 20 世纪中叶以前编纂的数千部中国地方志中的一部。[③] 历史学者经常将编纂此类文献的传统追溯到两千多年前，尽管对这种起源论众说纷纭，但这种编纂传统一直延续到今天。[④]《尚书》中的《禹贡》篇有时被认为是地方志的前身，其主要描述了圣人禹王努力建立九州的情况。[⑤] 在这一过程中，数十件在其领土上生产的天然

---

① 何金文：《四川方志考》，吉林省地方志编纂委员会、吉林省图书馆学会，1985，第80—82页；《巴蜀文化大典》，四川人民出版社，1998，第330页；赵心愚：《清代西藏方志研究》，商务印书馆，2016，第253页。这部《四川通志》1735 年定稿，并于次年付印。

② 雍正《四川通志》，第 174 页。

③ 刘纬毅：《中国地方志》，新华出版社，1991，第 16—18 页；南江涛：《中国旧志整理与出版概况》，《中国地方志》2017 年第 12 期。

④ 朱世嘉：《中国地方志的起源、特征及其史料价值》，《史学史资料》1979 年第 2 期；黄苇：《方志渊源考辨》，《中华文史论丛》第 3 辑，1981；Chengzhi Wang, ' Chinese Local Gazetteers: Evolution, Institutionalization and Digitization', *Journal of East Asian Libraries*, 2009, (149): 45-54。

⑤ 孔安国、孔颖达：《尚书正义》，北京大学出版社，2000，第158—205页；Michael Loewe (ed.), *Early Chinese Texts: A Bibliographical Guide*, Berkeley: The Society for the Study of Early China and The Institute of East Asian Studies, University of California, 1993, pp. 376-389。

或手工产品进入了禹的视野，它们后来成为政治和权力等级制度的一部分，成了贡品。① 现存完整的 11—19 世纪的地方志，是了解区域史、地理、人口、教育、产品等方面百科全书式的资料。这些产品支撑着社会的物质和经济生活，满足了皇室的奢侈需求，并为国家财政做出了贡献。② 不足为奇，地方志长期以来一直关注进贡义务，这种义务与地方和中央之间的权力关系有关。③

三　哇！它成了贡品

清朝在 18 世纪中期疆域广大。④ 与此同时，刺激了清朝统治者想要得到关于其统治下人与土地更丰富、更可靠的信

---

① Robin McNeal, 'Spatial Models of the State in Early Chinese Texts: Tribute Networks and the Articulation of Power and Authority in Shangshu 'Yu gong' and Yi Zhoushu 'Wang hui'', in Martin Kern and Dirk Meyer (eds.), *Origins of Chinese Political Philosophy*, Leiden: Brill, 2017, pp. 475 – 495; Li Min, *Social Memory and State Formation in Early China*, Cambridge: Cambridge University Press, 2018, pp. 399–401.

② 郑学檬主编《中国赋役制度史》，厦门大学出版社，1994，第 251—255 页；张仁玺、冯昌琳：《明代土贡考略》，《学术论坛》2003 年第 3 期；单鹏：《宋代土贡初探》，硕士学位论文，河北大学，2006；潘浩：《清代土贡制度简论》，《江汉论坛》2015 年第 5 期。

③ 一套地方志使我们能够观察到这一长期关注的问题，见广东省地方史志办公室辑《广东历代方志集成》，岭南出版社，2006—2010。

④ Peter C. Perdue, *China Marches West: The Qing Conquest of Central Eurasia*, Cambridge, MA: The Belknap Press of Harvard University Press, 2005, pp. 87 – 89, 547 – 551; Robert K. Guy, *Qing Governors and Their Provinces: The Evolution of Territorial Administration in China, 1644 – 1796*, Seattle: University of Washington Press, 2010, pp. 183 – 351.

息。清朝还将贡税扩大到了边境的产品。① 雍正《四川通志》中的"西域"一节，实际上是为了歌颂清朝的疆域壮丽和超越前朝的庞大进贡体系。② 类似的文献有 1763 年的《钦定西域同文志》，该辞典旨在为编纂乾隆帝刚统一西部地区的官方（标榜的）记述奠定基础。它明确记录了藏药名称为"dgun-rtsa"（冬草），汉语发音为"gunza"，相当于汉语名称"冬虫夏草"。③ 这种在语言多样性中寻求外延统一的努力，与清廷在地域和文化多样性中追求政治统一的努力相呼应。④ 从藏区与明朝的货物来往和人员来往看，⑤ 不用说，

① Roger Greatrex, 'Tribute Missions from the Sichuan Borderlands to the Imperial Court (1400-1665)', *Acta Orientalia*, 1997, 58: 75-151; James A. Millward and Laura J. Newby, 'The Qing and Islam on the Western Frontier', in Pamela K. Crossley et al. (eds.), *Empire at the Margins: Culture, Ethnicity, and Frontier in Early Modern China*, Berkeley: University of California Press, 2006, pp. 113-134; 何新华：《清代贡物制度研究》，社会科学文献出版社，2012，第 11—22、37—102 页。关于清代以前中国的药贡，可见 He Bian, *Know Your Remedies: Pharmacy and Culture in Early Modern China*, Princeton: Princeton University Press, 2020, pp. 49-73。

② 雍正《四川通志》，第 166 页。

③ 傅恒等：《钦定西域同文志》，《文渊阁四库全书》第 235 册，第 328 页。

④ Laura Hostetler, *Qing Colonial Enterprise: Ethnography and Cartography in Early Modern China*, Chicago: The University of Chicago Press, 2001, p. 49.

⑤ Morris Rossabi, 'The Tea and Horse Trade with Inner Asia during the Ming', *Journal of Asian History*, 1970, 4(2): 136-168; 张莉红：《论明清川藏贸易》，《中国藏学》1993 年第 3 期；Denis Twitchett and Frederick W. Mote (eds.), *The Cambridge History of China*, Vol. 8, The Ming Dynasty, 1368-1644, Part 2, Cambridge: Cambridge University Press, 1998, pp. 241-258; Weirong Shen, ''Accommodating Barbarians from Afar': Political and Cultural Interactions between Ming China and Tibet', *Ming Studies*, 2007, (1): 37-93; Martin Slobodník, 'Tribute and Trade-Economic Exchanges between Central Tibet and Early Ming China', *Studia Orientalia Slovaca*, 2013, 12(2): 227-246。

清朝的西进不一定会导致虫草在 18 世纪初的中国文学作品中出现，但它无疑促进了人们对广阔西部边疆地区物质世界的了解，而这片地区正被清朝更严格地统治着。

向清廷进贡虫草，至少可以追溯到 1720 年代初。根据前述耶稣会士巴多明 1723 年的报告，他吃的虫草和三年前使用的虫草炖鸭的配方都来自一位川陕总督。这位总督到北京觐见皇帝，把他在自己辖区和邻近地区发现的最奇特的物品之一——虫草进呈皇帝。巴多明没有提到这位总督的名字，实际上他就是年羹尧。年羹尧 1721 年觐见了康熙帝，并随后晋升为川陕总督。[①] 可能是根据年羹尧提供的信息，巴多明才知道虫草生长在西藏，少量生长在与西藏相邻的四川地区。此外，巴多明还表示，当时虫草仍然很罕见，只能在皇宫里找到；由于它的稀有性，只有在太医开具处方时才会使用它。他们告诉巴多明，虫草的功效（与总督所述的相同）及湖广（湖南、湖北）一些地方也可能出产虫草，因为那里有虫草生长区的相近植物，并且似乎有人在那里收购虫草。巴多明通过住在湖广的一位朋友，以四倍于其重量的白银获得了一些虫草。[②] 从地理位置上讲，湖南和湖北缺乏高山雪域（虫草赖以生长的条件）。清朝的汉人作者也从未将它们记录为虫草的产地。但附近的四川作为中间地区，肯定会促进其流向湖南和

① 赵尔巽：《清史稿校注》，第 8899 页；钱实甫编《清代职官年表》，中华书局，1980，第 1384—1385 页。川陕总督的官职在 1719—1720 年并不存在。巴多明对年羹尧去北京的那一年（即三年前，1720 年）的记忆或记录有点不准确。

② Jean-Baptiste Du Halde（ed.），*Lettres Édifiantes et Curieuses, Écrites des Missions Étrangères*（Recueil 17），pp. 410-414.

湖北。

年羹尧一定早在 1721 年就熟悉了虫草及其药用特性。他把这个奇特的小家伙带到了北京送给皇帝，这恰恰表明了虫草的非凡价值。通过年羹尧，一些相关的地理、烹饪和医学知识也传播到了北京。他所遵循的"习俗"，应该不是自愿性的礼物而是强制性的地方贡品，如果是贡品的话，那确实会涉及总督这种身份了。[①] 对于土特产药材，清廷主要通过三种方式获取：定期征用（地方贡品）、官员个人进贡、向药商购买。[②] 从理论上讲，虫草可以通过上述任何一种方式到达太医手中。但直到 1816 年修订的《四川通志》中，才有了明确的定期征用记录：理塘藏民有义务每年送九箱虫草作为定期贡品。[③] 然而，以下事件提供了一个主动进贡的例子，并在一定程度上解释了进贡制度覆盖范围的变化。1885 年 4 月 19 日和 5 月 16 日，四川总督丁宝桢两次向光绪帝报告说，扎格雅布（位于西藏东部）的首领要求与邻近的昌都和巴塘的进贡队一起向皇帝进贡。考虑到边界的稳定和英国在印度的势力，丁宝桢建议光绪帝批准这一请求。[④] 6 月 25 日，在与理藩院商议后，光绪帝接受了丁宝桢的建议。

---

① 何新华：《清代贡物制度研究》，社会科学文献出版社，2012，第 129—136 页；李石：《清代康熙朝官员进贡问题研究》，硕士学位论文，东北师范大学，2016，第 8—31 页。

② 关雪玲：《清宫医药来源考索》，《哈尔滨工业大学学报》2007 年第 4 期；关雪玲：《清代宫廷医学与医学文物》，紫禁城出版社，2008，第 110—139 页。

③ 嘉庆《四川通志》，巴蜀书社，1984，第 3099 页。

④ 丁宝桢：《丁文诚公奏稿》，《续修四库全书》第 509 册，第 713—714 页。关于丁宝桢的生平，可参阅唐炯《丁文诚公年谱》，《北京图书馆藏珍本年谱丛刊》第 164 册，北京图书馆出版社，1999。

但他进一步要求丁宝桢与驻藏大臣商讨，例如确定贡品和进贡使团成员的数量。[1] 丁宝桢在 1886 年 3 月 15 日的奏折中提到了"50 两虫草"，它被列在一些药物贡品中。[2] 因此，虫草展示了它打开皇宫大门的神力。

新产区

18 世纪的中国尽管有臭名昭著的审查制度和"文字狱"，但随着人口的激增与迁徙、社会的日益繁荣，出版业和文本的流传还是得到了发展。[3] 随着时间的推移，产品信

---

① 《谕交理藩院本日军机大臣面奉》（1885）、《谕军机大臣字寄四川总督丁宝桢折》（1885），《光绪朝上谕档》第 11 册，广西师范大学出版社，1996，第 113、115 页；《清实录》第 54 册，中华书局，1987，第 918、937—938、941 页。1885 年 6 月 25 日，驻藏大臣为色楞额，驻藏帮办大臣为崇纲，参见 Josef Kolmaš, *The Ambans and Assistant Ambans of Tibet: A Chronological Study*, Prague: Oriental Institute, 1994, pp. 58-60;曾国庆、黄维忠编著《清代藏族历史》，中国藏学出版社，2012，第 471 页。

② 丁宝桢：《丁文诚公奏稿》，《续修四库全书》第 509 册，第 748—750 页。此外，还可参阅《光绪十二年四月初一日京报全录》，《申报》1886 年 5 月 13 日，第 9 版。当时的一两大约等于 37.3 克，具体可参阅丘光明编著《中国历代度量衡考》，第 512—513、520 页。虫草被列在药用植物黄连和知母之间，这两种植物早在 1880 年代前就已被用作药物，相关可见李时珍《本草纲目》，第 506—508、537—542 页。

③ Tsien Tsuen-Hsuin, *Science and Civilisation in China*, Vol. 5, Part 1, Cambridge: Cambridge University Press, 1985, pp. 184-194; Cynthia J. Brokaw, 'On the History of the Book in China', in Cynthia J. Brokaw and Kai-Wing Chow (eds.), *Printing and Book Culture in Late Imperial China*, Berkeley: University of California Press, 2005, pp. 3 - 54; Suyoung Son, *Writing for Print: Publishing and the Making of Textual Authority in Late Imperial China*, Cambridge, MA: Harvard University Asia Center, 2018, pp. 127 - 161; Christine Moll-Murata, *State and Crafts in the Qing Dynasty (1644-1911)*, Amsterdam: Amsterdam University Press, 2018, pp. 213-291.

息在中国社会的各种文本中动态传播。1735 年《四川通志》
对拨浪工山、理塘一带虫草的记载，后来直接或间接地被收
入 1739 年的《雅州志》、[①] 1792 年对西藏腹地进行图片描述
的《卫藏图识》，[②] 以及姚莹关于他两次前往察雅和昌都的
记述《康輶纪行》。[③] 同样，吴仪洛对虫草的描述也被纳入
程文囿的《医述》和赵学敏的《本草纲目拾遗》。[④] 拨浪工
山和理塘是汉人作者经常提到或确认的两个虫草产区。萧腾
林和张海在 1740 年完成的有关西藏的专著中都提到了理塘
的虫草。[⑤] 这个出产于理塘的产品，也在 1794 年前后写成的
《打箭炉志略》上留下了印记。[⑥] 十多年后，《里塘志略》将
虫草列为当地药材。此外，该志中还称这种产品是拨浪工山
上的一种特殊药物，并提供了当地人叫法的汉文音译，即
"雅扎额莫"（大致对应藏语"yartsa gunbu"）。[⑦] 显然，长
期存在的族群主义或族群中心主义传统有时（如果不是一

① 乾隆《雅州府志》，《中国方志丛书·西部地方》第 28 册，台北：成
文出版社，1969，第 301 页。雅州，今四川雅安。

② 虽然这本书没有说明出处，但序言的作者鲁华祝指出，这本书确实参考
了《四川通志》。可见马揭修、盛绳祖《卫藏图识》，《中国西藏及甘青
川滇藏区方志汇编》第 1 册，学苑出版社，2003，第 293、392 页。

③ 姚莹：《康輶纪行》，黄山书社，1990，第 484 页。

④ 程杏轩：《医述》，第 1110 页；赵学敏：《本草纲目拾遗》，第 139 页。

⑤ 萧腾麟：《西藏见闻录》，《中国西藏及甘青川滇藏区方志汇编》第 2
册，第 81 页；张海：《西藏纪述》，《中国方志丛书·西部地方》第 34
册，第 27 页。

⑥ 《打箭炉志略》，《中国西藏及甘青川滇藏区方志汇编》第 40 册，第 20
页。这部志书的编纂者和日期，见赵心愚《乾隆〈打箭炉志略〉著者
及来源资料考》，《西南民族大学学报》2003 年第 9 期。

⑦ 陈登龙编《里塘志略》，《中国方志丛书·西部地方》第 29 册，第 48、
91—92 页。

直的话）影响了汉语对边疆自然产品的表述。[①] 关于拨浪
工山虫草的文字还出现在一篇关于西藏的匿名报道和一本普
通地理学专著中。[②] 1847 年，满人官员斌良开始了从成都到
拉萨的旅行。途经四川西部一个叫咱玛尔洞的地方时，他写
了一首诗，诗中提到了理塘和作为药物的虫草。[③]

正如吴仪洛在 1757 年所说的那样，嘉定府是另一个广为人
知的虫草产区。1760 年的缙绅录和 1816 年修订的《四川通志》
都指出虫草是该州的地方特产。[④] 曾在四川安县、枝江等地任
职的秦武域在 18 世纪末撰文称：四川嘉州、打箭炉等地都有
虫草生长。[⑤] 嘉州实际上是中古时期对嘉定府的称呼。[⑥] 当时
的医生龙柏也将这个古老的地名与虫草联系在一起。[⑦] 18 世

---

① 关于中国文化和历史中的族群主义或族群中心主义，见 Q. Edward
Wang, ' History, Space, and Ethnicity: The Chinese Worldview ' , *Journal of
World History*, 1999, 10 (2) : 285 - 305; Frank Dikötter, *The Discourse of Race
in Modern China*, Oxford: Oxford University Press, 2015, pp. 1 - 78。例见
James Leibold, *Reconfiguring Chinese Nationalism: How the Qing Frontier and
Its Indigenes Became Chinese*, New York: Palgrave Macmillan, 2007, pp. 19-25。

② 《西藏记》，《丛书集成初编》，商务印书馆，1936，第 51 页；许鸿
磐：《方舆考证》，济宁：潘氏华鉴阁，1918，第 100 页。

③ 斌良：《抱冲斋诗集》，《续修四库全书》第 1508 册，第 478 页。咱玛
尔洞曾被叫作咱马拉洞，位于四川拨浪工山不远处，见四川省理塘县
志编纂委员会编纂《理塘县志》，四川人民出版社，1996，第 164—
165 页。

④ 《满汉缙绅全书》，《清代缙绅录集成》（1），大象出版社，2008，第
398 页；嘉庆《四川通志》，巴蜀书社，1984，第 2434 页。

⑤ 秦武域：《闻见瓣香录》，《丛书集成续编》第 24 册，台北：新文丰出
版公司，1989，第 506 页。有关秦武域在四川的为官生涯，见光绪
《山西通志》，《续修四库全书》第 645 册，第 500 页。

⑥ 嘉庆《四川通志》，第 585—586 页。

⑦ 龙柏：《脉药联珠药性考》，《吴中医集（方药类）》，江苏科学技术出
版社，1993，第 686 页。

纪晚期，虫草和打箭炉之间的联系出现了。朱枫是一位游历陕西、河南并在那里待了多年的金石学家，他约在 1780 年指出：打箭炉出产春虫夏草。① "冬虫夏草"这个名字在清朝的相关原始文献中是独一无二的。到 1904 年前后，一本简明的打箭炉方志将虫草作为一种当地产品进行了介绍。② 尽管生产历史悠久，但打箭炉市场上的虫草不一定来自当地。徐珂曾在 1916 年出版的《清稗类钞》中描绘了这个交通中心的商业繁荣。"西域夷人"通过打箭炉，将虫草、麝香等商品出售到内地，以换取茶叶、棉线等。③ 在这种歧视性的背景下，打箭炉不仅充当了藏汉文化之间的地理鸿沟，而且还划分了"文明/优越"与"野蛮/低劣"之间的族群界限。

其他特定的产区仍不时出现，这还要从四川说起。朱樟，浙江杭州人，1707—1716 年任四川江油知府。他的诗集中有一篇关于化林坪（位于今泸定）夏草冬虫的注文。④ 赵学敏在其本草著作中采纳了这一注释，但误以为化林坪在江油。⑤

---

① 朱枫在他的《柑园小识》中提到了虫草，这份文献可能从来没有刊印过。这份文献的手稿现保存在南京图书馆。芦笛《南图藏〈柑园小识〉抄本初探》，《长江学刊》2014 年第 2 期。

② 光绪《打箭厅志》，《中国地方志集成·四川府县志辑》第 66 册，巴蜀书社，1992，第 990 页。关于这部著作的出版时间，见四川省地方志编纂委员会编纂《四川省志：出版志》，四川人民出版社，2001，第 584 页。

③ 徐珂编撰《清稗类钞》，中华书局，1984，第 2336—2337 页。

④ 朱樟：《观树堂诗集》，《四库全书存目丛书》集部第 258 册，齐鲁书社，1997，第 701 页。关于朱樟在江油的为官生涯，见雍正《江油县志》，《故宫珍本丛刊》第 206 册，第 21、35—36 页；方平：《朱樟入蜀及蜀中诗歌研究》，硕士学位论文，四川师范大学，2015，第 1—15 页。

⑤ 赵学敏：《本草纲目拾遗》，第 139 页。赵学敏关于虫草的记录经常被后世引用，例如徐金源《川边游记》，北平：京城印书局，1932，第 100 页。

李心衡1790年的著述以他的仕途和在川西的旅行为基础，专门介绍了冬虫夏草，也就是俗称的虫草。① 1816年的《四川通志》引用了这个条目。② 此外，苏州的陈镛说，1803年冬天，他的叔叔从四川回来，带来了小金川（小金县）的虫草。③ 从18世纪末到19世纪，茅州（茂县）、巴塘、会理、盐源、定战（新龙）等地的方志都把虫草当作当地的药材。④ 19世纪末的唐宗海是四川医生，曾写过关于松潘虫草的文章。⑤ 20世纪初，越嶲（越西）和崇化屯（安宁）的虫草也引起了当地士绅的关注。⑥

　　云南作为虫草的一个产区，最早是由吴仪洛提到的。此外，1763年的一部通志提到了西藏的药用虫草，"夷狄们"经常在云南的中甸（香格里拉）和维西出售它们。⑦ 当然，销售不等于生产。但到了19世纪，中甸和丽江的两部方志

① 李心衡：《金川琐记》，《丛书集成初编》，商务印书馆，1936，第64页。李心衡的记录经常被后世引用，例如张相文《南园丛稿》，《民国丛书》第5编，上海书店，1996，第829—830页。李心衡曾任四川西昌县丞，具体可参阅王韬《瀛壖杂志》，台北：文海出版社，1969，第129页。

② 嘉庆《四川通志》，第2467页。

③ 陈镛：《樗散轩丛谈》，1864，第27—29页。

④ 乾隆《茂州志》，《故宫珍本丛刊》第221册，第213页；道光《巴塘志略》，《中国西藏及甘青川滇藏区方志汇编》第40册，第510页；光绪《会理州志》，《中国方志丛书·华中地方》第367册，第1052页；光绪《盐源县志》，《中国地方志集成·四川府县志辑》第70册，第735页；光绪《定瞻厅志略》，《中国西藏及甘青川滇藏区方志汇编》第40册，第106页。

⑤ 唐宗海：《医易通说》，巴蜀书社，1992，第118页。

⑥ 光绪《越嶲厅全志》，《西南稀见方志文献》第48册，兰州大学出版社，2003，第775页；宣统《崇化屯志略》，《中国地方志集成·四川府县志辑》第66册，第959页。

⑦ 谢圣纶辑《滇黔志略点校》，古永继点校，贵州人民出版社，2008，第116页。

都记录了中甸和维西的阿墩子（德钦）高寒地区有虫草生长。[①] 中甸、维西是丽江府的一部分。[②] 除上述信息外，虫草在 1850 年的《普洱府志》中作为当地的药材出现。[③] 我们在处理历史生物地理学时特别需要谨慎，因为流通过程中产生的信息多少会有些失真。例如，1895 年的《丽江府志》明确指出：虫草并非生长在丽江，而是被一些人误解为是丽江出产的。[④] 然而，这一说法与上述记录及赵学敏的文本相矛盾。这还有个佐证：平菜仲的父亲曾在丽江中甸任职，他向儿子描述了当地的虫草。[⑤]

地理差异与诗赋

更有趣的是，也许并不是所有被记载的产区都在四川、云南、西藏的地理范围内，贵州就是这样一个地区。吴仪洛提到过，后来《贵州通志》也给予了官方认可。[⑥] 然而，现代生物地理学无法证实这一点。同样，一位满洲官员在 1777 年完成的关于西部地区的作品中，认为夏草冬虫是新疆（天

---

① 光绪《新修中甸厅志书》，《中国地方志集成·云南府县志辑》第 82 册，凤凰出版社，2009，第 519 页；《光绪丽江府志》，政协丽江市古城区委员会文史资料委员会，2005，第 138 页。19 世纪，阿墩子属维西。德钦县志编纂委员会编《德钦县志》，云南民族出版社，1997，第 2 页。

② 龙云等：《新纂云南通志》，云南人民出版社，2007，第 45—48 页。

③ 道光《普洱府志》，学署，1850，第 244 页。

④ 《光绪丽江府志》，第 138 页。

⑤ 赵学敏：《本草纲目拾遗》，第 140 页。

⑥ 该志从吴其濬的《植物名实图考》（约 1847 年）中间接引用吴仪洛关于虫草的文字，以作为当地出产虫草的证据。相关资料可见民国《贵州通志》，《中国地方志集成·贵州府县志辑》第 9 册，巴蜀书社，2016，第 167 页。

山以南地区）的产物。① 18 世纪末王大枢在《天山赋》里描述了虫依附于草的生命；和瑛的《三州辑略》引用了他的这首诗，这进一步证明了虫草与新疆的联系。② 但李诚的《万山纲目》并没有将虫草与天山直接联系起来，而是将它与喀什东北、天山西南的一座雪山联系到了一起。③ 到了 20 世纪初，《库车直隶州乡土志》将虫草追溯到远离库车的极寒雪山。④ 而《新疆图志》除了声称虫草存在于天山，还将今伊犁昭苏定为它的产区。⑤ 就这些说法的可信度而言，新疆虫草让人想起了广东、广西和福建的虫草。

博物学家吴其濬将注意力转移到了广东和广西。他写有

---

① 七十一：《西域闻见录》，《清抄本林则徐等西部纪行三种》，全国图书馆文献缩微复制中心，2001，第 201 页。这个文本在不同的书名下有不同的版本，各个版本都包含了对虫草的记录。例如，七十一《异域琐谈》，日本早稻田大学图书馆藏，收入日期未标明，第 12 页；七十一《西域总志》，《西北稀见方志文献》第 60 册，兰州古籍书店，1990，第 19 页。

② 王大枢：《西征录》，《国家图书馆藏古籍珍本游记丛刊》第 14 册，线装书局，2003，第 7178—7179 页；和瑛：《三州辑略》，《中国方志丛书·西部地方》第 11 册，台北：成文出版社，1968，第 297 页。在王大枢的《天山赋》中，虫草也被称为夏花冬虫。但在和瑛的文本中，与最初的《天山赋》略有不同，"花"字被写成了"草"。关于这首诗的日期和作者，见吴华峰《"天山渔者"王大枢的遭戍生涯与诗文创作》，《西域研究》2014 年第 4 期。

③ 李诚：《万山纲目》，《四库未收书辑刊》第 9 辑第 6 册，北京出版社，2000，第 422—423 页。李诚 1813 年被任命为姚州通判，关于他的生平和《万山纲目》的介绍，见孙冬虎《李诚与〈万山纲目〉》，《中国历史地理论丛》1998 年第 2 期。

④ 《库车直隶州乡土志》，马大正等整理《新疆乡土志稿》，新疆人民出版社，2010，第 321 页。

⑤ 袁大化等：《新疆图志》（1911），《续修四库全书》第 649 册，第 90、262 页。今伊犁昭苏旧称喀克察哈尔海，相关地理情况见贺灵主编《西域历史文化大词典》，新疆人民出版社，2012，第 375 页。

《植物名实图考》，惜书未成而身先死。该书初刊于 1848 年，其中虫草的插图可以证明吴其濬已经观察到了实物虫草。在引用了一段吴仪洛对虫草的描述后，他补充说：虫草在广东和广西很常见；它的根像一条虫子，它的叶子像一片刚长出来的茅草；广州的人们会聚集在一起吃，说它和禾虫一样美味。① 目前尚不清楚吴其濬是在哪里看到虫草的。鉴于他在 1843—1845 年担任云南巡抚代云贵总督，② 他有可能在云南看到过虫草。齐学裘在 19 世纪末写道，吴其濬在云南任职期间收集了数百种不同寻常的植物，其中一种便是令人难以置信的冬虫夏草。③ 除两广外，在李佐贤的著作里，福建也是虫草的一个产区。④ 不久后，冬虫夏草以"冬虫草"的简称进入了广东新宁（今台山市）的地方药材名录。⑤

现代欧洲博物学和中国真菌学、本草学认为，冬虫夏草（Ophiocordyceps sinensis）相较虫草（caterpillar fungus）而言，是一种真品物种。该品种生长在四川、西藏、云南、青海和甘肃的一些地区，在中国其他地方无法生长。⑥ 考虑到

---

① 吴其濬：《植物名实图考》，上海：商务印书馆，1957，第 242 页。

② 赵尔巽等：《清史稿校注》，第 9858 页；钱实甫编《清代职官年表》，第 1687—1689 页；魏秀梅编《清季职官表》，台北：中研院近代史研究所，2002，第 378、442 页。

③ 齐学裘：《见闻续笔》，《续修四库全书》第 1181 册，第 397 页。齐学裘将吴其濬的《植物名实图考》误记为《本草图说》。

④ 李佐贤：《吾庐笔谈》，利津：李氏藏板，1875，第 288 页。

⑤ 光绪《新宁县志》，台北：台湾学生书局，1968，第 346 页。

⑥ David N. Pegler et al., ' The Chinese ' Caterpillar Fungus ' ', *Mycologist*, 1994, 8(1): 3–5; Zang Mu and Noriko Kinjo, 'Dongchong Xiacao Moshi Biaoben De Yanjiu', *Acta Botanica Yunnanica*, 1996, 18(2): 205–208;《中华本草·藏药卷》，上海科学技术出版社，2002，第 147—148 页；梁宗琦主编《中国真菌志》第 32 卷，第 125—126 页。

这一点，清代汉文文献中对贵州、新疆、广东、广西和福建这些虫草产地的记录似乎有些问题。但吴其濬作品中的插图表明他应该亲眼看到过虫草。《新疆图志》还说，目前虫草主要分布在四川西部。① 尽管清代的作者没有给我们留下他们描述的物种的样本，但其中一些人可能使用了"冬虫夏草"或相关表述作为虫草和其他形态相似物种的统称，如西藏、云南、四川和广东的冬虫夏虫，云南和新疆的细虫草，贵州、广东、广西和福建的古尼虫草，广西的柱座虫草和贵州的戴氏虫草。② 某些名为冬虫夏草的物种在其他地方产出，但在广东等地的本地市场上出售，这就可能会被误认为是广东当地的物产。对于一些令人难以置信的感知类信息，一个人可以凭自身的经验来判断其可信度。例如，虫草通常作为营养补品被添加到菜肴中，味道没有稻虫那么美味，还有点鱼腥味，黏糊糊的。③ 上述虫草，可能广州人指的是中国洋蓟的一种类似蠕虫的可食用根茎，叫作甘露子，早在 18 世纪之前就已经被食用了。广东是这种植物的产区之一。④

　　由于自然环境会随着时间的推移而改变，对自然世界的历史表述会有所变化。因此，历史表述的不统一对虫草的分布信息可能存在一定的影响。实证方法会过于简单化或扭曲自然产品的历史和地理信息。最近的历史研究开始重视谣言

① 袁大化等：《新疆图志》，《续修四库全书》第 650 册，第 90 页。

② 梁宗琦主编《中国真菌志》第 32 卷，第 89—90、92、130、133、140 页。

③ Michael Finkel, ' Tibetan Gold: A Medicinal Fungus Highly Prized in China is Fueling a Boom on the Tibetan Plateau ', *National Geographic*, 2012, (8): 114-129.

④ 《中国植物志》第 66 卷，科学出版社，1977，第 18—20 页；罗桂环：《甘露子的栽培起源和传播》，《中国农史》2014 年第 6 期。

和八卦的多重社会功能，谣言和八卦无所不包，可以从父权制的束缚一直到社区团结。① 虫草的产地绵延不绝，反映了人们对这个物种的日益关注。这种关注与对国家权力、异域空间和自然的想象交织在一起。王大枢的《天山赋》实际上是以歌颂清朝的威风、活力和疆域辽阔而结束的。在这篇瑰丽的作品中，出现了一些在现实中找不到的物种，比如九尾狐。② 同时期的学者张澍也为天山赋文一篇，其中提到了"夏草冬虫"。③ 然而，他从未去过新疆。④ 纵观张澍的赋文，可以发现里面充满了历史事件、传说生物、幻想及他对清朝地理壮阔的赞美。在四川任职期间作的一首诗中，张澍提到，在官方对金川崇化屯（安宁）"夷狄"的有效管辖下，虫草可以作为一种食材。⑤ 在这些文学作品中，虫草与边疆情调、族群中心主义和统治合法性交织在一起。

跨区域比较和名称的变化

人们越来越关注虫草的产地分布，这与人们对药材质量和产地之间密切关系的认识有关。伴随着这种关注，地理真

---

① 举些例子，如 Bernard Capp, *When Gossips Meet: Women, Family, and Neighbourhood in Early Modern England*, Oxford: Oxford University Press, 2003; Pamela J. Stewart and Andrew Strathern, *Witchcraft, Sorcery, Rumors and Gossip*, Cambridge: Cambridge University Press, 2004; Lindsay Porter, *Popular Rumour in Revolutionary Paris, 1792–1794*, Cham: Palgrave Macmillan, 2017.
② 王大枢：《西征录》，《国家图书馆藏古籍珍本游记丛刊》第 14 册，第 7180、7188—7195 页。
③ 张澍：《养素堂文集》，《续修四库全书》第 1506 册，第 444 页。
④ 关于张澍的生平和著作的详细情况，见张晓彭《张澍年谱》，上海古籍出版社，2017。
⑤ 张澍：《养素堂诗集》，《续修四库全书》第 1506 册，第 270 页。

实性的概念在 16 世纪初明确地出现在中国本草学中。[①] 出于未知的原因，或许是基于他自己的实际观察，18 世纪的医生吴仪洛将四川嘉定州的优质虫草与云南、贵州的低级虫草区分开来。[②] 类似的区分一直持续到 20 世纪。1934 年的广东《恩平县志》将当地的药用虫草与四川的虫草区别开来："生山谷丛草中，邑之牛仔颈处最多；惟其茎略大，然不及川省出产细小者良。"[③] 鉴定虫草质量好坏的依据想必是其药效。产品和信息的跨区域流通支持了这种鉴定依据。寻求或记录这种药用经济作物新产区的努力超乎想象。1909 年定稿的西藏《盐井乡土志》提到了当地出产的药用虫草，不过其年产量很小。[④] 1912 年前后，刘赞廷撰写了西藏嘉里、察雅、盐井、九族（那曲、昌都的一部分）、恩达等地的志书，其中将虫草表述为当地的药材。[⑤]

---

① Zhongzhen Zhao et al., 'The Formation of daodi Medicinal Materials', *Journal of Ethnopharmacology*, 2012, 140(3): 476—481; 刘文泰等：《本草品汇精要》，华夏出版社，2004，第 95、775—789 页。

② 吴仪洛：《本草从新》，第 36 页。

③ 民国《恩平县志》，《中国方志丛书·华南地方》第 184 册，台北：成文出版社，1974，第 214 页。

④ 段鹏瑞：《盐井乡土志》，《中国地方志集成·西藏府县志》，巴蜀书社，1995，第 405 页。

⑤ 刘赞廷：《嘉里县志》，《中国地方志集成·西藏府县志》，第 62 页；刘赞廷：《察雅县志》，《中国地方志集成·西藏府县志》，第 201 页；刘赞廷：《盐井县志》，《中国地方志集成·西藏府县志》，第 385 页；刘赞廷：《九族县志》，《中国地方志集成·西藏府县志》，第 515 页；刘赞廷：《恩达县志》，《中国地方志集成·西藏府县志》，第 550 页。刘赞廷生前从未出版这些志书，他也没有说明这些书稿是何时完结的。具体可见杨长虹《刘赞廷藏稿研究》，《中国藏学》2006 年第 4 期。关于这些志书的日期，见彭升红《清代民国西藏方志研究》，硕士学位论文，四川师范大学，2008，第 44—45 页。

现在，中国人习惯把"冬虫夏草"简称为"虫草"。然而上述分析表明，这两个名字，以及"夏草冬虫"和"春虫夏草"，在18世纪就已经出现了，而"冬虫夏草"这个名字要到19世纪才出现，正如王士雄在其1857年写就的《归砚录》中所举例说明的那样。① 夏草冬虫和冬虫夏草之间字序变化的原因尚不清楚，这可能源于不同民族和地区之间语言交流时的一次意外口误。但无论如何，这种语言现象指向了两个相邻短语（即夏草和冬虫）在倒置方面的灵活性，而且这样做也没有导致组合词产生歧义，而是与吴仪洛所描绘的虫草的持久生命周期相一致，这个周期没有开始也没有结束，周而复始。这些名称及其简称，是虫草在中国社会流通的文化产物。如李心衡写下了金川地区不知名的采药人及其采药的经历；李心衡和1906年四川越嶲地方志的编纂者们将虫草作为冬虫夏草的通俗名称。② 这些缩写名称简化了关于虫草的交流，正如下面将要探讨的那样，药品贸易可能为虫草的繁荣做出了突出的贡献。晚清医生王士雄在浙江和上海一带行医时使用了虫草，③ 在虫草这一发达的医药贸易史中也可以找到这位名医的名字。

作为一种神药

奇效一直是医疗效果的一个表征。最近的研究强调了奇

---

① 王士雄：《归砚录》，盛增秀主编《王孟英医学全书》，中国中医药出版社，1999，第447页。

② 李心衡：《金川琐记》，《丛书集成初编》，第64页；光绪《越嶲厅全志》，《西南稀见方志文献》第48册，第775页。

③ 关于王士雄的生平和作品，可参阅王羿、王光磊《王孟英卒年考》，《浙江中医杂志》2015年第12期，第925页；张蕾《王孟英》，中国中医药出版社，2017，第1—48页。

效在医疗权威建立、医疗效果实践和经验中的作用。[①] 当然，就神药而言，肯定是有商业储备的。在 15 世纪之前，另一种有文献记载的药材与虫草有些相似之处，那就是蝉花。这种奇特的生物早在 5 世纪前后就进入了中国的本草学，但几个世纪后才出现对它的形态学描述。[②] 苏颂在《本草图经》（1061）中对蝉身上的花做了如下描述。

> 今蜀中有一种蝉，其蜕壳头上有一角，如花冠状，谓之蝉花。西人有贵至都下者，医工云："入药最奇。"[③]

现代生物学从真菌寄生的角度解释了蝉身上花朵的形成，这就像虫草一样，具体是（虫草的）草或（蝉花的）花寄生在属于蝉科的蟪蛄（俗称"知了"）或金蝉的若虫（不完全变态昆虫的幼虫）身上，然后从后者的头部生长出来，形成花朵状的子实体。[④] 尽管蝉身上的花在结构上与虫

① Gianna Pomata, 'Malpighi and the Holy Body: Medical Experts and Miraculous Evidence in Seventeenth-Century Italy', *Renaissance Studies*, 2007, 21 (4): 568-586; Mei Zhan, *Other-Worldly: Making Chinese Medicine through Transnational Frames*, Durham: Duke University Press, 2009, pp. 91-118.

② 雷教:《雷公炮炙论》，安徽科学技术出版社，1991，第 124 页。关于该文的写作日期问题，见 Zheng Jinsheng et al. (eds.), *Dictionary of the Ben Cao Gang Mu* (Vol. 3), Oakland: University of California Press, 2018, p. 254. 有关 11 世纪蝉花的描述，见宋祁《益部方物略记》，上海：商务印书馆，1936，第 14—15 页。

③ 苏颂撰《本草图经》，尚志钧辑校，安徽科学技术出版社，1994，第 484 页。

④ 现代真菌学认为蝉身上的花是指分布于安徽和四川的蝉花或分布于浙江、广东、福建、安徽的蝉花。具体可参阅幸兴球《大蝉草和小蝉草的分类》，《微生物学报》1975 年第 1 期；梁宗琦主编《中国真菌志》第 32 卷，第 77—78、127—128 页。

草相似，但它们的形态特征仍然存在差异，虫草通常有一个单独且更长的子实体；它们的宿主属于不同的科，而且分别寄生在若虫期和幼虫期。蝉花和虫草都可以在四川找到，但后者直到 18 世纪才被纳入中药名录。然而在 19 世纪初，《里塘志略》的编纂者断言，虫草仍然没有出现在中国本草学中。[①] 唐宗海也持有同样的观点，这促使他在 19 世纪末对虫草进行了详细的描述。[②] 即使在 20 世纪初，作家柴小梵仍然宣称中国本草目录中没有虫草。[③] 事实上，在他们那个时代，知识的获取并不像今天这样方便。令人困惑的是，尽管虫草和蝉花的外表相似，但清朝的虫草记录者从未将其和蝉身上的花联系起来。例如，苏颂把蝉身上的花归为虫和水生动物，吴仪洛则把虫草归为山草。尽管目前的生物学认识到它们在形态和发育上的相似性，但在中国古代，正如苏颂所解释的那样，蝉身上花朵的形成实际上与虫草不同：花朵和蝉之间不能进行可逆的相互转化，这与季节变化没有关系。此外，虫草的昆虫部分是幼虫，而不是若虫；可以通过肉眼轻易地将被寄生的幼虫与被寄生的若虫区分开来。与若虫相比，幼虫在变化中具有更多的不确定性，这种不确定性倒是可能激发人类更丰富的想象力。源自西藏或"夷狄"的虫草，或许拉大了其与蝉花之间的距离。

---

① 陈登龙编《里塘志略》，第 91 页。

② 唐宗海：《本草问答》，王咪咪、李林主编《唐容川医学全书》，中国中医药出版社，1999，第 538 页。

③ 柴小梵：《梵天庐丛录》，故宫出版社，2013，第 1156 页。

虫草"征服"中国东部

讽刺小说《儒林外史》(约 1750 年)第二十三回说了这样一件事:扬州盐商万雪斋的第七位妾得了寒症,万雪斋发现自己在当地买不到稀有但必不可少的药材雪虾蟆,即使出价再高也买不到。于是他托一个叫牛玉圃的人到苏州去寻买。尽管牛玉圃推荐了另一个人来完成任务,但牛玉圃仍然被邀请参加第二天在万家举行的宴会。万雪斋给牛玉圃和另外两个盐商吃的第一道菜便是虫草。

为了强调自己的搜寻能力,万雪斋吹嘘虫草来自偏远地区,现在扬州大量出现。不过令人烦恼的是,扬州并没有雪虾蟆。① 这个故事发生的背景是,18 世纪扬州在利润丰厚的中国盐业中具有垄断地位。万雪斋作为一个虚构的人物,代表了盐商群体,其财富超过了其他群体所积累的财富。这些商人本身没有官职,但基于其经济实力及与朝廷官员的互惠关系,他们追求奢侈的生活,但在客观上振兴了当地的(物质)文化,改变了社会风貌。② 从更广阔的角度来看,扬州18 世纪的崛起在某种程度上与中国经济和文化中心从北到南、从西到东的长期转变产生了呼应,这种转变自宋代开始

① 吴敬梓:《儒林外史》,人民文学出版社,1977,第 277—278 页。
② Ping-Ti Ho, 'The Salt Merchants of Yang-Chou: A Study of Commercial Capitalism in Eighteenth-Century China', *Harvard Journal of Asiatic Studies*, 1954, 17(1-2): 130-168; Antonia Finnane, *Speaking of Yangzhou: A Chinese City, 1550 - 1850*, Cambridge, MA: Harvard University Asia Center, 2004, pp. 117-147; Antonia Finnane, 'Chinese Domestic Interiors and 'Consumer Constraint' in Qing China: Evidence from Yangzhou', *Journal of the Economic and Social History of the Orient*, 2014, 57(1): 112-144.

逐渐加剧。[①]

　　繁荣的扬州位于京杭大运河和长江的交汇处，来自全国其他地区的货物在这里进行贸易。[②] 乾隆帝进行了六次南巡，并且每次都对扬州表示满意。扬州盐商不仅资助他南巡，还为皇室收集和生产各种奢侈品。[③] 李斗在 1795 年完成了《扬州画舫录》，该书对扬州进行了几近百科全书式的描绘。书中写到了一位富裕的盐商，每顿饭都有十多道不同的菜；另一位盐商养了数百匹马，每匹马每天都要花费很多，这些精心装饰的马朝自内出城，暮自城外入，每天一来一回，是马主人在炫耀自己的财富。[④]

　　历史学者强调《儒林外史》的非虚构性，认为反映了当时的社会状况和作者吴敬梓的亲身经历。[⑤] 从地理上看，吴敬梓和扬州盐商都来自安徽。吴敬梓 1733 年移居江苏南京。此后，他多次游历扬州，在那里经常与友人饮酒、寻求生计，最后在扬州去世。虽然生活艰难，但他也交到一位有钱的盐

---

① 史念海：《中国历史人口地理和历史经济地理》，台北：台湾学生书局，1991，第 199—214 页；蓝勇：《从天地生综合研究角度看中华文明东移南迁的原因》，《学术研究》1995 年第 6 期；Man-houng Lin,‘The Characteristics of China's Traditional Economy’, in Gregory C. Chow and Dwight H. Perkins (eds.), *Routledge Handbook of the Chinese Economy*, London: Routledge, 2015, pp. 1–20。

② 廖声丰：《清代前期扬州关的商品流通》，《江南大学学报》2009 年第 1 期。

③ 朱宗宙：《乾隆南巡与扬州》，《扬州师院学报》1989 年第 4 期；Yulian Wu, *Luxurious Networks: Salt Merchants, Status, and Statecraft in Eighteenth-Century China*, Stanford: Stanford University Press, 2017, pp. 31–126。

④ 李斗：《扬州画舫录》，中华书局，1997，第 148—150 页。

⑤ 陈美林：《吴敬梓评传》，南京大学出版社，1990，第 436—529 页；Liangyan Ge, *The Scholar and the State: Fiction as Political Discourse in Late Imperial China*, Seattle: University of Washington Press, 2015, pp. 98–135.

商朋友——程晋芳。[①] 他对盐商生活方式的了解，促使其将盐商与那些奇怪的事情联系起来。奇怪在哪里呢？盐商们就是有能力使自己凸显于芸芸众生，并且炫耀自己的财富。虫草真是令人好奇。吴敬梓可能在扬州或其他地方看到过，或从书中了解到。"方外"（偏远地区）这个模糊的术语，表明了虫草的起源信息——这也是一个商业秘密，在经过几手贸易、历经几个地区后，起源最终变得模糊不清。但无论如何，仅仅提到"方外"就足以让万雪斋炫耀自己的奢侈和实质化的权力，这反过来又证实了他属于盐商（这个有钱有势的）群体。在苏州，与吴敬梓同时代的文学家袁栋从他的一位朋友那里得到了一些虫草。他在 1744 年写成的《书隐丛书》中写道：

> 昔有友人自远来，饷予一物，名曰夏草冬虫，出陕西边地，在夏则为草，在冬则为虫，故以是名焉。浸酒服之，可以却病延年。余所见时，仅草根之枯者，然前后截形状、颜色各别，半青者，仅作草形，半黑者，略粗大，具有蠕蠕欲动之意。不见传记，书之以俟后考云。[②]

---

① 孟醒仁：《吴敬梓年谱》，安徽人民出版社，1981，第 41—47 页。关于程晋芳的生平，见 Arthur W. Hummel（ed.），*Eminent Chinese of the Qing Period*，Great Barrington：Berkshire Publishing Group，2018，pp. 69-70。

② 袁栋：《书隐丛说》，《续修四库全书》第 1137 册，第 486 页。袁栋出生于苏州吴江，他一生的大部分时间在吴江度过。袁栋的生平和作品，见赵婷婷《清代中期戏曲家袁栋研究》，硕士学位论文，南京师范大学，2013，第 1—22 页。

尽管对虫草的起源表述不准确，但众所周知，陕西西部与四川相接。从陕西或四川到苏州，虫草需要旅行一千多公里。袁栋的朋友和虫草一起远道而来，正反映了他们之间的情谊。当朋友将虫草赠送给袁栋时，还讲解了它的特性，即它在草和虫之间的转化，以及它在祛病和延年益寿方面的理想功效。虽然没有观察到这种转化，但在朋友的影响下，袁栋仍然表达了虫草具有"好像要动起来一样"的动感。

18 世纪苏州的活力可能被扬州的巨大财富所掩盖。19 世纪上半叶，由于大运河重要性的下降及当地盐商的盐业垄断被废除等因素，扬州开始走下坡路。① 扬州和苏州分别位于长江以北和以南，它们之间便捷的水运网络为货物交换提供了极大的便利。在吴敬梓的小说里，传说中的扬州盐商万雪斋在苏州收购了雪虾蟆。而在现实中，上海人唐秉钧在 18 世纪末报道了虫草在苏州的存在。考虑到医学因素，虫草出现在当地药店是合理的。上海和苏州（及桐乡）的地理位置非常接近。② 令人惊讶的是，唐秉钧在"补益似参"的标题下还详细记录了一个医案，涉及使用虫草治疗阳痿和全身衰竭。应奎书院山长孔继元先生，号裕堂，是孔子的后代。他是一位儒雅的士绅，出生在桐乡的乌镇（浙江省）。孔继元告诉唐秉钧，他的弟弟曾经患过阳痿，出汗严重。他非常怕

① Antonia Finnane, 'Yangzhou: A Central Place in the Qing Empire', in Linda C. Johnson (ed.), *Cities of Jiangnan in Late Imperial China*, Albany: State University of New York Press, 1993, pp. 117-149; 范金民：《明清江南商业的发展》，南京大学出版社，1998，第 143—147 页；Xue Li, *Making Local China: A Case Study of Yangzhou, 1853-1928*, Wien: LIT, 2018, pp. 52-113.

② 和珅等：《大清一统志》（1784），《文渊阁四库全书》第 475 册，第 86、159—160 页；第 479 册，第 78—79 页。

风，即使在夏天也待在一个封闭房间的蚊帐里面。他就这样
病了三年，没有任何药物能有效地治疗他的病。后来一位亲
戚辞官从四川回来，给了他三斤虫草。他把虫草和肉、蔬菜
一起炖，每天都吃。渐渐地，他弟弟病好了。唐秉钧从这个
病例中了解到，虫草确实可以保护肺部、缩小皮肤和肌肉之
间的空隙。后来虫草在其他方面的使用也证明了其有效性。
唐秉钧相信它的效力不低于人参，所以唐秉钧把这些话附在
其著作中。①

应奎书院 1755 年在上海嘉定建立，一直延续到 1765
年。② 据推测，唐秉钧曾入书院，师从孔继元。如前所述，
孔继元曾读过其叔父唐方沂的《青藜余照集》。③ 孔继元的
亲戚在回家之前一定已经熟悉了虫草的药用特性和使用方
法。这里说到怯病，著名中医李时珍列举过男性不育的五种
证型，其中怯病专指阴茎勃起但不够硬，或指男性对女性缺
乏性欲。④ 尽管孔继元的弟弟以前尝试过各种治疗，但都没
有真正奏效。中国古代的孝道思想早就强调了生儿育女的重
要性，因此可以想象，他在那些无效治疗期间的痛苦和绝
望，以及他康复之后的无比喜悦之情。⑤ 伟大的思想家孟子

① 唐秉钧：《文房肆考图说》，第 386 页。当时的一斤大约相当于 596.8
　 克。丘光明编著《中国历代度量衡考》，第 512—513、520 页。
② 季啸风主编《中国书院辞典》，浙江教育出版社，1996，第 760 页；
　 《嘉定地名志》编纂委员会编《嘉定地名志》，上海社会科学院出版
　 社，2002，第 770 页。
③ 关于孔继元的生平，见孔宪文等《孔氏宗谱》，1907，第 165—166 页；
　 龚肇智《嘉兴明清望族疏证》，方志出版社，2011，第 430 页。
④ 李时珍：《本草纲目》，第 1942 页。
⑤ 李隆基注，邢昺疏《孝经注疏》，北京大学出版社，2000，第 40 页。

甚至指出，不孝有三，无后为大。[1] 因此，没有孩子就等于道德上的耻辱。儒家以孝道为核心价值的思想，被统治者利用，他们同时又将家庭伦理与国家行政联系到一起，宣扬孝顺父母与忠于皇权是一致的思想，不过在官僚机构的实际运作中这两者之间存在冲突。[2] 在孔继元和唐秉沂看来，虫草被证明是治疗阳痿的良方。同时，作为药材，它的有效性为它赢得了与人参齐名的声誉。人参是一种上品草药，早在1世纪前后，人们就认为它具有神奇的功效。[3] 苏州医生徐灵胎甚至称赞人参能起死回生。[4]

在介绍孔继元弟弟的案例之前，唐秉钧说他已经通过吴仪洛的文字了解到虫草对肺和肾的影响。受吴仪洛的叙述和医案的影响，唐秉钧宣称自己相信虫草对肺部有保护作用。今天的生物医学家可能很难理解性功能与肺和肾之间的关系。但根据中国古代医学经典《黄帝内经·素问》所言：肾是精的来源，肺是气的基础，精与气维系着生命的活力，并能相互转化。在男性的身体里，精与气的充盈程度决定了他

---

[1] 赵岐、孙奭：《孟子注疏》，北京大学出版社，2000，第248页。

[2] Norman Kutcher, *Mourning in Late Imperial China: Filial Piety and the State*, Cambridge: Cambridge University Press, 1999; Philip J. Ivanhoe, 'Filial Piety as a Virtue', in Alan K. L. Chan and Sor-Hoon Tan (eds.), *Filial Piety in Chinese Thought and History*, London: Routledge Curzon, 2004, pp. 189–202.

[3] 马继兴主编《神农本草经辑注》，第345页。关于人参的历史，见Steven Foster, 'Towards an Understanding of Ginseng Adulteration: The Tangled Web of Names, History, Trade, and Perception', *Herbal Gram*, 2016, (111): 36–57；蒋竹山《人参帝国：清代人参的生产、消费与医疗》，浙江大学出版社，2015。

[4] 徐灵胎：《医学源流论》，刘洋校注，中国中医药出版社，2008，第37页。

的生育能力。① 精的概念及其意义范围包括性潜能，性潜能在精液中实质化。② 鉴于精的重要性，补肾一直是中医学中一个经久不衰的主题。对于年轻人和中年人来说，保养肾脏通常意味着保持性功能和约束对性快感的本能追求，所有这些都与提高生育潜力和养生有关。③ 生育后代将为农业生产等活动贡献劳动力，自秦汉以来，女性在怀孕期间和产后的身体都在特定的医疗、仪式和饮食环境中被赋予特殊意义。④ 藏医娘尼多吉也强调通过提高性欲来提高生育能力。可以想象，孔继元一定不是唯一传播虫草奇迹的人，唐秉钧也不是唯一的观众。这些人的家人、亲戚、邻居和朋友也见证了虫

---

① 郭霭春主编《黄帝内经素问校注》，人民卫生出版社，1992，第12—13、75—76、149 页；Paul U. Unschuld and Hermann Tessenow, *Huang Di Nei Jing Su Wen: An Annotated Translation of Huang Di's Inner Classic-Basic Questions*, Berkeley: University of California Press, 2011, pp. 39-40, 98-99, 178. 关于气在早期中医中的概念和作用，见 Elisabeth Hsu, 'Outward Form (xing) and Inward Qi: The 'Sentimental Body' in Early Chinese Medicine', *Early China*, 2009, 32: 103-124。早期中医中的"肾"字有时表示睾丸而不是肾脏，见 Donald J. Harper, *Early Chinese Medical Literature: The Mawangdui Medical Manuscripts*, London: Kegan Paul International, 1998, p. 73。

② Donald J. Harper, *Early Chinese Medical Literature: The Mawangdui Medical Manuscripts*, p. 348; Charlotte Furth, *A Flourishing Yin: Gender in China's Medical History, 960-1665*, Berkeley: University of California Press, 1999, pp. 47-48, 196-206; Daniel Maxwell, 'The Clinical Utility of the Concept of *Jing* in Chinese Reproductive Medicine', *Asian Medicine*, 2012, 7(2): 421-454.

③ David Dear, 'Chinese Yangsheng: Self-Help and Self-Image', *Asian Medicine*, 2012, 7(1): 1-33; Sumiyo Umekawa and David Dear, 'The Relationship between Chinese Erotic Art and the Art of the Bedchamber: A Preliminary Survey', in Vivienne Lo and Penelope Barrett (eds.), *Imagining Chinese Medicine*, Leiden: Brill, 2018, pp. 215-226.

④ Jen-Der Lee, 'Childbirth in Early Imperial China', *Nan Nü*, 2005, 7(2): 216-286.

草那奇迹般的治愈效果。

虫草和人参在药用特性上的相似性不仅为虫草赢得了良好的声誉，而且有助于其进入中医本草的行列。唐秉钧并不是唯一留下这样记录的人。大约在 18 世纪中叶，浙江杭州人朱樟就写道，羌人有一种习俗，把虫草作为顶级药材来采集，虫草的功效与人参相同，有人曾送给他两捆虫草。[①] 羌有数千年的历史，其名字出现在商代的甲骨上。[②] 自 20 世纪初开始，对羌人的历史和民族志研究揭示了这一群体复杂的民族构成，以及其受藏民和汉人的影响；在现代民族国家的形成过程中，主要居住在川北的羌人被重新发现并得到重视。[③] 朱樟关于虫草、人参和羌人的文字后来被赵学敏引入他的本草著作，不过赵学敏没有注明它们的来源。[④] 1941 年，大学生的一次实地考察发现，四川北部理番（理县）的杂谷脑镇和松潘县是羌人和汉人的两个贸易中心；羌人主要向汉人出售虫草等药材。[⑤]

老年人对虫草的需求可能是其市场增长的一个重要原因。一般情况下，老年人的性欲明显下降，保养他们的精力和身体就意味着保持健康和促进长寿。这与至晚可以追溯到

① 朱樟：《观树堂诗集》，《四库全书存目丛书》集部第 258 册，第 701 页。
② Gideon Shelach, 'The Qiang and the Question of Human Sacrifice in the Late Shang Period', *Asian Perspectives*, 1996, 35(1): 1-26.
③ Ming-Ke Wang, 'Searching for Qiang Culture in the First Half of the Twentieth Century', *Inner Asia*, 2002, 4(1): 131-148; 王明珂：《羌在汉藏之间：川西羌族的历史人类学研究》，台北：联经出版公司，2003，第 145—210 页。
④ 赵学敏：《本草纲目拾遗》，第 139 页。
⑤ 大学生暑期边疆服务团：《川西调查记》，《中国边疆社会调查报告集成》第 1 辑第 5 册，广西师范大学出版社，2010，第 494—495 页。

战国时期的养生文化有关。① 由于具有这种能力，虫草更有可能被视为补品而非春药，即便这两种属性经常重叠。袁栋的朋友就曾告诉他虫草有延年益寿的功效。不久后，浙江杭州的金石学家兼旅行家朱枫表示："以酒浸数枚，啖之，治腰膝间痛楚，有益肾之功。以番红花同藏则不蛀。或云：与雄鸭同煮食，宜老人。"② 虫草的使用似乎没有特殊的年龄限制。朱枫提到适当的储藏，这让人想起袁栋对虫草半黑部分（虫的那部分）的描述。通常，这半个部分看起来是黄色或棕色的。这种情况也许是因为附着在虫部分的泥土没有被很好地清除掉；或者是由于储存不当和由西至东的长途运输造成虫部分的腐烂。耶稣会士巴多明在 1723 年的报告里说，他从远方朋友那里收到的虫草到手时已经是黑色的、陈旧的、腐烂的。正如他所观察到的，如果虫草暴露在空气中，它很容易变黑和腐烂。③ 一张皇宫里的处方（1908 年 7 月 2日）上特别注明：要使用不被蠛虫侵蚀的虫草。④ 诸如藏红花这样具有防腐功能的东西，除了可以解决虫草的储存问题（虫草是否储存得当，对其商业利润和医疗功效至关重要），

---

① 关于养生文化的演变及其对中医的影响，见 Vivienne Lo, 'The Influence of Nurturing Life Culture on the Development of Western Han Acumoxa Therapy', in Elisabeth Hsu（ed.）, *Innovation in Chinese Medicine*, Cambridge: Cambridge University Press, 2001, pp. 19-50; Sabine Wilms, 'Nurturing Life in Classical Chinese Medicine: Sun Simiao on Healing without Drugs, Transforming Bodies, and Cultivating Life', *Journal of Chinese Medicine*, 2010, (93): 5-13。

② 芦笛：《南图藏〈柑园小识〉抄本初探》，《长江学刊》2014 年第 2 期，第 92 页。

③ Jean-Baptiste Du Halde（ed.）, *Lettres Édifiantes et Curieuses, Écrites des Missions Étrangères*（Recueil 17）, pp. 410, 414.

④ 陈可冀主编《清宫医案集成》，科学出版社，2009，第 1048 页。

还能增加虫草的价值，因为藏红花本身也具有很高的价值。

神奇的转化与"不死草"

神奇的虫草转化本身就很诱人，引来了诸多旅行者、医生和商人的注意。18 世纪末的李心衡说，四川金川的虫草采集者"须伏地寻择，因芽及根"。① 如今，大人和孩子仍要在高山草原躺上数小时，等待虫草冒出芽尖。商业上的回报激发了他们的耐心，他们专注的精神恰恰唤醒了其猎物（虫草）的魅力，而虫草的奇形怪状也在视觉上体现了这种魅力。这种深深植根于中国古代对变形生物和种间转换想象的魅力，让虫草被越来越多地传播到东部地区。

几个世纪甚至一千多年前，在人们对世界的认知中，物种或人类与非人类之间的界限并不像当前生物学那样严格。例如，古希腊罗马文化和其他文化中存在复合动物或半人类动物（如半人马），这种文化表现可能是有其现实基础的。② 在中国古籍中也有类似的描述，如《山海经》中就充满了奇怪的生物：长着人脸的鸟、长着马蹄和人手的野兽、长着翅

① 李心衡：《金川琐记》，《丛书集成初编》，第 64 页。

② Mary Beagon, ' Wondrous Animals in Classical Antiquity ', in Gordon L. Campbell (ed.), *The Oxford Handbook of Animals in Classical Thought and Life*, Oxford: Oxford University Press, 2014, pp. 414 – 440; David Wengrow, *The Origins of Monsters: Image and Cognition in the First Age of Mechanical Reproduction*, Princeton: Princeton University Press, 2014, pp. 50 – 73; Sean P. A. Desjardins, ' A Change of Subject: Perspectivism and Multinaturalism in Inuit Depictions of Interspecies Transformation ', *Études Inuit Studies*, 2017, 41 (1–2): 101–124; Rachel Neis, ' The Reproduction of Species: Humans, Animals and Species Nonconformity in Early Rabbinic Science ', *Jewish Studies Quarterly*, 2017, 24(4): 289–317.

膀的鱼。① 两千年后，时任广西天河知县的浙江人沈融谷说他发现了一片卧在地上的树叶，在他看来，这是半片树叶和半条蠕虫的结合体，由湿热转化而来。②

除了复合生物，还有动物和传说中的野兽在物种之间进行跨物种的转化。胡司德（Roel Sterckx）分析了早期中国人对动物的认知。他发现，动物像龙一样变形的能力成为超越美德和圣人称号的代名词。它导致了各种富有想象力的理论，其中一些与人类道德和性有关。③ 有时，这些转变标志着历法的变化。根据中国现存最早的历书《夏小正》，鹰和鸽子在第一个月和第五个月会互相转化；田鼠和鹌鹑一样的鸟会在第三个月和第八个月变成彼此；在第九个月和第十个月，麻雀和黑山鸡会分别变成牡蛎和蛤蜊。④ 除了类似的种间转换，吕不韦的编年体史书《吕氏春秋》还讲述了腐烂的草变成萤火虫的过程。⑤ 这种转化在其他地方也有描述，⑥ 甚至跨越了植物和动物或非生命和生命的界限。更

---

① 袁珂校注《山海经校注》，上海古籍出版社，1980，第 15、30、63—64 页。例见 Richard E. Strassberg, *A Chinese Bestiary: Strange Creatures from the Guideways through Mountains and Seas*, Berkeley: University of California Press, 2002, pp. 93, 100, 117-118。

② 陆祚蕃：《粤西偶记》，《四库全书存目丛书》史部第 128 册，第 431 页。关于沈融谷的生平，见徐桂霞《沈鲲日词研究》，硕士学位论文，辽宁大学，2015，第 4—12 页。

③ Roel Sterckx, *The Animal and the Daemon in Early China*, Albany: State University of New York Press, 2002, pp. 165-204。

④ 夏纬瑛：《夏小正经文校释》，农业出版社，1981，第 12、35、45、58、62—63 页。

⑤ 吕不韦：《吕氏春秋新校释》，陈奇猷校释，上海古籍出版社，2002，第 64、123、314 页。

⑥ 举个例子，如《礼记正义》，北京大学出版社，2000，第 594 页。

有趣的是，《庄子》描绘了动态的转化链，这些转化链围绕"种（种子）"的"几"，并将非生物、植物和动物联系在一起。①

此外，道教的谭峭在他的著作《化书》（约 10 世纪成书）中提出一种世界观，其核心是自然界和社会中一切事物会转化（如蛇变成龟）。② 尽管往往无法用因果关系来解释，但种间转换的想法对认识论产生了深远的影响，例如前面提到的蝉和人参上的花。寇宗奭的本草著作在 1116 年定稿，描述了蝉身上花朵的形成过程：不愿意冲破外壳的蝉蜕变成花朵，最终破壳而出。③ 16 世纪的李时珍把人参视为土精。他引用了早先的一段记录，告诉人们：一棵人参曾经每晚都在某人的房子后面哭泣，当它被挖出时，哭声就停止了，人们发现它的根很像人的身体。④ 后来，董斯张声称：在一千年内，人参会变成一个孩子。⑤ 就虫草而言，中国文化和史书中的种间转换概念无疑有助于减少虫草与中国博物学、本草学之间的异质性。文献学家郝懿行甚至宣称，虫草的转化使他终于相信了"乌足之根为蛴螬"的说法。⑥

冬天的蠕虫变成夏天的草，以及反之亦然的转变，这是遵从季节循环的。在《夏小正》和诸如《月令》的经典文本中，记录了这样的物候现象。此类记录往往会受到基于经

---

① 《庄子集释》，中华书局，1985，第 624—625 页。

② 谭峭：《化书》，丁祯彦、李似珍点校，中华书局，1996，第 1—3 页。

③ 寇宗奭：《本草衍义》，人民卫生出版社，1990，第 120 页。

④ 李时珍：《本草纲目》，第 489 页。

⑤ 董斯张：《广博物志》，岳麓书社，1991，第 924 页。

⑥ 郝懿行：《证俗文》，《续修四库全书》第 192 册，第 564 页。

验观察的批评。① 但在 18、19 世纪的中国社会，虫草的可逆性生命周期仍然是关于自然的事实性知识的一部分。苏州的郑光祖说，冬天，川滇地区的虫草是潜伏在地里的虫子；春天，一株类似老鼠尾巴的幼苗从它的尾巴上长出来；然后在冬天又变成了蠕虫。② 然而在大多数情况下，可逆性不会明确地显现出来。例如，在贵州和云南做了多年官员的檀萃写道："夏草冬虫者，出乌蒙塞外，暑苗土为草，冬蛰土为虫，故以名。"③ 在这里，生命周期是从夏天的草开始的，与吴仪洛的描述结合起来看，实际上表明了这种转化没有一个绝对的起点或终点。一位名叫王培荀的知识分子出生于山东子川，但在四川的几个县担任了 14 年（1835—1849）的知县，因此有机会观察到了四川市场上出售的虫草。他以诗歌的形式表达了对其无休止转化的困惑："何形毕竟是真形，为草为虫化未停。那似流萤终灭没，春风原上不重青。"④

关于虫草之间转化的想法至少可以追溯到五百年前的娘尼多吉，但他没有澄清这种转化是否可以通过双向途径来实现。日本佛教僧侣河口慧海对这个问题给出了肯定的答案。

----

① Zheng Xinxian, ' Animals as Wonders: Writing Commentaries on Monthly Ordinances in Qing China', in Roel Sterckx et al. (eds.), *Animals Through Chinese History: Earliest Times to 1911*, Cambridge: Cambridge University Press, 2019, pp. 217-232.

② 郑光祖：《一斑录》，《续修四库全书》第 1140 册，第 9 页。

③ 檀萃：《黔囊》，《黔南丛书》第 5 辑第 2 册，贵阳文通书局，1938，第 35 页。关于檀萃的生平，见宋永平《檀萃与云南地方志》，《史学研究》1996 年第 1 期。

④ 王培荀：《听雨楼随笔》，魏尧西点校，巴蜀书社，1987，第 349 页。关于王培荀的生平和著作，见王志民主编《山东重要历史人物》第 4 卷，山东人民出版社，2009，第 17—19 页。

河口 1900 年 7 月 4 日经尼泊尔到达西藏，直到 1902 年 6 月
15 日，他一直在西藏旅行和学习。[①] 河口带着一些植物样本
和藏文文献回到日本。[②] 日本生物学家伊藤笃太郎从河口那
里了解到：西藏当地人认为虫草在蠕虫和草叶之间转化。[③]
然而河口的信息传入中国太晚了，我们很难确定虫草是否纯
粹源自西藏。当时的中国人努力以自己的方式来了解虫草。
徐昆在 1792 年出版的《柳崖外编》中对云南的虫草进行了
描述，对其转化提出了一种合理的解释：以气转化为基础。[④]
在这里，气转化的概念长期被用来解释世界的形成，包括生
物体的转化。11、12 世纪的思想家程颐和程颢认为，腐朽的
草变成萤火虫就是气转化的结果。他们认为世界上的一切事
物都有阴阳两种气，万物皆源于气转化。[⑤] 医家张介宾简明扼
要地写道：万物皆源于阴阳之气化。[⑥]

徐昆的理论框架有助于解释虫草的转化，但他没有明确
提到阴阳的概念。因此，唐秉钧推测，既然虫草不怕冷，能
在雪中生存，其气就应为阳，而且它性温。[⑦] 后来，虫草与

① 河口慧海『西藏旅行記』上、博文館、1904、87 頁；下、345-360 頁。
也可参阅 Kawaguchi Ekai, *Three Years in Tibet*, London: Theosophical Pub-
lishing Society, 1909, pp. 76, 641-654。

② Itō Tokutarō, 'Notes on Some Himalayan Plants Collected by the Rev. Keikai
Kawaguchi in 1902', *The Botanical Magazine*, 1903, 17 (200): 157-159; 東
京美術學校校友會編『河口慧海師将来西藏品図録』畫報社、1904。

③ 伊藤笃太郎：《冬虫夏草说》，《农学报》第 231 期，1903 年，第 4—
8 页。

④ 徐昆：《柳崖外编》，京华出版社，2006，第 21 页。

⑤ 程颢、程颐：《二程遗书》，中华书局，1981，第 79、162、199、237 页。

⑥ 张介宾编著《类经》，郭洪耀、吴少祯校注，中国中医药出版社，1997，
第 419 页。

⑦ 唐秉钧：《文房肆考图说》，第 386 页。

阴阳之间的联系在 19 世纪出现了。赵学敏熟知鹰与鸠之间质变转化的一些古代传说，他将事物的变化归因于阴阳之间的相互作用。他列举了阴阳互动的四种模式——阴克阳、阳克阴、阴克阴、阳克阳。其中，第四种模式可能导致可逆转化，而其他模式则是不可逆的。然而，虫草的转化不属于第四种模式。赵学敏认为，虫草是在感受了阴阳气之后产生的。夏天阴起，虫草变成了一片草叶，静静地待在地上；冬天阳起，它变成了一条虫子，动了起来。这两个阶段交替出现。赵学敏称赞虫草拥有完美和谐的阴阳之气，也许这就可以解释为什么在其转化过程中阴阳之间没有相克关系。①

不久后，浙江医师王学权摘录了赵学敏上述理论解释，将其添加到自己的医学随笔中。② 浙江的另一位医生章楠断言，如果不能真正领会阴阳学说的内涵，那就很难理解虫草的转化。③ 几十年后，也就是 19 世纪末，四川的唐宗海医生在晚年游历中国东部时，确定虫草是一种灵品，或者说是至灵之品。他推断，虫草具有纯阳性，因为它在冬天有融化雪的能力，可以是虫或动物④；它在夏天进入地下，象征着阳入阴；当它变成一棵幼苗并从地里长出来时，阴也从阳中出来了。⑤ 在其他地方，唐宗海甚至将自己的阴阳学说与《易经》中的卦象

---

① 赵学敏：《本草纲目拾遗》，第 140 页。
② 王学权：《重庆堂随笔》，施仁潮、蔡定芳点注，江苏科学技术出版社，1986，第 98 页。王学权没有说明书中引用的词语的出处。
③ 章楠：《医门棒喝》，文晹、晋生点校，中医古籍出版社，1987，第 115 页。
④ 在古代中医中，"虫"不属于"动物"。——译者注
⑤ 唐宗海：《本草问答》，第 538 页。关于唐宗海的生平，见皮国立《近代中医的身体观与思想转型：唐宗海与中西医汇通时代》，三联书店，2008，第 37—53 页。

联系起来，认为虫草由虫变草对应由阳入阴，从而代表了第44卦。① 上述语境和解释使虫草在离开青藏高原向东传播后融入了汉人社会。一些汉人进一步将虫草与更多的文化元素或个人感受、想法和愿望融合在一起。例如，许乃毅曾在 1830 年随军前往新疆镇压动乱。在这个过程中，他写了 20 首诗，其中一首将虫草拟人化，并将其与禅宗联系起来："动物先教成植物，炎天境地自清凉。禅心示寂非真寂，变化功成在退藏。"②

虫草跨越了植物和动物的界限，让人产生了神秘感和超自然感。浙江的曹扶谷是 1788 年的举人，他游历广泛，曾写过一首关于虫草的长诗，后来的医家或文学家偶尔会引用这首诗的部分或全部内容。他在诗中提到了从腐朽的草到萤火虫的转化，然而，"彼犹两而化，此惟一故灵。循环泯端倪，幻境忘畦町"。③ 诗人沙琛也写了一首关于虫草的诗，

① 唐宗海：《医易通说》，第 66 页。关于《易经》中第 44 卦姤卦的解释，见《周易正义》，北京大学出版社，2000，第 215—220 页。关于阴阳和《易经》之间的关系，见 Robin R. Wang, *Yinyang: The Way of Heaven and Earth in Chinese Thought and Culture*, Cambridge: Cambridge University Press, 2012, pp. 62–74。

② 许乃毅：《瑞芍轩诗钞》，《清代诗文集汇编》第 548 册，上海古籍出版社，2010，第 71 页。也可参阅杨钟义撰集《雪桥诗话续集》，北京古籍出版社，1991，第 469—470 页。关于许乃毅的生平和著作，见李阳《许乃毅与瑞芍轩诗钞研究》，硕士学位论文，新疆师范大学，2011，第 4—33 页。

③ 宋咸熙：《耐冷谭》，《清诗话三编》（6），上海古籍出版社，2014，第 4057 页。有关这首诗的部分或全部引文，见钱雅乐等辑《汤液本草经雅正》，朱继峰等校注，中国中医药出版社，2015，第 26—27 页；樊星环《曹扶谷冬虫夏草诗》，《绍兴医药学报》第 32 期，1910 年，第 9 页；柴小梵《梵天庐丛录》，第 1156—1157 页。关于曹三选（号扶谷）的生平简介，见潘衍桐编纂《两浙輶轩续录》，《续修四库全书》第 1685 册，第 366 页。

称赞它的转化是微妙的，超过了"乌足之根"不可逆转的转变（脚跟变成蛆虫和蝴蝶）。[1] 1803 年冬天，苏州的陈镛向从四川回来的叔叔要了几十条虫草，就是为了向其他人炫耀这种稀奇宝贝。[2] 湖南人周寿昌被虫草的季节性动植物交替状态所迷惑，承认自己对其自然特性一无所知。[3] 与曹扶谷相似，齐学裘认为虫草是动植物合一之气，超越了麻雀、蛤蜊、山鸡、牡蛎的转化，展现了生物的神奇性。[4] 这里，植物与动物统一的思想与赵学敏关于虫草所拥有和体现出的阴阳气的论述是一致的。[5] 由于虫草的可逆转化激起了人们对不朽生命的神往，浙江的吴仰贤直截了当地将其描述为"不死草"。[6]

有趣的是，1907 年湖南《古丈坪厅志》称，当地人出售的蜡虫跨越了飞虫、植物和动物的范畴，比只能在植物和动物之间转化的虫草更神奇。[7] 当然，这种说法传达了一种对当地经济和物质文化的自豪感。

奇迹与贸易的呈现方式

贸易在虫草作为奇迹的传播中发挥了重要作用。尽管孔

---

① 沙琛：《点苍山人诗钞》，《续修四库全书》第 1483 册，第 212 页。

② 陈镛：《樗散轩丛谈》第 2 册第 4 卷，第 28 页。

③ 周寿昌：《思益堂日札》，许逸民点校，中华书局，1987，第 236 页。

④ 齐学裘：《见闻续笔》，第 397 页。

⑤ 这种想法一直延续到 20 世纪上半叶。例如，1930 年一本神奇故事集的作者将虫草描述为植物和动物，它的转化仅仅依靠一种（结合了阴与阳的）气。留仙后人：《聊斋志异外集》，上海竞智图书馆，1930，第 31 页。

⑥ 吴仰贤：《小匏庵诗存》，《续修四库全书》第 1707 册，第 35 页。

⑦ 《光绪古丈坪厅志》，《中国地方志集成·湖南府县志》第 70 册，江苏古籍出版社，2002，第 418 页。

继元之弟和袁栋的虫草是通过私人传播和赠送的，不能说是"贸易"，但他们的例子也能包括在内。如果试图按时间顺序准确地绘制18、19世纪的虫草贸易网络，多少会令人沮丧。中国现存的关于虫草的古代文献是由学者、官员、医生和其他一些知识分子撰写的，而不是像扬州盐商那类在儒家的社会等级中地位相对较低的商人来撰写的。[1] 汉人知识分子学习儒家经典，孔子提倡要熟悉鸟兽、草药和木材，所以他们对这些并不陌生。[2] 这些人给我们留下了丰富的自然知识，但总体而言，他们很少将注意力集中在具体的商业活动上。相关的中国贸易信息往往是零碎的、不充分的及缺乏详细的定量数据，幸运的是可以与外来信息——特别是19世纪末受英国影响的中国海关的一些统计数据——一起比照。艾米丽·叶（Emily Yeh）和昆咖·拉玛（Kunga Lama）指出："幼虫真菌复合体无法人工培养，这意味着这种非人类可控的属性决定了它在哪里可以被找到，在哪里无法被找到。"[3] 这种生物地理特征，加上北京作为清朝首都的政治地位和东南地区相对较发达的经济，确保了虫草贸易大致朝着由西向东的方向进行。

早在1760年代初，虫草就已经在云南的中甸和维西销售了。[4] 18世纪末，四川金川的记录说，采药人在每年的四

---

① Tang Lixing, *Merchants and Society in Modern China: Rise of Merchant Groups*, London: Routledge, 2018, pp. 1-34.

② 《论语注疏》，北京大学出版社，2000，第269—270页。

③ Emily T. Yeh and Kunga T. Lama, ' Following the Caterpillar Fungus: Nature, Commodity Chains, and the Place of Tibet in China's Uneven Geographies', *Social & Cultural Geography*, 2013, 14(3): 322.

④ 谢圣纶辑《滇黔志略点校》，第116页。

月底和五月初采集虫草。① 这一时间与 19 世纪初陈登龙记载的时间相吻合。陈登龙表示，拨浪工山和理塘的采集者在端午节之前采集优质的虫草。② 后来，虫草在四川和云南的销售也受到了一些人的关注，并被记录下来。③ 19 世纪末，唐宗海对四川松潘的采集者和西蕃人聚居的草原有过描写。④ 像许多其他产品一样，虫草在进入贸易流通之前都会被包装。18 世纪，浙江的朱樟记载了产于四川化林坪的虫草，还描述了羌人热衷收藏虫草，因为他们认为虫草是一种非常珍贵的药材。朱樟自己还收到了两捆这种产品。⑤ 捆的形式曾经引起了秦武域的注意。他说：四川嘉州、打箭炉等地的人会先解剖虫草再食用，声称虫草性热，营养丰富；他们也会把它放在阴凉处晾干，然后捆成捆，这些捆起来的虫草将被送给那些将要被派遣出去的人。⑥ 为了便于储存、运输和销售，人们必须将虫草捆起来。这些一捆一捆的虫草可以个人使用，也可以作为商品出售。

　　幸运的是，尽管人们对朱樟和秦武域记录中的捆绑物是什么样子知之甚少，但可以从蒙古医生占布拉·道尔吉的医学文献《美丽目饰》里的两幅插图大致了解其样貌。占布拉道尔吉出生于内蒙古，曾去过西藏和山西五台山。该书的两幅插图（一幅在正文中，另一幅在附录中）都显示了由两根

① 李心衡：《金川琐记》，《丛书集成初编》，第 64 页。
② 陈登龙编《里塘志略》，《中国方志丛书·西部地方》第 29 册，第 91 页。
③ 王培荀：《听雨楼随笔》，第 349 页；齐学裘：《见闻续笔》第 397 页。
④ 唐宗海：《本草问答》，第 538 页；唐宗海：《医易通说》，第 118 页。
⑤ 朱樟：《观树堂诗集》，《四库全书存目丛书》集部第 258 册，第 701 页。
⑥ 秦武域：《闻见瓣香录》，《丛书集成续编》第 24 册，第 506 页。

绳子捆在一起的大量虫草。此外，正文插图右侧有虫草的中文名称"夏草冬虫"及其藏语音译；附录中的插图绘制相对粗略，只显示了虫草的藏语名称，即"牙札衮布"。① 这个中文名字表明他熟悉汉人对虫草的接受程度。他应该亲眼看到过自己插图中那种捆起来的虫草。考虑到他一生的旅行，占布拉·道尔吉可能知道虫草从西部通过北方的陆路来运输。通过这些途径，虫草可以流通到北京和其他北方城市。俄国医生亚历山大·塔塔里诺夫（Alexander Tatarinov）1840—1850 年在北京期间采集了虫草和数百种其他药物。② 毫无疑问，塔塔里诺夫能收购到如此多的药物得益于药品贸易。

占布拉道尔吉对虫草的文字描述不包含贸易信息，但涉及其自然生长地、形态特征和药用特性。该描述摘自现存最早的蒙古本草专著，不过该文本使用的是藏文。作者是蒙古医生松巴堪布·益西班觉，出生于青海，曾游历西藏、内蒙古、五台山和北京。他关于虫草的记录摘自娘尼

① Jampel Dorje, *mDzes mTshar Mig rGyan*, Lokesh Chandra (ed.), New Delhi: Inter-national Academy of Indian Culture, 1971, pp. 168, 391. 关于占布拉道尔吉的生平和著作，见宝音图等《著名蒙药学家占布拉道尔吉生平新考》，《中华医史杂志》2004 年第 3 期；包哈申《占布拉道尔吉与〈蒙药正典〉草本类药物的研究》，《中医文献杂志》2010 年第 1 期；Olaf Czaja, 'The Use of Insects in Tibetan Medicine', *Études Mongoles et Sibériennes, Centrasiatiques et Tibétaines*, 2019, (50): 4-6, 47. 根据占布拉道尔吉的记载，同时代的一些蒙药专著将虫草作为一种蒙药列入其中，如《中华本草·蒙药卷》，第 172—174 页。

② Alexander Tatarinov, *Catalogus Medicamentorum Sinensium, quae Pekini Comparanda et Determinanda Curavit*, Petropoli, 1856, pp. iii, 45. 关于塔塔里诺夫在北京的生活和活动，见 Hartmut Walravens, 'Alexander Tatarinov (1817-1886)-Russischer Arzt und Sinologe: Eine Biobibliographische Skizze', *Sudhoffs Archiv*, 1980, 64(4): 392-396。

多吉的文字。① 无论是藏文的使用还是源自藏文文献的摘录，都说明了藏医药文化对蒙古医生产生了影响。

然而，除了"捆"这种形式，这两位蒙古医生并没有提供其他关于虫草的新信息或看法。或许，他们自己甚至他们的同胞从未或很少使用虫草，因此很难产生关于它的新知识；又或者，他们主要关心的是虫草在商业中的身份。随着晚清一系列通商口岸的被迫开放，海关的进出口贸易管理也发生了变革。1854 年，清朝在上海任命了三位海关税务司，他们分别来自英国、法国和美国。这标志着新型海关管理制度的开始。这种制度在时间上一直延续到最早的两位英国总税务司李泰国（Horatio N. Lay）和赫德（Robert Hart）的任期，在空间上延伸到其他条约港口。② 从 1859 年起，海关开始以英语发布贸易报告和印制其他类型的出版物。③ 例如，

① Sumpa Khenpo Yeshe Paljor, *gSo dPyad bDud rTsi Chu rGyun Gyi Cha Lag Gi Nang Tshan Gyi sMan So So So'i mNgon brJod Dang nGos'Dzin Shel dKar Me Long*, in Sum Pa mKhan Po Ye Shes dPal'Byor Gyi gSung'Bum (Vol. 7), New Delhi: Interna-tional Academy of Indian Culture, 1975, p. 300. 关于益西班觉的生活和工作，见 Jan Willem de Jong, 'Sum-pa mkhan-po (1704–1788) and His Works', *Harvard Journal of Asiatic Studies*, 1967, 27: 208–216; Sanjit Kumar Sadhukhan, 'The Life of Sum-Pa mKhan-Po (1704–1788), the Celebrated Author of dPag-bSam lJon-bZan', *Bulletin of Tibetology*, 1992, 28(2): 12–15; 宝音图等《著名蒙医药学家伊希巴拉珠尔及其学术成果述评》，《内蒙古民族大学学报》2004 年第 5 期。

② Donna Brunero, *Britain's Imperial Cornerstone in China: The Chinese Maritime Customs Service, 1854–1949*, London: Routledge, 2006, pp. 8–17.

③ 关于中国海关出版物的概览，见 Order of the Inspector of General of Customs, 'List of Customs Publications, 1859–1940', in *Documents Illustrative of the Origin, Development, and Activities of the Chinese Customs Service* (Vol. 7), Shanghai: Statistical Department of the Inspectorate General of Customs, 1940, pp. 391–409。

1876 年费城世界博览会上的海关物品目录将江苏的虫草记录为"用于全身虚弱的兴奋剂"，在厦门港的价值为"每两 25 美分"。① 与这些少量的商业信息相比，1889 年印制的《中国药材清单》展现了 1880 年代中期虫草贸易的宏观景象。这份清单包括两部分：第一部分主要统计了 1884 年 11 月 1 日至 1885 年 10 月 31 日从牛庄、天津、芝罘、宜昌、汉口、九江、芜湖、镇江、上海、宁波、温州、福州、厦门、汕头、广州、琼州、北海、淡水、高雄（原名"打狗"）等口岸进出口的中药材；第二部分提供了按字母顺序排列的一般药物清单，以及它们的中文、英文或拉丁文名称及类别和生产地。第二部分记录了虫草的四个中文名称"夏草冬虫""冬虫夏草""虫草"和"冬虫草"，这反映了汉字社会对其名称的不统一性。②

该清单将药材分为根、树皮和壳、树枝和叶、花、种子和水果、草、昆虫、杂物八类。③ 但在不同的港口，虫草被分配到杂物、草或根等品类，这揭示了海关内部对其性质的不同理解。另外，不统一的分类和不同的名称，本身就是虫草经济和社会生活的一部分。人们根据这份清单中的地理数

---

① Order of the Inspector General of Chinese Maritime Customs, *Catalogue of the Chinese Imperial Maritime Customs Collection, at the United States International Exhibition, Philadelphia, 1876*, Shanghai: Statistical Department of the Inspectorate General of Customs, 1876, p. 76.

② Order of the Inspector General of Customs, *List of Chinese Medicines*, Shanghai: Statistical Department of the Inspectorate General of Customs, 1889, pp. 442, 447, 486.

③ Order of the Inspector General of Customs, *List of Chinese Medicines*, pp. v–vi. 在清单的第二部分，八类略有不同，它们是根和球茎、树皮和壳、树枝和叶、花、种子和果实、草和草药、昆虫、杂物。

据，可以大致了解虫草在港口之间的流通情况。① 四川虫草主要经宜昌、汉口等口岸向东出口到上海。宜昌海关成立于1877 年 4 月 1 日，② 直到 1891 年 3 月 1 日重庆海关成立，它一直是长江沿岸最西的海关。③ 从四川运来的虫草在宜昌汇合，然后沿着长江运到中国中部的汉口，最终到达上海。从上海开始，大量的虫草被消费，有一些会被运到其他沿海港口，如宁波和福州。虽然该清单没有涉及香港口岸的医药贸易，亦没有向其出口虫草的统计数字，但实际上香港是虫草的重要转运中心。部分虫草从香港转回或运往上海、淡水、厦门、汕头和琼州。

值得注意的是，一般认为，河南、湖北和广东是流入汉口、厦门、汕头等港口虫草的生产地。这些港口的海关可能拥有关于其来源的不完整或不准确的信息。例如，来自河南的虫草被鉴定为"冬虫夏草"［Cordiceps（Cordyceps）Sinensis］，但实际上它并不生长在河南。在这里，最好把这三个地方作为西部虫草的中转地而不是产地。此外，这份清单只记录了一次西藏作为生产区的情况。考虑到西藏和四川的地理位置，以及两地数百年来蓬勃发展的贸易，一些被认为源自四川的虫草可能来自西藏。总体而言，相关的地理数据主要说

---

① 相关数据，见 Order of the Inspector General of Customs, *List of Chinese Medicines*, pp. 64-65, 80-81, 170-171, 204-205, 238-239, 254-255, 282-283, 332-333, 390-391, 406-407。

② Robert Nield, *China's Foreign Places: The Foreign Presence in China in the Treaty Port Era, 1840-1943*, Hong Kong: Hong Kong University Press, 2015, p. 134.

③ 王文圣：《晚清重庆海关的历史考察》，安徽大学出版社，2012，第19—24 页。

明了 1880 年代中期虫草在中国南方港口间运输的水路；长江在连接西部地区虫草供应和东南部城市虫草需求方面发挥了关键作用。根据海关的价格数据，虫草是最昂贵的进出口产品之一。例如，在汉口港，它的单位标准价值为每担 120 海关两，大大超过了草分类下的其他物品和其他组的大多数物品，而一担人参（产于华北和东北）的价格为 40—390 海关两。① 显然，虫草不仅会给药商带来商业利益，还会增加经济欠发达的西部地区当地采集者的收入。

神奇的外形与治愈的力量

探讨虫草传播背后的原因，需要考虑汉人悠久的种间转化文化和本草文化，尤其是壮阳药和补药。早在虫草引起他们的注意之前，汉人就已经使用了各种各样的此类物质。例如，大约在 1 世纪出现、现存最早的中国本草专著中，一组被称为淫羊藿的草药以治疗阳痿而闻名，并且至今仍在使用。② 汉代道家医生陶弘景补充说，淫羊藿之所以得名，是因为四川西北的一种山羊在吃这种草后每天交配一百次。③ 虫草作为一种来自西部地区的外来真菌，其已被证实的功效无疑推动了它在其他地方的传播，尤其是药品贸易。正如下面将要探讨的那样，在 20 世纪初之前，中医的处方中经常能看到虫草的身影。然而，虫草并没有在皇宫中最常用的 61

---

① Order of the Inspector General of Customs, *List of Chinese Medicines*, pp. 66 - 85.

② 马继兴主编《神农本草经辑注》，第 214 页；郭宝林、肖培根：《中药淫羊藿主要种类评述》，《中国中药杂志》2003 年第 4 期。

③ 陶弘景编《本草经集注（辑校本）》，尚志钧、尚元胜辑校，人民卫生出版社，1994，第 301—302 页。

种药材里。①

　　尽管虫草18世纪初就已流入皇宫，但在现存的3万多份清代皇家病历中，它只出现在8个处方里。这些处方涉及三名患者。1908年9月13日，医生施焕使用虫草和其他十种药物为光绪帝治疗。② 早在1908年6月28—30日、7月2—4日，医生陈秉钧曾6次接诊二总管太监崔玉贵。陈秉钧为崔玉贵写了6个处方，每一个都含有虫草。③ 总管太监李莲英曾咳嗽、乏力，也用虫草等药材来治疗。④ 这三个病例都发生得很晚。尤其是施焕和陈秉钧，他们都不是真正意义上的御医，而是临时从宫外召来为皇帝治病的。⑤ 就这样，陈秉钧在1898—1908年作为来自上海的一名医生5次进入皇宫。⑥ 在治疗光绪帝遗精的方子中，从来没出现过虫草。⑦ 不过，问题仍然存在，即为什么御医很少使用虫草？

　　现存的清代皇家医案记录众多，即使说"这些资料不完整"，但无法很好地回答上述问题。即使偶尔使用虫草，御医们也不太可能不记录相关的病例和处方。当然，虫草的相对稀有性和不可人工培育的特性限制了其产量；但在皇权至

① 谢元华：《清宫医案病证与方药的关联性研究》，博士学位论文，北京中医药大学，2008，第54—55页。

② 陈可冀主编《清宫医案集成》，第848页。

③ 陈可冀主编《清宫医案集成》，第1047—1048页。

④ 陈可冀主编《清宫医案集成》，第1197页。李莲英医案的日期未知。

⑤ 《清实录》，中华书局，1987，第11页；章开沅主编《清通鉴》，岳麓书社，2000，第1114页。

⑥ 刘辉：《清代名医陈秉钧传略》，《中医药学报》1989年第4期，第36页；王丽丽、陈丽云：《清代御医陈莲舫传略》，《中华医学会医史分会第十四届一次学术年会论文集》，2014，第436—437页。

⑦ 陈可冀主编《清宫医案集成》，第1231—1234页。关于光绪帝的医案记录，见陈可冀主编《清宫医案集成》，第760—935页。

高无上的清朝，虫草可以优先供应皇宫。有了这些考量，虫草在清朝宫廷医疗记录中的罕见性，似乎可以从药性和经验的角度来理解。事实上，就其药性而言，虫草并非不可替代。也几乎没有证据证明它比其他替代品，如淫羊藿和人参更有效。如前所述，18世纪的朱樟和唐秉钧就把虫草比作人参，但他们都没有明确表示虫草比人参更有效。如今，中国的一些医生也持有类似的观点。① 亚历山德罗·博厄西（Alessandro Boesi）和弗朗西斯卡·卡迪（Francesca Cardi）发现，这种物质（虫草）的使用"在里塘（即理塘）县和其他实地调查地区并不特别流行"，"几位藏医一致认为，一般来说，这种物质很少在藏民中用作药物或饮食补充剂，他们基本上将其视为贸易品"。② 此外，御医们必须非常谨慎地对待皇室。因此，可以合理地认为，他们倾向于以熟悉的药物和前人的经验为基础来进行治疗，这些经验体现在例如病例记录和处方中。从这个意义上说，虫草作为后来者，似乎比不上其他许多前辈药物。

回过头来看，扬州盐商万雪斋对第一道菜虫草的夸奖是"远道奇珍"，而对其功效则只字未提。他不会炫耀一种远道而来却又普通的东西，比如一种来自遥远之地却也能在扬州生长的草药。除了这位盐商，虽然是虚构的，但其他人，如翰林院修撰董宏也对虫草的医疗用途只字未提，只宣传它的

---

① 李玉衡：《打破冬虫夏草"东方神药"的神话》，《首都医药》2007年第23期。

② Alessandro Boesi and Francesca Cardi, ‘ *Cordyceps sinensis* Medicinal Fungus: Traditional Use among Tibetan People, Harvesting Techniques, and Modern Uses’, *Herbalgram*, 2009, (83): 57.

生产地区和生命周期。事实上，在 18、19 世纪的中国医学文献中，就算人参的药性再奇特，也没有哪种人参的特性能被夸大到可以起死回生的地步。将虫草的功效与吴仪洛本草文献中的淫羊藿或人参的功效进行比较，可以解构其医学独特性。① 当人们将目光转向清朝的汉语对虫草生命周期的描述时，正如冬虫夏草这个名字所概括的那样，它的特殊之处就变得显而易见——奇妙的转化。这种转化在虫草传播到其他地区（特别是华东）时的重要性，可以通过将虫草与另一种藏药植物红景天进行比较来更好地理解。后者出现在 12 世纪藏医文献《四部医典》中，可以治疗急性流行病。② 但是，不早于 20 世纪，红景天才进入中药名录，且比虫草晚了十多年才进入《中华人民共和国药典》。③ 除了偶然性，对于长期探索各种药物和处方来治疗不同类型流

---

① 吴仪洛：《本草从新》，第 1—3、22、36 页。

② Yuthog Yonten Gonpo, *bDud rTsi sNying Po Yan Lag brGyad Pa gSang Ba Man nGag Gi rGyud Ces Bya Ba bZhugs So*, Pecin: Mi Rigs dPe sKrun Khang, 2005, p. 85; Desi Sangye Gyatso, *gSo Ba Rig Pa'i bsTan bCos sMan bLa'i dGongs rGyud bZhi'i gSal Byed Bai dUrya sNgon Po'i Malli Ka Zhes Bya Ba bZhugs So*, Pecin: Mi Rigs dPe sKrun Khang, 2005, p. 447. 关于红景天的鉴定，见青海省生物研究所、同仁县隆务诊疗所编《青藏高原药物图鉴》第 1 册，青海人民出版社，1972，第 50 页；《中华本草·藏药卷》，第 178—180 页。

③ 中华人民共和国卫生部药典委员会编《中华人民共和国药典》，人民卫生出版社，1964，第 77 页；中华人民共和国卫生部药典委员会编《中华人民共和国药典》，人民卫生出版社，1978，第 262 页；谷燕莉、陈玉婷：《药用红景天初考：兼与〈中国药典〉商榷》，《中国中药杂志》2004 年第 9 期。它在中文中被称为"红景天"，指的是属于红景天属的一些植物。名叫"景天"的植物长期以来一直被记录为中药材，它指的是景天科八宝属植物，而不是红景天属植物。相关资料见吴其濬《植物名实图考》，第 268—269 页；《中华本草》第 3 册，第 753—755、763—764 页。

行病的中医来说，红景天可能既没有独特的医学吸引力，也没有博人眼球的形态学吸引力。[1]

虫草的流动性很容易归因于人类的作用。从 18 世纪初与汉人的早期接触到 19 世纪末在贸易网络中的全国流通，不同群体的人对虫草融入中国社会都做出了贡献。采集者们想要用它来谋生，但他们的努力是以其在市场上的经济价值为前提的；商人们想用它来获取利润，但其市场的扩张受到供求关系的影响；来自非生产地区的旅行者认为它是一种珍奇的药材，但他们的家人、朋友或亲戚离得太远，既看不到也用不上；希望尝试使用其的医生和患者，有时会因其无法获得而感到困扰；药店的老板也期待它能丰富他们的药柜，满足他们的顾客。这些人有一个共同的驱动，那就是让虫草流动起来。然而，他们的代理活动并不是从无到有。虫草被广泛传播的转化理论，体现了其令人困惑的外表和转化文化对人类认知的影响。促使那些人积极驱动虫草流动起来的原因是，它的独特外观和惊人的转化能力，以及它的药用价值、异域情调和经济价值。

四　咦？它还是药品呢

直到 18 世纪初，汉人才知道虫草的药用价值。它被用于治疗的证据来自非医生文人和医生的记录。浙江海宁文学家沈维材曾写信给一位程姓文人，从信中内容可以看出：一

---

[1]　关于中国历史上的流行病及其相关药物、治疗方法的历史，见 Marta E. Hanson, *Speaking of Epidemics in Chinese Medicine*, London: Routledge, 2011。

年前，沈维材将虫草作为药材赠送给程，现在程已病愈。①
关于沈维材何时何地写了这封信，以及关于程姓病人的更多
细节，我们知之甚少。但至少可以推测，沈维材一定对虫草
的药用特性有所了解，并认为它对程的身体有益。诗人祝德
麟也是海宁人，他曾去见一位爱好诗歌的朋友。后者虽然身
体严重不适，但仍有雅兴地指着桌子上一个装着虫草的信封
说：这是作诗的绝妙主题。然而直到朋友去世后，他才完成
了这首诗。这首诗开头说到两点：储药满笼中，曾不救一
死；这种神奇的生物作为动物和植物结合体的奇异之处。②
这种被装起来的虫草的来源和用途尚不清楚，应该是由希望
病人服用它并恢复身体健康的人赠送的。虫草作为一种补
药，已经被大众肯定，但是它的医疗效果莫衷一是。例如，
浙江杭州的宋咸熙就从一个四川回来的人那里收到了作为药
用礼物的虫草。但一年多后，他将其转赠给了别人，并承认
自己不了解其药用特性。③ 与宋咸熙的谨慎态度相反，浙江
德清人俞樾从四川朋友那里得到了虫草，并了解到了虫草的
药用和烹饪用途。他称赞："灵药冬虫还夏草。"④ 在这里，
这种可转化性增加了虫草的医学名声，正如上述那些个案表
明的那样，它在人际送礼网络中引起了共鸣。除俞樾之外的
一些文人也赞同它的治疗潜力。例如，1868 年，海宁人沈寿
榕正在云南当官，他在赞美虫草的神秘转化时，将其描述为

---

① 沈维材：《樗庄文稿》，《四库未收书辑刊》第 10 辑第 21 册，第 225 页。
② 祝德麟：《悦亲楼诗集》，《续修四库全书》第 1462 册，第 678 页。此
　　外，还可参阅张维屏《国朝诗人征略》，《续修四库全书》第 1713 册，
　　第 3 页。
③ 宋咸熙：《耐冷谭》，《清诗话三编》（6），第 4057 页。
④ 俞樾：《春在堂诗编》，《续修四库全书》第 1551 册，第 559 页。

四川出产的一种受人尊崇的药物。[①] 1906 年 5 月 24 日，驻藏大臣有泰给他的家人写了封信，告诉他们他不愿意寄虫草。[②] 尽管原因不明，但他的家人一定是出于健康或送礼的目的而请他寄虫草的。两年后，江苏扬州的杜钟骏医生完成了一本关于鸦片成瘾社会危害和治疗的医学小册子。在小册子中，他介绍了一种由虫草和其他 16 种药物组成的新颖配方。然而在解释虫草的作用时，他没有提及其具体的药用特性，只是说它具有阴阳微妙之处，这是相互依存的。[③] 显然，他对虫草的选择至少在一定程度上是基于其可转化性。

　　虫草日益被广泛使用，推动了对其药用特性的新探索。前文已经提到的功效包括补肺益肾、止血、化痰、消渴止咳、延年益寿、消除腰膝疼痛等。19 世纪初，苏州的陈镛可能根据他从四川回来的叔叔提供的信息，说四川本地人把虫草和鱼、鸡或鸭一起炖了吃，目的是补肾。但他也从别人那里学到，可以把虫草放在水里煮，然后喝下这汤水，便可立即永远消除心脏疼痛。[④] 陈登龙记载，四川理塘的"夷狄"认为虫草具有温补之性；他们吃虫草炖猪肉和鸡肉，以利阳气（此处指男性性功能）；如果不孕妇女经常服用，她们可能会怀孕。[⑤] 赵学敏还记下了一个食谱：蒸一只老公鸭，将

① 沈寿榕：《玉笙楼诗录》，《续修四库全书》第 1557 册，第 217 页。关于沈寿榕在云南的生活，见龙云等《新纂云南通志》，第 66 页。

② 有泰：《有泰驻藏日记》，全国图书馆文献缩微复制中心，1992，第 241 页。关于有泰在西藏的生活，见康欣平《〈有泰驻藏日记〉研究：驻藏大臣有泰的思想、行为与心态》，民族出版社，2015。

③ 杜钟骏：《抉癖刍言》，北京：京华印书局，1920，第 13—14 页。

④ 陈镛：《樗散轩丛谈》第 2 册，第 4 卷，第 28 页。

⑤ 陈登龙编《里塘志略》，第 91—92 页。

三到五条虫草塞在鸭肚子里。虚弱的病人吃这种鸭子的效果相当于吃了一两（约 37.3 克）人参的效果。除此之外，他还援引了一些新的医学信息：在广东，虫草、鸦片和人参混合制成的药丸被用作壮阳药；如果妇女吃了虫草中"草"的部分，那她就会不孕；虫草可以治疗腹胀，在其他地方也被用于生产种子丸（字面意思是"种植婴儿"，这里指的是生育）。① 19 世纪末，医生唐宗海甚至建议在某些治疗中只使用虫草中"虫"的部分。②

　　虫草的一些药用特性，如性温、增强性功能和生殖功能，起源于藏医。不过，关于这些特性本身的想法在更早以前就在汉人社会出现了。虽然其他一些特性，如止痛，最初是由汉人提出的，但要将虫草列入中药，就一定会涉及其满足当地各种健康需求的情况，以及参与新的医学试验或应用。浙江台州官员黄濬被流放到新疆，1843 年他回忆说，他家乡的医生大多用虫草来治疗痘疹。③ 尽管虫草具有新兴的治疗特性，但它的滋补和壮阳作用一直备受关注。总的来说，这些特性使我们能够看到藏汉医学文化融合的传承和创新。

　　1879 年 11 月 10 日，一位名叫马诩亭的医生在北京给帝师翁同龢的孙子开了三个处方。翁的孙子经常咳嗽、吐血，这些处方是用来止住他吐血的。第二个方子由虫草和十几种

---

① 赵学敏：《本草纲目拾遗》，第 140—141 页。

② 唐宗海：《本草问答》，第 538 页。

③ 王棻：《台学统》，《续修四库全书》第 546 册，第 584、591 页。黄濬1837 年被流放新疆，1839 年到达乌鲁木齐，一直待到 1845 年。黎蔷：《黄濬与〈红山碎叶〉》，《新疆大学学报》1999 年第 1 期；翁晖：《黄濬遣戍新疆考》，《兰台世界》2016 年第 23 期。

其他药物组成。① 马诩亭并没有具体谈到他为什么选择用虫草和其他药物来治疗。他可能是受到了当时虫草已知的止血和止咳效果的启发。

类似事件构成了医案文献的主要内容。这类文献为历史学者研究医生、患者和药物之间的相互作用，以及围绕知识生产、专业化、道德、修辞手法等问题提供了第一手材料。② 历史学者认为，中国的病例记录历史至少可以追溯到公元前二世纪。③ 汉代医家淳于意曾向皇帝报告了自己诊断的 25 个病例，相关病例记录留存至今。④ 许小丽（Elisabeth Hsu）进一步指出，淳于意的病例报告与秦代的一些法律案件记录在结构上是相似的。⑤ 但根据古克礼（Christopher Cullen）的说法，直到 16 世纪，医案（病例记录）才真正成为中国

① 翁同龢：《翁同龢日记》，陈义杰点校，中华书局，1989，第 1450 页。
② Joanna Grant, *A Chinese Physician: Wang Ji and the 'Stone Mountain Medical Case Histories'*, London: Routledge Curzon, 2003; Charlotte Furth et al. (eds.), *Thinking With Cases: Specialist Knowledge in Chinese Cultural History*, Honolulu: University of Hawai'i Press, 2007, pp. 125–202; Yi-Li Wu, 'A Trauma Doctor's Practice in Nineteenth-century China: The Medical Cases of Hu Tingguang', *Social History of Medicine*, 2017, 30(2): 299–322.
③ Asaf Goldschmidt, 'Reasoning with Cases: The Transmission of Clinical Medical Knowledge in Twelfth-Century Song China', in Benjamin A. Elman (ed.), *Antiquarianism, Language, and Medical Philology: From Early Modern to Modern Sino-Japanese Medical Discourses*, Leiden: Brill, 2015, pp. 19–51; Asaf Goldschmidt, *Medical Practice in Twelfth-Century China: A Translation of Xu Shuwei's Ninety Discussions [Cases] on Cold Damage Disorders*, Cham: Springer, 2019, pp. 22–24.
④ 司马迁：《史记》，第 2794—2817 页。
⑤ Elisabeth Hsu, 'Pulse Diagnostics in the Western Han: How *Mai* and *Qi* Determine *Bing*', in Elisabeth Hsu (ed.), *Innovation in Chinese Medicine*, Cambridge: Cambridge University Press, 2001, pp. 51–91.

医学文献的一个独特体裁。① 当然，读者们必须小心看待，不要总是把病案看作对实践的真实描述，尤其是那些有点程式化的故事，其特点是准确的预测和成功的治疗。因为它们会时不时地成为"一种宣传媒介，适合吸引客户，并与竞争对手所珍视的观点和临床方法形成鲜明对比"。② 如上所述，在清代皇家的病例记录里，虫草为数不多且出现得非常晚。然而从 18 世纪到 20 世纪初，在皇宫之外至少有几十份此类病例记录，它们包含了各种处方。抛开它们的真实性不谈，这些病例记录还是提供了医生开处方的习惯及其利用虫草的大体情况。

尽管如此，虫草是否在治疗中发挥了重要作用还是很难确定，因为它只是处方中的药物之一。医生很少解释他们为什么选择某种成分。例如，福建福州的周士祢医生在其 1778 年关于婴儿的医学著作中，介绍了一个含有虫草的多药物处方，用于治疗阳痿、遗精和盗汗。③ 在这些症状中，前两者能让人们认为是虫草起了重要作用，但同一方子中的人参和山茱萸也是治疗阳痿和遗精的有效药物。④ 江苏苏州医生缪遵义用虫草等药物治疗了两例失血、两例肝（木）克

① Christopher Cullen, ' Yi'an (Case Statements): The Origins of a Genre of Chinese Medical Literature', in Elisabeth Hsu (ed.), *Innovation in Chinese Medicine*, pp. 297–323.

② Paul U. Unschuld and Zheng Jinsheng, *Chinese Traditional Healing: The Berlin Collections of Manuscript Volumes from the 16th through the Early 20th Century*, Leiden: Brill, 2012, p. 136.

③ 周士祢：《婴儿论》，陈熠编选，上海科学技术出版社，1990，第 206—207 页。

④ 李时珍：《本草纲目》，第 162、1404 页。

脾（土）、一例胃酸反流病人。① 同样，如果没有进一步的解释，就无法确定虫草在止血方面起到的效果。

在这里，有必要探讨一下何廉臣早期处方中的虫草。何廉臣是浙江绍兴的一名医生，其 1911 年完成了对戴天章《广温热论》的重订工作。在他重订的版本中介绍了一种由鸭、虫草和其他一些药物制成的大补膏。一个相关的处方据称是从顾松园 1718 年的医学著作中摘录的。② 然而在顾松园的文本中，虫草并不在制作这种药膏的处方中。③ 戴天章的著作也缺乏这方面的论述。④ 虫草一定是后来被添加到戴天章的文稿中的。事实上，何廉臣重订的版本中还包含了王士雄一段关于 19 世纪使用虫草的案例记录。⑤ 也许何廉臣的目的是，在旧的医学文献中插入一些后来的或新的治疗方法和思想，以增加其在新时期的实用性。

现存的 19 世纪末之前使用虫草的案例记录，大部分是由王之政、王士雄和钱艺三人撰写的。王之政在江苏镇江长大；王士雄，浙江杭州人；钱艺，江苏太仓人。这三位医生分别提供了 17 例、24 例和 12 例虫草和其他药物联合

---

① 缪遵义：《缪松心医案》，《吴中珍本医籍四种》，江一平等校注，中国中医药出版社，1994，第 25—26 页；《三家医案合刻》，《中国医学大成》第 36 册，上海科学技术出版社，1990，第 35—36 页。胃酸反流的情况也在其他地方被引用。钱敏捷纂辑《医方絜度》，王兴伊点校，上海科学技术出版社，2004，第 137—138 页。

② 戴天章原著，何廉臣重订《重订广温热论》，张家玮点校，福建科学技术出版社，2005，第 234—235 页。

③ 顾靖远：《顾松园医镜》，河南人民出版社，1961，第 135—136 页。

④ 戴天章：《广瘟疫论》，刘祖贻、唐承安点校，人民卫生出版社，1992，第 1—81 页。

⑤ 戴天章原著，何廉臣重订《重订广温热论》，第 258 页；王士雄：《王氏医案续编》，盛增秀主编《王孟英医学全书》，第 344 页。

治疗疾病的记录。王之政的病例中有 10 例涉及吐血，另外
7 例涉及肺萎缩、虚损和哮喘。① 在王士雄的病例中，最常
见的症状是咳嗽和痰，其次是虚弱、头痛、失眠、口干、
腹泻、便秘、呕吐、四肢水肿、胸痛、腹痛、腹胀等。②
钱艺的病例包括腹痛、头痛、腰酸、腹泻、吐血、产后疾
病、水肿、淡白舌等症状。③ 尽管这些症状与虫草的药用特
性之间存在一些模糊的联系，但处方或症状描述中的药物成
分组合各不相同。虫草是差异用药和诊断的一部分。

　　从 19 世纪初到 20 世纪初，还有许多医生在他们的病例
或处方中使用了虫草。④ 从地理上看，这些医生大多来自江
苏、浙江、福建和广东。来自其他地方的唐宗海、袁仁贤等
人，他们也有在杭州、上海、南京等地行医或游历的经历。

---

① 王之政：《王九峰医案》，李其忠、张挺点校，上海科学技术出版社，
　2004，第 46—47、51、75—78、80、83—88、93—95、102—103 页。
② 王士雄：《王氏医案续编》《鸡鸣录》《古今医案按选》《王氏医案三
　编》《归砚录》《随息居重订霍乱论》，盛增秀主编《王孟英医学全
　书》，第 323、340—341、344、349、585、755、367、371、375—376、
　378—379、382、384—386、391、397—398、447—448、453—454、
　459、173 页。另见魏之琇编《续名医类案》，黄汉儒等点校，人民卫
　生出版社，1997，第 191 页。
③ 钱艺：《慎五堂治验录》，钱雅乐纂辑，杨杏林点校，上海科学技术出
　版社，2004，第 10、45、69—70、74、87—88、119、125、153、173、
　209、214 页。
④ 这些医生至少包括湖南攸县的蔡贻绩、湖南善化的鲍相璈、江苏淮安
　的刘金方、浙江杭州的吴师机、广东番禺的潘名熊、浙江会稽（绍
　兴）的丁尧臣、四川彭县（彭州）的唐宗海、浙江湖州的凌奂、江苏
　江阴的通意子、浙江普陀山的心禅、江苏武进的马培之、浙江建德的
　周学海、江苏无锡的张乃修、湖南浏阳的袁仁贤、江苏高邮的赵履鳌
　和赵冠鳌、江苏武进的沃云山人和费绳甫、江苏青浦的陈秉钧、浙江
　绍兴的邵兰荪、江苏武进的丁甘仁。

其中，马培之、费绳甫、丁甘仁等医家都属于"孟河医派"。① 一种合理的说法是，由于这些地区有虫草，所以医生在当地开的处方中会有虫草。之前关于1880年代中期虫草在港口间运输的概述，也反映了中国沿海地区对虫草的需求。当然，这些医生的地理分布不均，可能在一定程度上是由于现存相关记录的不完整造成的。有些医生一生默默无闻，有些医生则声名远播，如王士雄，他们的病例记录被收集、印刷、流传和引用。王士雄的一些病例记录被张山雷引用于《本草正义》中的虫草条目。②

这些医生开出了个性化的治疗处方。他们的组方都不相同，不过其中虫草的使用频率远低于其他几十种药物，③ 部分原因是虫草的稀有性和进入汉人社会的时间较晚。虫草虽然被广泛使用，但虫草的高昂价格在很大程度将其局限于富有阶层的消费，现今也是这种情况。无论如何，这些处方丰富了郭志松（Asaf Goldschmidt）所说的"处方药"的传统。④ 特别是这些处方的组成、制备和用法与娘尼多吉的记录不同。通过处方，外来虫草不仅进一步融入本草和中医学实践，而且丰富了治疗学的内容。

---

① 孟河是江苏武进长江旁的一个镇。关于孟河医派，见 Volker Scheid, *Currents of Tradition in Chinese Medicine*, *1626-2006*；李夏亭主编《孟河医派三百年》，学苑出版社，2010。

② 张山雷：《本草正义》，《张山雷医集》，人民卫生出版社，1995，第221—222页。

③ 蒋志滨：《基于数据挖掘的方剂配伍规律研究方法探讨》，博士学位论文，南京中医药大学，2015，第45—47页。

④ Asaf Goldschmidt, *The Evolution of Chinese Medicine: Song Dynasty*, *960-1200*, London: Routledge, 2009, pp. 8, 10-11.

*　*　*

回想起来，1925年元旦《申报》上刊登的虫草炖鸭并不是这家食品公司自己的新发明。汉人至少在18世纪就知道了这个配方，但它的起源可以追溯到15世纪西藏娘尼多吉提到的"虫草麻雀"配方。

从15世纪到18世纪初，由于没有书面记录，尽管藏医和汉医之间的交流不曾中断，但虫草的历史仍然是一片空白。清朝向西部地区的用兵促进了虫草跨越地理边界的流通。18世纪初，通过贸易和进贡，虫草传到了北京。又通过贸易、人际馈赠和个人传播，虫草还到达了中国经济较发达的东部、东南部地区。各种收藏家、旅行者、贸易商、医生、官员、消费者、文人和其他人，见证、描述、使用并驱动虫草，以达到自己的目的。种植的自然条件限制和其在青藏高原及周边高地的狭窄分布，促成了虫草由西向东的流动方向。四川是18、19世纪中国文学中记载最早、提及次数最多的虫草产区。然而，考虑到四川在西部边境贸易路线上的战略地位，它也可能是西藏和云南虫草的中转站。这样的西部产区模糊了西藏或"夷狄"与汉人之间的地理界线，为当时被认为是"外来生物"的观念增加了多元文化的维度。中国关于虫草生产的信息越来越多，不仅涉及经济和医学问题，还涉及族群中心主义、对帝国的拥护及对异域空间和自然的想象。

虫草的"软实力"使其在汉藏文化中的传播发挥了重要作用。它奇特的外形和所谓的神奇转化能力吸引了无数汉人，激发了他们的好奇心和赞誉。他们一次又一次地讲述了它在草叶和蠕虫之间的季节性和可逆性转化，将其与中国古代自然知识中描述的类似种间转化联系起来，将它与类似的生物联系起来，并赋予它包含气和阴阳观念的汉文化内涵。这些语境和解释有助于消除人们对虫草未经验证的可转化的真实性的怀疑，并使其融入汉人社会。此外，虫草早期出现在汉语文献中时就被认为是一种药材。它在 15 世纪藏医文化中的药用特性以壮阳作用为中心，这同样受到汉人的重视。汉人通过如何表现虫草的疗效和病愈实证来促进它的传播。尽管虫草对中药来说很新奇，但汉人医生进一步将其比作神奇的草药人参，开发了它的新的药用特性，并将其用于各种医疗案例。然而，他们开出的不同组方融入了中医的医疗实践，其效果很难主要归因于虫草。医学价值，就像它独特的"虫、草"外观和所谓的从一种外形到另一种外形的奇妙转化一样，赋予了虫草在"夷狄"和汉人之间的中介性质。通过两百年的跨文化和跨地区互动，虫草融入了华夏的博物学和本草学，同时证明了它们的异质性。

第二章　冬虫夏草的海外之旅

　　耶稣会传教士殷弘绪（François Xavier d'Entrecolles）1736 年 10 月 8 日给巴黎的杜赫德（Jean-Baptiste Du Halde）写了一封信，信中提到了一种被称为"根"（racine）的草药。他引用的一段话是："你在地下干什么？你会发现，那里既没有你可以吃的桑叶，也没有一个可以让你攀爬、吐丝和作茧的支架，你的生命将被夺走，终将成为一坨放在餐桌上供我们享用的果酱。"① 尽管殷弘绪既没有说到"根"的名称，也没有提供草药的种类，但可以确定的是，这种植物就是前文提到的中国的甘露子。他引用的词含糊不清，其实是源于中国文人杨万里关于甘露子的诗句。② 殷弘绪在信中抱怨说，这种语言会让人相信"根"是一种名副其实的蚕

---

① Jean-Baptiste Du Halde（ed.），*Lettres Édifiantes et Curieuses, Écrites des Missions Étrangères*（Recueil 24），Paris: Nicolas Le Clerc, 1739, p. 413.

② 杨万里：《杨万里集笺校》第 3 册，辛更儒笺校，中华书局，2007，第 1425—1426 页。根据殷弘绪信中提到的植物和信息，这个草药应该出自大型百科全书《古今图书集成》第 320 卷里的《草木典》。关于甘露子在这部百科全书中的记载，见陈梦雷等《古今图书集成》第 545 册，中华书局，1934，第 53 页。

（silkworm）。他自己之所以不会产生这种误解，是因为他知道，对某些中国文人来说一些很精彩的东西，对欧洲人来说却很普通。事实上，中国人对甘露子的描述模糊了它的植物或动物属性，从而可能导致其与虫草混淆。更重要的是，文学和想象力的描述强化了殷弘绪关于自然知识的等级观念，这种观念支持了欧洲认识论的优越感。而这种优越感并不是殷弘绪独有的，在 18 世纪的欧洲广为流行，并构成了"对他人行使权力"的主张。[①]

随着大发现时代（the Age of Discovery）的到来，商人、传教士、博物学家、特使和殖民者等无数跨境者的脚步大大加强了全球范围内大多数地区之间的联系，并加强了全球知识和物质的交换网络。来自"新世界"（the New World）及其他地区的大量样本、物种、商品和科学数据，拓宽了欧洲博物学和医学的视野。[②] 与此同时，这种异国情调促使许多欧洲人去探索自己本地的植物、矿物和药物。[③]

---

① Peter J. Marshall, ' Europe and the Rest of the World', in Timothy C. W. Blanning (ed.), *The Eighteenth Century: Europe, 1688-1815*, Oxford: Oxford University Press, 2000, pp. 218-246, 245.

② Paula Findlen, *Possessing Nature: Museums, Collecting, and Scientific Culture in Early Modern Italy*, Berkeley: University of California Press, 1994; David Attenborough et al. , *Amazing Rare Things: The Art of Natural History in the Age of Discovery*, New Haven: Yale University Press, 2007; Glyn Williams, *Naturalists at Sea: Scientific Travellers from Dampier to Darwin*, New Haven: Yale University Press, 2013; Londa Schiebinger, *Secret Cures of Slaves: People, Plants, and Medicine in the Eighteenth-Century Atlantic World*, Stanford: Stanford University Press, 2017; Jaime Marroquín Arredondo and Ralph Bauer (eds.), *Translating Nature: Cross-Cultural Histories of Early Modern Science*, Philadelphia: University of Pennsylvania Press, 2019.

③ Alix Cooper, *Inventing the Indigenous: Local Knowledge and Natural History in Early Modern Europe*, Cambridge: Cambridge University Press, 2007.

这种全球互动加强了欧洲和中国之间的联系。16—18 世纪欧洲耶稣会传教士作为中间人的活动，引起了越来越多史学研究者的关注。[①] 那葭发现，中国近代早期的博物学和本草学是在吸收外来物质和知识的同时进化而来的，这些物质和知识总是通过陆路和海路不断变化的中国边界跨国而来。[②] 在这种真正的跨国背景下，出现了大量新材料，如西洋参和葡萄蒸馏药露。[③] 物品如何在文化之间流动，以及伴随着流动物品的新信息和认识论是如何丰富人们的认知，并以不同的方式参与知识的转化，这对跨国历史实践的研究意义重大。历史学者已经证明，在一定程度上，寻找有效药物、食品和经济物种刺激了全球贸易

[①] 关于近期相关出版物，见 Bianca M. Rinaldi, *The 'Chinese Garden in Good Taste': Jesuits and Europe's Knowledge of Chinese Flora and Art of the Garden in the 17th and 18th Centuries*, München: Meidenbauer, 2006; Noël Golvers and Efthymios Nicolaidis, *Ferdinand Verbiest and Jesuit Science in 17th Century China*, Athens: Institutecontributingfor Neohellenic Research, 2009; Florence C. Hsia, *Sojourners in a Strange Land: Jesuits and Their Scientific Missions in Late Imperial China*, Chicago: The University of Chicago Press, 2009; Qiong Zhang, *Making the New World Their Own: Chinese Encounters with Jesuit Science in the Age of Discovery*, Leiden: Brill, 2015。

[②] Carla Nappi, *The Monkey and the Inkpot*, pp. 69‑135; Carla Nappi, 'Bolatu's Pharmacy Theriac in Early Modern China', *Early Science and Medicine*, 2009, 14(6): 737‑764.

[③] 关于西洋参的进口和医疗用途，见《常税则例》,《续修四库全书》第 834 册，第 442 页；吴仪洛：《本草从新》，第 6 页；徐大椿：《洄溪医案》,《徐大椿医书全集》，人民卫生出版社，1988，第 582 页。关于葡萄牙蒸馏药露传入清廷的情况，见《钦定大清会典则例》,《文渊阁四库全书》第 622 册，第 908 页。

的发展。① 柯浩德特别强调了贸易网络在现代早期地方知识流通和欧洲科学创新中的作用。② 全球贸易有助于人们积累详细而准确的信息，同时促进了物的交流，并在欧洲孕育了新的认知方式。③

全球贸易的兴起与"对自然的调查"（inquisition of nature）之间的密切关系被揭示，为进一步研究对于欧洲人来说是舶来品的虫草提供了启示。④ 新兴的识别、观察、图解

① Londa Schiebinger, *Plants and Empire: Colonial Bioprospecting in the Atlantic World*, Cambridge, MA: Harvard University Press, 2004; Londa Schiebinger, 'Prospecting for Drugs: European Naturalists in the West Indies', in Londa Schiebinger and Claudia Swan（eds.）, *Colonial Botany: Science, Commerce, and Politics in the Early Modern World*, Philadelphia: University of Pennsylvania Press, 2005, pp. 119–133; Timothy D. Walker, 'The Early Modern Globalization of Indian Medicine: Portuguese Dissemination of Drugs and Healing Techniques from South Asia on Four Continents, 1670–1830', *Portuguese Literary and Cultural Studies*, 2010, 17–18: 77–97; Daniela Bleichmar, *Visible Empire: Botanical Expeditions & Visual Culture in the Hispanic Enlightenment*, Chicago: The University of Chicago Press, 2012, pp. 17–41; Harold J. Cook and Timothy D. Walker, 'Circulation of Medicine in the Early Modern Atlantic World', *Social History of Medicine*, 2013, 26(3): 337–351.

② 柯浩德：《全球医学史会是什么样子？》，王淑民、罗维前主编《形象中医：中医历史图像研究》，人民卫生出版社，2007，第1—9页；Harold J. Cook, 'Sciences and Economies in the Scientific Revolution: Concepts, Materials, and Commensurable Fragments', *Osiris*, 2018, 33(1): 25–44。

③ Harold J. Cook, 'Global Economies and Local Knowledge in the East Indies: Jacobus Bontius Learns the Facts of Nature', in Londa Schiebinger and Claudia Swan（eds.）, *Colonial Botany: Science, Commerce, and Politics in the Early Modern World*, pp. 100–118; Harold J. Cook, *Matters of Exchange: Commerce, Medicine, and Science in the Dutch Golden Age*, New Haven: Yale University Press, 2007, pp. 42–132, 175–225, 304–416.

④ 此处"自然调查"一词借用自弗朗西斯·培根（Francis Bacon）。Francis Bacon, 'The Great Instauration', in Jerry Weinberger（ed.）, *New Atlantis and the Great Instauration*, Chichester: Wiley, 2017, p. 17.

和描述模式与科学目的的收集密切相关。这些新模式伴随着新商业领域的出现而出现，并出现在私人和公共领域，如英国东印度公司、大英博物馆、伦敦园艺学会（the Horticultural Society of London）和英国皇家植物园（邱园）。杰西卡·拉特克利夫（Jessica Ratcliff）对英国东印度公司在 19 世纪初不断增长的博物学藏品进行了调研，揭示了科学实践、制度化、金融资本、殖民、军事行动之间的纠缠，为日益兴盛的以收藏为基础的学科与帝国经济之间的物质联系增加了一个政治维度。① 艾米丽·埃里克森（Emily Erikson）认为，英国东印度公司分散的组织结构恰恰促进了来自世界各地的各种经验和物的多边交流。② 安娜·温特伯顿（Anna Winterbottom）将政治权力的行使追溯到英国东印度公司早期的殖民时代。虽然当地居民遇到了不同的欧洲人，但在这些相互关联的殖民地中，自然知识、医疗实践及物质文化的创造和传播表现出了一定的混杂性。③ 正如布鲁诺·拉图尔直截了当地指出的那样——"我们生活在一个混杂的世界"。④ 知识、网络的物质性和混杂性使我们额外注意到政

---

① Jessica Ratcliff, 'The East India Company, the Company's Museum, and the Political Economy of Natural History in the Early Nineteenth Century', *Isis*, 2016, 107（3）: 495 – 517; Jessica Ratcliff, 'Hand-in-Hand with the Survey: Surveying and the Accumulation of Knowledge Capital at India House During the Napoleonic Wars', *Notes and Records*, 2019, 73（2）: 149 – 166.

② Emily Erikson, *Between Monopoly and Free Trade: The English East India Company, 1600 – 1757*, Princeton: Princeton University Press, 2014, pp. 77 – 124.

③ Anna Winterbottom, *Hybrid Knowledge in the Early East India Company World*, New York: Palgrave Macmillan, 2016, pp. 8 – 15, 112 – 162, 196 – 207.

④ Bruno Latour, *Pandora's Hope: Essays on the Reality of Science Studies*, Cambridge, MA: Harvard University Press, 1999, p. 16.

治、宗教、语言和其他几乎与商业无关的因素。

与 1880 年代初才到达欧洲（法国）的甘露子不同，[①]虫草在 1720 年代就到达欧洲这片大陆了。它是在当地和迅速全球化的自然哲学的交界边缘处发生的，要求用微观历史学方法来处理跨国知识生产网络中围绕中国天然物品和药材的紧张关系和交易。本章以中外交往史为背景，考察虫草从中国传播到西欧的法国和英国、东亚的日本及地理上位于亚欧之间的俄国。这里的主要问题是，虫草的海外之旅是如何产生的，以及它是如何遇到一种新的自然哲学的？虫草的流动，为审视人类的强迫性欲望与科学现代性的知识实践之间的交叉点进一步提供了机会。人类的强迫性欲望是什么呢？通过收集和控制动植物来统治世界，这是非正式帝国软实力的一部分。总的来说，在走出国门之后，虫草与学术转型的广泛趋势及全球背景下权力关系的重新配置相融合。

一　传教士助力法国行

值得注意的是，天主教传教士是 17 世纪法国和中国之间建立相对广泛联系的第一批推动者。然而，在这一时期之前，即 13 世纪和 14 世纪，在欧洲人与远东蒙古人之间的直接交流中，就已经有了某些法国元素。蒙古帝国向东欧的扩张让拉丁西方（the Latin West）恐惧。为了传播基督教、阻止入侵并询问蒙古人的未来意图，教皇英诺森四世于 1245

---

① Auguste Paillieux, 'Nouvelle Composition de Pickles', *Bulletin de la Société Nationale d'Acclimatation de France*, 1883, 10: 235–246, 246; Alan Davidson, *The Oxford Companion to Food*, Oxford: Oxford University Press, 2014, p. 178.

年在里昂向蒙古帝国派遣了至少三个外交使团，分别由方济各
会的柏朗嘉宾（John of Plano Carpini）、多明我会的阿塞林
（Ascelin of Lombardy）和安德鲁（Andrew of Longjumeau）率
领。[①] 阿塞林和安德鲁前往近东，而柏朗嘉宾最终于 1246 年
7 月 22 日抵达蒙古都城哈拉和林附近，随后 8 月 24 日见证
了贵由可汗的登基。[②] 两年后，法国国王路易九世 1248 年
12 月 20 日在塞浦路斯接见了蒙古使团。路易九世建议蒙古
和法国结成军事联盟以对付穆斯林。作为回敬，路易九世向
蒙古帝国派遣了一个由安德鲁率领的使团。1250 年，安德鲁
在埃米尔（Emil）附近会见了贵由可汗的遗孀、摄政斡兀
立·海迷失。[③] 为了完成这一使命，法国方济各会的罗伯鲁

---

①　Peter Jackson, *The Mongols and the West, 1221 - 1410*, London: Routledge, 2014, pp. 87 - 112; Gregory G. Guzman, ' Simon of Saint-Quentin and the Dominican Mission to the Mongol Baiju: A Reappraisal' , in James D. Ryan (ed.), *The Spiritual Expansion of Medieval Latin Christendom: The Asian Missions*, London: Routledge, 2016, pp. 85 - 102; Michael Keevak, *Embassies to China: Diplomacy and Cultural Encounters Before the Opium Wars*, Singapore: Palgrave Macmillan, 2017, pp. 13 - 37.

②　关于柏朗嘉宾自己对这次旅行的描述，见 William W. Rockhill, *The Journey of William of Rubruck to the Eastern Parts of the World, 1253-55, as Narrated by Himself, with Two Accounts of the Earlier Journey of John of Pian de Carpine*, London: Printed for the Hakluyt Society, 1900, pp. 1-32; Christopher Dawson (ed.), *The Mongol Mission: Narratives and Letters of the Franciscan Missionaries in Mongolia and China in the Thirteenth and Fourteenth Centuries*, New York: Sheed and Ward, 1955, pp. 1-76。

③　Paul Pelliot, ' Les Mongols et la Papauté: André de Longjumeau' , *Revuedel' Orient Chrétien*, 1932, 28: 3-84; John B. Friedman and Kristen M. Figg (eds.), *Trade, Travel and Exploration in the Middle Ages: An Encyclopedia*, New York: Routledge, 2000, pp. 20-22; Denise Aigle, ' The Letters of Eljigidei, Hülegü and Abaqa: Mongol Overtures or Christian Ventriloquism?' , *Inner Asia*, 2005, 7(2): 143-162.

（William of Rubruck）从 1253 年开始向当时蒙哥统治下的蒙古人传教，并且根据路易九世的要求，记录了他在蒙古人中看到的一切。罗伯鲁在 1254 年 1 月 4 日见到了蒙哥，3 个月后，也就是 4 月 5 日，他到达了哈拉和林。在哈拉和林，他发现了许多汉人，并注意到汉人医生精通草药和脉诊。[①]

13 世纪下半叶，忽必烈登基后建立了元朝，并且征服了南宋。汗八里（北京）作为元大都，成为方济各会或天主教会在元朝的立足点。意大利方济各会的孟高维诺（John of Montecorvino）于 1294 年前后经刺桐港（泉州）抵达元大都。1307 年，他被祝圣为第一位汗八里大主教、东方主教。[②] 在传教式微之前，前巴黎大学神学教授尼古拉斯（Nicholas of Botras）1333 年 9 月 18 日接替孟高维诺担任大主教；1370 年 3 月 11 日，来自同一所大学的教授——威廉（William of Prato）被任命为元大都大主教。然而，人们对他们是否曾经真的到达元大都知之甚少。此外，1338 年 10 月

① Peter Jackson (ed.), *The Mission of Friar William of Rubruck: His Journey to the Court of the Great Khan Möngke, 1253-1255*, London: The Hakluyt Society, 1990, pp. 59-60, 161-162, 176-178, 211-213; Peter Jackson, 'William of Rubruck in the Mongol Empire: Perception and Prejudices', in Zweder von Martels (ed.), *Travel Fact and Travel Fiction: Studies on Fiction, Literary Tradition, Scholarly Discovery and Observation in Travel Writing*, Leiden: Brill, 1994, pp. 54-71.

② Anastase van den Wyngaert, 'Jean de Montcorvin. o. f. m., Premier Évêque de Khanbaliq (Péking) 1247-1328', *La France Franciscaine*, 1923, (1): 135-186; Arnulf Camps, 'The First Franciscans in the East', in Arnulf Camps, *Studies in Asian Mission History, 1956-1998*, Leiden: Brill, 2000, pp. 175-190; Pacifico Sella, 'Aspetti Storici Della Missione di Giovanni da Montecorvino nel Cathay', *Antonianum*, 2002, 77(3): 475-502.

31 日，教皇本笃十二世致函其驻元大都的使节们。其中之一是巴黎的神学家尼古拉斯·波内（Nicolas Bonet），他到君士坦丁堡后就折回了欧洲。① 与向东行进的欧洲人相反，出生于元大都的景教徒拉班·扫马（Rabban Sauma）向西跋涉。伊尔汗国的大汗阿鲁浑曾指定他与欧洲信奉天主教的国家建立军事联盟。1287 年，拉班·扫马在途经巴黎时会见了法国国王菲利普四世。② 在中世纪，这样的旅行极大地丰富了欧洲人的想象力，培养了"对东方国度日益大众化和学术化的品味"。③ 在暂时的传教式微后，如元明鼎革的动荡时期等，欧洲传教士在 16 世纪下半叶重新开始了让中国人皈依天主教的努力。

　　耶稣会 1534 年 8 月 15 日在巴黎蒙马特（Montmartre）

① Henri Cordier, 'Le Christianisme en Chine et en Asie Centrale Sous les Mongols', *T'oung Pao*, 1917, 18(1): 49 – 113; Marion A. Habig, 'Marignolli and the Decline of Medieval Missions in China', *Franciscan Studies*, 1945, 5(1): 21 – 36; Paul Stanislaus Hsiang, *The Catholic Missions in China During the Middle Ages (1294-1368)* (STD Disser-tation), Washington: The Catholic University of America Press, 1949, pp. 22 – 31; James D. Ryan, 'Preaching Christianity Along the Silk Route: Missionary Outposts in the Tartar 'Middle Kingdom' in the Fourteenth Century', *Journal of Early Modern History*, 1998, 2(4): 350-373; Vladimír Liščák, 'The Christian Nobles at the Court of Great Khan, as Described in Mediaeval European Sources', *Golden Horde Review*, 2017, 5(2): 276-289.

② Ernest Alfred Thompson Wallis Budge (trans.), *The Monks of Kûblâi Khân, Emperor of China*, London: The Religious Tract Society, 1928, pp. 182-185; Morris Rossabi, *Voyager from Xanadu: Rabban Sauma and the First Journey from China to the West*, Berkeley: University of California Press, 2010, p. 140.

③ Kim M. Phillips, *Before Orientalism: Asian Peoples and Cultures in European Travel Writing, 1245-1510*, Philadelphia: University of Pennsylvania Press, 2014, p. 9.

成立，1540 年 9 月 27 日由教皇保罗三世正式批准。① 西班牙
传教士沙勿略（Francis Xavier）是耶稣会的创始成员，也是第
一位来到中国的耶稣会士。1552 年 8 月，他在上川岛登陆，
但 12 月在那里去世。② 在他的继任者中，比利时杜艾（Dou-
ai）的金尼阁（Nicolas Trigault）可以说是自杜艾成为法国领
地后，第一位在中国的法国耶稣会士。③ 1610 年，金尼阁抵达
澳门和肇庆，次年 3 月、5 月和 12 月分别抵达南京、杭州和
北京。1614 年底，他回到欧洲。这一次，他招募了一批耶稣
会士，并于 1618 年带领他们前往中国，1619 年 7 月 22 日他们
抵达澳门，然后前往内地。④ 在欧洲期间，金尼阁完成了利玛
窦回忆录的拉丁文翻译和扩充，该回忆录很快于 1615 年在奥
格斯堡（Augsburg）出版。⑤ 此外，金尼阁还收集了大量欧

① Thomas J. Campbell, *The Jesuits, 1534–1921: A History of the Society of Jesus from Its Foundation to the Present Time* (Vol. 1), New York: The Encyclopedia Press, 1921, pp. 24–32; John W. O'Malley, *Saints or Devils Incarnate? Studies in Jesuit History*, Leiden: Brill, 2013, pp. 53–70.

② Louis Pfister, *Notices Biographiques et Bibliographiques sur les Jésuites de l'Ancienne Mission de Chine, 1552–1773* (Vol. 1), Chang-hai: Imprimerie de la Mission Catholique, 1932, pp. 1–7; Joseph Dehergne, *Répertoire des Jésuites de Chine de 1552 à 1800*, Roma: Institutum Historicum S. I., 1973, pp. 297–299.

③ 1667 年，路易十四的军队占领了杜艾。虽然马尔伯勒公爵在 1710 年驱逐了法国人，但杜艾在 1712 年再次落入法国人手中。La Société d'Agriculture, Sciences et Arts Centrale du Département du Nord, *Douai, Son Histoire Militaire-Ses Fortifications*, Douai: Dechristé, 1892, pp. 71–172; John A. Lynn, *The French Wars, 1667–1714: The Sun King at War*, Oxford: Osprey Publishing, 2002, pp. 12, 40, 70–75.

④ Louis Pfister, *Notices Biographiques et Bibliographiques sur les Jésuites de l'Ancienne Mission de Chine, 1552–1773* (Vol. 1), pp. 111–120; Joseph Dehergne, *Répertoire des Jésuites de Chine de 1552 à 1800*, pp. 274–275.

⑤ David E. Mungello, *Curious Land: Jesuit Accommodation and the Origins of Sinology*, Honolulu: University of Hawai'i Press, 1989, pp. 46–48.

洲书籍，以便在中国建立耶稣会图书馆。这些书籍不仅涉及神学，也涉及自然哲学。它们伴随着金尼阁的第二次中国之行，为欧洲宗教、哲学和自然知识的传播奠定了部分基础。① 不久之后，意大利耶稣会士高一志（Alfonso Vagnone）和艾儒略（Giulio Aleni）向中国人介绍了西方知识（如哲学、医学和神学）的大概。② 耶稣会士意识到，欧洲科学专业知识的力量可以使他们在中国人中建立起巨大的声誉。于是，他们便精心地利用它们来传播天主教。③

　　法国的路易十四（自称"太阳王"）对亚洲寄予厚望。1685 年 1 月 28 日，他任命 6 名法国耶稣会士为他的数学家，在北京建立"法国学术前哨"。④ 他们分别是洪若翰（Jean de Fontaney）、白晋（Joachim Bouvet）、李明（Louis Le Comte）、张诚、刘应（Claude de Visdelou）和塔查尔（Guy Tachard）。他们于是年 9 月 23 日抵达暹罗，塔查尔参与了暹罗与法国之间的外交事务，而其他人最终于 1687 年 6 月 19

① Nicolas Standaert, 'The Transmission of Renaissance Culture in Seventeenth-Century China', *Renaissance Studies*, 2003, 17(3): 367–391; Noël Golvers, *Libraries of Western Learning for China: Circulation of Western Books Between Europe and China in the Jesuit Mission (ca. 1650–ca. 1750)* (Vol. 1, Logistics of Book Acquisition and Circulation), Leuven: Ferdinand Verbiest Institute, 2012.

② 高一志：《童幼教育今注》，梅谦立、谭杰编注，商务印书馆，2017，第 216—221 页；艾儒略：《西学凡》，《四库全书存目丛书》子部第 93 册，第 630—638 页。

③ Liam M. Brockey, *Journey to the East: The Jesuit Mission to China, 1579–1724*, Cambridge, MA: Harvard University Press, 2007, pp. 52, 75–76; Florence C. Hsia, *Sojourners in a Strange Land: Jesuits and Their Scientific Missions in Late Imperial China*, Chicago: The University of Chicago Press, 2009, pp. 51–76.

④ Liam M. Brockey, *Journey to the East: The Jesuit Mission to China, 1579–1724*, Cambridge, MA: Harvard University Press, 2007, p. 158.

日离开，在 7 月 23 日抵达宁波港，并于 1688 年 2 月 8 日到
达北京。① 在这些耶稣会士 1685 年 3 月 3 日从布雷斯特
（Brest）出发前，巴黎皇家科学院已经开始物色合适的人选
在印度和中国进行地理观测。② 该科学院曾经起草了一份问
卷，其中包括 34 个关于中国植物、动物、宗教、气候和其
他鲜为人知方面的问题。③ 1682 年，比利时耶稣会传教士柏
应理（Philippe Couplet）与在南京皈依天主教的中国信徒沈
福宗一起从中国前往欧洲。1684 年 9 月 15 日，柏应理见到
了路易十四，出于宗教和科学考虑，他提请路易十四派遣 6
名法国耶稣会士去中国。④ 康熙帝对欧洲科学表现出极大的

①　Charles Le Gobien (ed.), *Lettres Édifiantes et Curieuses, Écrites des Missions
Étrangères* (Recueil 7), Paris: Nicolas Le Clerc, 1707, pp. 61 - 266. 另见
François-Timoléon de Choisy, *Journal du Voyage de Siam Fait en 1685. et
1686*, Paris: Chez Sebastien Mabre-Cramoisy, 1687, pp. 1, 178; Louis
le Comte, *Nouveaux Memoires sur l'Etat Present de la Chine* (Tome 1), Par-
is: Chez Jean Anisson directeur de l'Imprimerie Royale, 1696, pp. 6 - 71。
李明记录了他们最终离开暹罗前往中国的时间是 1687 年 6 月 17 日。

②　Charles Le Gobien (ed.), *Lettres Édifiantes et Curieuses, Écrites des Missions
Étrangères* (Recueil 7), pp. 64 - 65; Louis Pfister, *Notices Biographiques et
Bibliographiques sur les Jésuites de l'ancienne Mission de Chine, 1552 - 1773*
(Vol. 1), pp. 420-423.

③　Virgile Pinot, *Documents Inédits Relatifs a la Connaissance de la Chine en
France de 1685 a 1740*, Paris: Paul Geuthner, 1932, pp. 7 - 9.

④　Guy Tachard, *Voyage de Siam, des Peres Jesuites, Envoyez par le Roy aux Indes
& à la Chine*, Paris: Chez Arnould Seneuze, ruë de la Harpe, à la Sphere et
Daniel Horthemels, ruë de la Harpe, au Mécenas, 1686, pp. 1 - 15; Jerome
Heyndrickx (ed.), *Philippe Couplet, S. J.* (*1623 - 1693*): *The Man Who
Brought China to Europe*, Nettetal: Steyler Verlag, 1990, pp. 121-161; Isabelle
Landry-Deron, *La Preuve par la Chine*: La *«Description» de J. -B. Du Halde,
Jésuite, 1735*, Paris: Éditions de l'École des Hautes Études en Sciences So-
ciales, 2002, pp. 150-151, 176-179.

兴趣，他要求张诚和白晋留在北京，并允许其他人到别的地方传教。后来，留在北京的这两位法国耶稣会士向康熙帝讲授了欧洲数学、天文学和解剖学。①

1693 年前后，应康熙帝的要求，一些耶稣会士，可能是张诚和白晋，编纂了一部关于西洋本草的满文书籍。他们吸收了中医的某些元素，同时引入了满人不知道的几十种疾病和相关药物（如金鸡纳）。② 在此之前，比利时耶稣会士南怀仁（Ferdinand Verbiest）1686 年前后撰写了一篇关于菊石（据说能治好蛇咬伤的一种多孔石）的汉文短文，随后译成了满文。③ 这篇短文被认为是现存最早的关于欧洲本草的汉文文章。④ 1693 年，洪若翰和刘应带着一些"金鸡纳树皮"（quinquina）进入皇宫。这些树皮是法国耶稣会士查尔斯·弗朗索瓦·都吕（Charles François Dolu）在印度的"普杜切

①　Joachim Bouvet, *Portrait Historique de l'Empereur de la Chine*, Paris: Estienne Michallet, 1697, pp. 116−155; Charles Le Gobien（ ed. ）, *Lettres Édifiantes et Curieuses, Écrites des Missions Étrangères*（Recueil 7）, pp. 143 − 144, 186 − 187; Marta E. Hanson, 'Jesuits and Medicine in the Kangxi Court（1662 − 1722）', *Pacific Rim Report*, 2007,（43）: 1−10.

②　白晋、张诚：《西洋药书》，《故宫珍本丛刊》第 727 册，第 289—442 页；刘世珣：《〈西洋药书〉解毒方医书》，《故宫学术季刊》2017 年第 2 期。

③　Ferdinand Verbiest, *Xidu Shi Yuanyou Yongfa*, Paris: Bibliothèque Nationale de France, Chinois 5321−5322; Ferdinand Verbiest, *Hi Du Ši Wehe-i Turgun be Fetehe Baita-lara be Tucibuhe Bithe*, Paris: Bibliothèque Nationale de France, Mandchou 288. 菊石并非起源于欧洲，而是在 1650 年代主要通过印度首次到达欧洲。Martha Baldwin, 'The Snakestone Experiments: An Early Modern Medical Debate', *Isis*, 1995, 86（3）: 394−418.

④　甄雪燕、郑金生：《吸毒石及其传入考》，《中国药学杂志》2003 年第 7 期；陈明：《"吸毒石"与"清心丸"——燕行使与传教士的药物交流》，《中华文史论丛》2009 年第 1 期。

里”（Pondichery，现被称为 Puducherry）获得的。它们很快就派上了用场，治好了康熙帝的“恶性高热”（malignant fever）。① 这一事件经常被医学史家重复提起。1630 年代，南美的抗疟疾植物金鸡纳树（cinchona，又名耶稣会树皮或金鸡纳树皮）首次被引入欧洲，比康熙帝事件大约早了 60 年。② 正如柯浩德所说，在康熙帝服用金鸡纳之前，对一些患者进行的临床试验显示了“现代早期很多人的实验态度，那时的背景是：许多新药是在远离其来源的环境中开发和试验的”。③ 此外，在康熙帝康复后，他严厉惩罚了三名中国御医，因为他们治疗无效，拖延了其他药物的使用。④ 这种药物和权力相互作用的案例，表明了中国医生和欧洲耶稣会士之间的紧张关系。“欧洲”金鸡纳的胜利，使无效治疗不再是中国医疗实践中的一个普通事件，而是在一定程度上使欧洲医学合法化，并提高了耶稣会士在朝廷中的声誉。

由于渴望得到更多这样的法国耶稣会精英，康熙帝委派白晋作为他和路易十四之间的使者。五年多后，白晋最终将

---

① Joachim Bouvet, *Portrait Historique de l'Empereur de la Chine*, Paris: Estienne Michallet, 1697, pp. 160-162; Charles Le Gobien (ed.), *Lettres Édifiantes et Curieuses, Écrites des Missions Étrangères* (Recueil 7), pp. 217-232.

② Jaime Jaramillo-Arango, 'A Critical Review of the Basic Facts in the History of Cinchona', *Journal of the Linnean Society of London: Botany*, 1949, 53(352): 272-311; Wouter Klein and Toine Pieters, 'The Hidden History of a Famous Drug: Tracing the Medical and Public Acculturation of Peruvian Bark in Early Modern Western Europe (c. 1650-1720)', *Journal of the History of Medicine and Allied Sciences*, 2016, 71(4): 400-421.

③ Harold J. Cook, 'Testing the Effects of Jesuit's Bark in the Chinese Emperor's Court', *Journal of the Royal Society of Medicine*, 2014, 107(8): 326-327.

④ 邹爱莲编《清代起居注册·康熙朝》第 4 册，台北：联经出版公司，2009，第 1981—1985 页。

十名法国耶稣会士带到中国，其中包括巴多明。① 巴多明是第一个把虫草带到法国（应该说是欧洲）的人。

1698 年 10 月 24 日，巴多明和他的船队在澳门停泊，11 月 4 日抵达广州。在广州，白晋得知康熙帝打算从新来的法国耶稣会士中挑选五名留在北京皇宫服务，而其他人则被允许在中国其他地方传教。康熙帝南巡时在镇江金山岛第一次接见了这五名耶稣会士。② 巴多明是在北京定居的人之一，他一直住在那里，直到 1741 年 9 月 29 日去世。③ 在北京期间，巴多明与人合作编译了一本得到官方认可的满文解剖学著作（约 1713 年）。该书主要将丹麦解剖学家托马斯·巴托林（Thomas Bartholin）和法国外科医生皮埃尔·迪奥尼斯（Pierre Dionis）17 世纪末所著的两本医学著作合在一起。④

巴多明迅速掌握了汉语和满语，基于此，他努力让勤奋

① Charles Le Gobien (ed.), *Lettres Édifiantes et Curieuses, Écrites des Missions Étrangères* (Recueil 2), Paris: Nicolas Le Clerc, 1703, pp. 57-59, 119-124; Henri Cordier, *Bibliotheca Sinica* (Vol. 3), Paris: Librairie Orientale & Américaine, 1907, p. 2089.

② Charles Le Gobien (ed.), *Lettres Édifiantes et Curieuses, Écrites des Missions Étrangères* (Recueil 2), pp. 91, 98, 134-136, 144-145; Joseph Dehergne, *Répertoire des Jésuites de Chine de 1552 à 1800*, p. 195.

③ 关于巴多明墓碑上的中文墓志铭，见吴梦麟、熊鹰《北京地区基督教史迹研究》，文物出版社，2010，第 147—148 页。

④ 这本满文译本的副本共八卷，名为 "Ge Ti Ciowan Lu Bithe"（"格体全录"四个字的满语音译），现保存在法国国家自然历史博物馆。Joachim Bouvet and Dominicus Parennin, *Ghé Ti Tchiowan Lou Bithé*, Paris: Muséum National d'Histoire Naturelle, Catalogue No.: MS 2009. 关于欧洲解剖学满文文本现存的不同副本，见 Marta E. Hanson, 'On Manchu Medical Manuscripts and Blockprints: An Essay and Bibliographic Survey', *Saksaha*, 2003, (8): 1-32, 24-26; 高晞：《〈格体全录〉抄本及其流传辨析》，《国际汉学》2022 年第 3 期。

好学、好奇心旺盛的康熙帝熟悉欧洲的几何学、植物学和医学及世界文化。在与康熙帝的一次谈话中，巴多明指出了皇帝对沈阳和北京纬度的错误了解。根据法国耶稣会士沙如玉（Valentin Chalier）的说法，这一事件最终引发了在传教士的领导下绘制整个清朝地图的宏伟项目。[①] 康言（Mario Cams）认为，这一项目从 1708 年持续到 1718 年，融合了欧洲制图和中国制图技术，符合清廷控制和管理广阔领土和边疆的需求。[②] 在清廷与俄国人的外交事务中，巴多明经常担任翻译。[③] 他还曾在清宫西洋学馆（1729—1744）辅导一些有才华的满人学生学习拉丁语，这所学馆旨在为清朝培养满人青年以处理与俄国的外交事务。他的课程后来由法国耶稣会士宋君荣（Antoine Gaubil）接手。[④] 历史学者格雷戈里·阿菲诺格诺夫（Gregory Afinogenov）认为，巴多明及其他在北京的耶稣会士与圣彼得堡的皇家科学院的某些学者之间的私人交

① Jean-Baptiste Du Halde（ed.）, *Lettres Édifiantes et Curieuses, Écrites des Missions Étrangères*（Recueil 26）, Paris: P. G. Le Mercier et Marc Bordelet, 1743, pp. 146−171.

② Mario Cams, 'Not Just a Jesuit Atlas of China: Qing Imperial Cartography and Its European Connections', *Imago Mundi*, 2017, 69（2）: 188 − 201. 另见 Mario Cams, *Companions in Geography：East-West Collaboration in the Mapping of Qing China*（*c. 1685−1735*）, Leiden：Brill, 2017, pp. 86−176。

③ Louis Pfister, *Notices Biographiques et Bibliographiques sur les Jésuites de l'Ancienne Mission de Chine, 1552−1773*（Vol. 1）, pp. 501−517.

④ Anonymous（ed.）, *Lettres Édifiantes et Curieuses, Écrites des Missions Étrangères*（Recueil 31）, Paris: De Hansy le jeune, rue Saint-Jacques, 1774, pp. 1−30; 杨乃济：《清代北京第一所官办的外语学校——雍正七年创办的"西洋学馆"》，《北京史研究通讯》1981 年第 7、8 期；郭福祥：《巴多明与清宫西洋学馆》，《紫禁城》1997 年第 4 期。

流，使俄国有可能通过该科学院对清廷施加影响。① 雍正帝继位后取缔了大主教，因此巴多明有了更多的空闲时间写作。② 他与法国保持联系，向巴黎学者传达了很多关于中国的信息：这是一个充满异国情调且各方面都很有价值的国家。

1723 年，巴多明给巴黎的皇家科学院常任秘书丰特奈尔（Bernard Le Bovier de Fontenelle）写了两封信。詹姆斯·麦克莱伦三世（James E. McClellan Ⅲ）认为，在 18 世纪，这所皇家科学院的成员从法国延伸到远东，是科学和科学研究人员最重要的机构。③ 第一封信是 5 月 1 日在北京写的，主要讲述了他对满语的印象，以及他自己的翻译理论和实践。巴多明在信中附上了他关于欧洲解剖学、医学和物理学的满语翻译，这些最初是为康熙帝准备的。④ 从 10 月 15 日他在北京写的第二封信来看，巴多明在 5 月 1 日给皇家科学院的第一封信中就提到了中国一些"特别的根"，第二封信则是对其进行一些描述。⑤ 在第二封信中，他依次介绍了五种药

---

① Gregory Afinogenov, *Spies and Scholars: Chinese Secrets and Imperial Russia's Quest for World Power*, Cambridge, MA: The Belknap Press of Harvard University Press, 2020, pp. 120-135.

② Jean-Baptiste Du Halde (ed.), *Lettres Édifiantes et Curieuses, Écrites des Missions Étrangères* (Recueil 26), pp. 165-166.

③ James E. McClellan Ⅲ, 'The Académie Royale des Sciences, 1699-1793: A Statistical Portrait', *Isis*, 1981, 72(4): 541-567.

④ Jean-Baptiste Du Halde (ed.), *Lettres Édifiantes et Curieuses, Écrites des Missions Étrangères* (Recueil 17), Paris: Nicolas Le Clerc, 1726, pp. 344-408.

⑤ Jean-Baptiste Du Halde (ed.), *Lettres Édifiantes et Curieuses, Écrites des Missions Étrangères* (Recueil 17), pp. 409-446. 关于第二封信的日期，其公布的版本中未明确说明。Yvonne Grover, 'La Correspondance Scientifique du Père Dominique Parrenin (1665-1741)', in Centre de Recherches Inter-disciplinaire de Chantilly (ed.), *Actes du IIe Colloque International de Sinologie*, Paris: Les Belles Lettres, 1980, pp. 83-99.

材：夏草冬虫（the caterpillar fungus）、三七（Panax notogin-seng）、大黄（Rheum spp.）、当归（Angelica sinensis）和阿胶（donkey-hide gelatin）。[①] 虫草排在最前面，这说明巴多明对虫草的重视。实际上，这是他亲身体验过的五种药材中唯一起作用的药材。但同时他证明了，大黄和阿胶在其他生病的传教士身上起了作用。

尽管巴多明没有解释为什么把虫草送到巴黎，但他被这种药物治愈的经历一定是引起他关注当地有效疗法的一个重要因素。他在第二封信里说，三年前，川陕总督年羹尧把他辖区内和邻近地区的虫草及其他"最奇异的"产品进贡给了皇帝，他还顺道拜访了巴多明。当时，巴多明正好非常虚弱，似乎无法通过任何药物来恢复健康。年羹尧和巴多明在此之前就认识，也许是通过年羹尧的哥哥年希尧认识的。年希尧热衷于欧洲的陶瓷釉技术、数学和透视绘画，与巴多明和其他耶稣会士有过来往。[②] 年羹尧给了巴多明一些虫草，并告诉他如何使用：将5德拉克马（drachmas）虫草放入鸭

---

① 其中一些药物的学名是临时添加的，以便生药学家感兴趣时参考。Michael Heinrich, 'Ethnopharmacology: A Short History of a Multidisciplinary Field of Research', in Michael Heinrich and Anna K. Jäger (eds.), *Ethnopharmacology*, Chichester: Wiley, 2015, pp. 3–9; Andreas Lardos, 'Historical Approaches in Ethnopharmacology', in Michael Heinrich and Anna K. Jäger (eds.), *Ethnopharmacology*, Chichester: Wiley, 2015, pp. 333–341.

② 伊丽：《年希尧的生平及其对艺术和科学的贡献》，《中国史研究》2000 年第 3 期；Elisabetta Corsi, 'Perspectiva Iluminadora e Iluminación de la Perspectiva. La Versión del Arte Occidental de la Perspectiva, de Nian Xiyao (1671–1738) en los Prólogos a la 'Ciencia de la Vision''', *Estudios de Asia y África*, 2001, 36(3): 375–418。

腹中，用文火炖煮；当鸭子煮熟后，拿掉虫草，在之后的八到十天的早上和晚上吃掉鸭子。巴多明照做了，他的食欲终于好了起来，体力也恢复了。于是，他对这个有效且奇怪的"根"产生了进一步的兴趣。正如巴多明所观察到的，"根"看起来很像一条黄色的蠕虫，这就使它的名字合理化了；如果将其暴露在空气中，它会随着时间的推移变黑并腐烂。不过，巴多明说他无法看出它叶子的形状、花的颜色或茎的高度。

显然，巴多明热衷于中国的奇珍异宝，并且具有冒险精神。巴多明对本草的兴趣，将他与在宗教和世俗组织工作的学者群体联系在一起，并使他在后来的一个世纪左右的时间里，一直站在创造一门自觉而独特的现代科学的前沿。正如第二封信里说到的那样，巴多明对这五种药物的认知不仅取决于中国和欧洲的医学文献，还取决于他自己的观察及年羹尧、中国医生、商人所提供的最新信息。可能是从年羹尧和御医那里，他了解到了虫草可以恢复和增加因过度工作或长期疾病而失去的体力；其药效与人参相近；但与人参不同的是，即使经常服用它也不会引起出血。巴多明对法国药剂师皮埃尔·波梅（Pierre Pomet）的《药物通史》（*Histoire Générale des Drogues*）烂熟于心，因此他能够比较欧洲和中国的药学，从而确保其叙述的新颖性和必要性。然而，除了新的全球知识网络，在这一点上，巴多明对中药的观察与汉人对藏药的经验观察几乎没有区别。关于虫草和其他药物跨语言和文化的知识转移，体现了对中欧医学一般公度性（commensurability）

的早期信念。①

在第二封信里，巴多明还详细介绍了自己为确定虫草的地理分布所做的努力。如前一章所述，他获得的相关信息包括虫草在西藏及与西藏相接的四川地区的生长情况；可能作为采购地的湖广的信息。巴多明通过一位在湖广的朋友获得了一些虫草样本。巴多明关于这个小生物的故事，呼应了史蒂文·哈里斯（Steven Harris）对耶稣会海外科学实践的评估，反映了耶稣会士有着"熟识广泛的文化，将当地居民掌握的自然知识（特别是在本草和地理领域）化为己用"的能力。② 18 世纪，在中国的巴多明和其他法国耶稣会士通过陆路（途经圣彼得堡）或海路向法国发送信件、包裹及（药用）植物样本和种子。③ 在第二封信里，巴多明还提到了一些从巴黎到广州的"植物学家"（Botanistes）和"药剂

---

① 韩嵩（Marta Hanson）和吉安娜·波马塔（Gianna Pomata）在研究波兰耶稣会士卜弥格等人在 1682 年印刷的《中医指南》（*Specimen Medicinae Sinicae*）中对中药配方的翻译时讨论了这种公度性。Marta Hanson and Gianna Pomata, 'Medicinal Formulas and Experiential Knowledge in the Seventeenth-Century Epistemic Exchange between China and Europe', *Isis*, 2017, 108(1): 1-25.

② Steven J. Harris, 'Jesuit Scientific Activity in the Overseas Missions, 1540-1773', *Isis*, 2005, 96(1): 71-79, 71.

③ Marie-Pierre Dumoulin-Genest, 'Note sur les Plantes Chinoises dans les Jardins Français du XVIIIe Siècle. De l'Expérimentation à la Diffusion', *Études Chinoises*, 1992, 11(2): 141-158; Marie-Pierre Dumoulin-Genest, 'Itinéraire des Plantes Chinoises Envoyées en France: Voie Maritime - Voie Terrestre Saint-Pétersbourg Ville de Confluence', in Edward J. Malatesta, et al. (eds.), *Echanges Culturels et Religieux Entre la Chine et l'Occident*, San Francisco: Ricci Institute for Chinese-Western Cultural History, 1995, pp. 129-146; Marie-Pierre Dumoulin-Genest, 'Les Plantes Chinoises en France au XVIIIe Siècle: Médiation et Transmission', *Journal d'Agriculture Traditionnelle et de Botanique Appliquée*, 1997, 39(1): 27-47.

师"（Droguistes）。但他怀疑他们能否成功收集到"好的植物"（bonnes plantes），因为这些人无法前往西南省份如广西、云南、四川和贵州，而他认为只有在那些地方才能找到这种植物，而且很长一段时间没有传教士常驻那里。正如巴多明所说的那样，在中国的传教士所能做的就是对"中国草药"（l'Herbier Chinois）进行一些翻译。尽管如此，巴多明还是相信他与巴黎皇家科学院的沟通会让后者了解传教士在中国缺乏什么，以及他们的研究中有什么是无用的。① 巴多明对"好的植物"的地理观点有些武断。例如，法国耶稣会士杜德美（Pierre Jartoux）1709 年 7 月在中国东北接近朝鲜的一个村庄里发现了著名的（可以说是很好的）草药——人参（Panax ginseng）。② 他的报告和猜测（加拿大是另一个潜在产区），导致了之后的十年内发现并商业开发了一个类似的物种，即西洋参（American ginseng）。③

---

① Jean-Baptiste Du Halde (ed.), *Lettres Édifiantes et Curieuses, Écrites des Missions Étrangères* (Recueil 17), pp. 435–437.

② Jean-Baptiste Du Halde (ed.), *Lettres Édifiantes et Curieuses, Écrites des Missions Étrangères* (Recueil 10), Paris: Jean Barbou, 1713, pp. 159–185; Pierre Jartoux, 'The Description of a Tartarian Plant, Call'd Gin-Seng; with an Account of Its Virtues. In a Letter from Father Jartoux, to the Procurator General of the Missions of India and China. Taken from the Tenth Volume of Letters of the Missionary Jesuits, Printed at Paris in Octavo, 1713', *Philosophical Transactions*, 1713, 28(337): 237–247.

③ Christopher M. Parsons, 'The Natural History of Colonial Science: Joseph-François Lafitau's Discovery of Ginseng and Its Afterlives', *The William and Mary Quarterly*, 2016, 73 (1): 37–72; Gianamar Giovannetti-Singh, 'Galenizing the New World: Joseph-François Lafitau's 'Galenization' of Canadian Ginseng, CA 1716-1724', *Notes and Records*, 2021, 75(1): 59–72.

　　1711—1743 年，从未去过中国的法国耶稣会历史学者
杜赫德担任了《耶稣会士中国书简集》（*Lettres Édefiniantes
et Curieuses，Écrites des Missions Étrangères*）的编辑。① 巴多
明的上述两封信于 1726 年出现在这部书信集的第 17 卷中。
这两封信的摘要也出现在 1726 年的《皇家科学院史》
（*Histoire de l'Académie Royale des Sciences*）中。② 后来，杜
赫德 1735 年在巴黎出版了四卷本《中华帝国全志》，其
中引用了巴多明关于虫草的地理、自然历史、药用特性
等方面的文字，并稍做了修改。③ 这部著作将对虫草的介
绍置于中国医学艺术的背景之下。书中还包括一些对
《本草纲目》的选择性翻译，这些文献"一直到 19 世纪，
都被西方学者经常研究和引用"。④ 杜赫德的这部史书在
欧洲很受欢迎。第二年，海牙出现了盗版，伦敦也出现了

---

① 　关于这部巨著的编辑过程，见 Sarah Barthélemy，'Français et Jésuite. *Les
Lettres Édifiantes et Curieuses* de Chine，Entreprise Éditoriale de la Mission
Jésuite Française（1702-1783）'，*Revue d'Histoire Ecclésiastique*，2019，
114（1-2）：224-264。

② 　Anonymous，'Diverses Observations de Physique Generale'，*Histoire de
l'Académie Royale des Sciences*，1726，1：17-20。

③ 　Jean-Baptiste Du Halde，*Description Géographique, Historique, Chronologique,
Politique, et Physique de l'Empire de la Chine et de la Tartarie Chinoise, En-
richie des Cartes Générales et Particulieres de Ces Pays, de la Carte Générale &
des Cartes Particulieres du Thibet, & de la Corée, & Ornée d'un Grand Nombre
de Figures & de Vignettes Gravées en Taille-Douce*（Tome 3），Paris：Chez
P. G. Le Mercier, Imprimeur-Libraire, rue Saint Jacques, au Livre d'Or, 1735，
pp. 490-491. 杜赫德将虫草的中文名称音译为 "Hia Tsao Tong Tchong"，
在正文中也出现了 "Hiao Tsao Tong Tshong"。

④ 　Carla Nappi，*The Monkey and the Inkpot*，p. 144。

英译本。① 不久之后，1738—1741 年出版了一版与 1736 年版竞争的英文译本；1736 年版英文译本的第二版和第三版也分别于 1739 年和 1741 年出版。② 这种日益增加的宣传，无疑会促进讲英语的人传播有关虫草的信息。

在巴多明的晚年，天主教传教士和清廷发生了礼仪之争，最终导致清朝对天主教下达禁令。③ 禁令下达后，很多北京和其他地方的传教士被驱逐到广州或澳门。不过，那些拥有非宗教专业知识、在皇宫里服务的传教士却几乎没受到影响。④

① 关于这些版本对虫草的描述，见 Jean-Baptiste Du Halde, *Description Géographique, Historique, Chronologique, Politique, et Physique de l'Em-pire de la Chine et de la Tartarie Chinoise, Enrichie des Cartes Générales et Particu-lieres de Ces Pays, de la Carte Générale & des Cartes Particulieres du Thibet, & de la Corée; & Ornée d'un Grand Nombre de Figures & de Vignettes Gravées en Taille-Douce* (Tome 3), Haye: Henri Scheurleer, 1736, pp. 607 – 608; Jean-Baptiste Du Halde, *The General History of China* (Vol. 4), Richard Brookes (trans.), London: John Watts, 1736, pp. 41–42。

② 有关竞争性英文译本对虫草的描述，见 Jean-Baptiste Du Halde, *A Description of the Empire of China and Chinese-Tartary, Together with the Kingdoms of Korea, and Tibet: Containing the Geography and History (Natural as well as Civil) of Those Countries* (Vol. 2), John Green and William Guthrie (trans.), London: T. Gardner in Bartholomew-Close, for Edward Cave, 1738-1741, p. 228。

③ 这场礼仪之争主要围绕中国祭孔、祭祖、祭天仪式的世俗性或宗教性展开。David E. Mungello, 'An Introduction to the Chinese Rites Controver-sy', in David E. Mungello (ed.), *The Chinese Rites Controversy: Its History and Meaning*, Nettetal: Steyler Verlag, 1994, pp. 3 – 14; Nicolas Standaert, 'Chinese Voices in the Rites Controversy: The Role of Christian Communi-ties', in Ines G. Županov and Pierre Antoine Fabre (eds.), *The Rites Contro-versies in the Early Modern World*, Leiden: Brill, 2018, pp. 50–67.

④ Yves Mathurin Marie Tréaudet de Querbeuf (ed.), *Lettres Édifiantes et Curieuses, Écrites des Missions Étrangères* (Nouvelle Édition, Tome 23), Paris: Chez J. G. Merigot le Jeune, Libraire, Quai des Augustins, au Coin de la Rue Pavée, 1781, pp. 440-443; 汤开建:《雍正教难期间驱逐传教士至广州事件始末考》,《清史研究》2014 年第 2 期。

1773 年 7 月 21 日，教皇克雷芒十四世敕令镇压耶稣会，导致耶稣会中国使团于 1775 年 11 月 15 日解散。[①] 尽管耶稣会于 1814 年恢复，但自教皇敕令公布后就停止了向中国派遣传教士，直到 1841 年才重新向中国派遣传教士，那年有三名新的耶稣会传教士（均为法国人）抵达中国。[②] 从 18 世纪初到 1840 年代，天主教在中国传教的总体形势不断恶化。这也许在一定程度上解释了为什么虫草传播到法国的历程会被中断。就这个中断现象本身而言，当然既不一定是偶然的，也不一定是不可避免的。[③] 然而可以肯定的是，在耶稣会士的传教事业及他们探索中国当地博物学和医学的背景下，虫草的样本被留在了巴黎皇家科学院。各类彼此联系的因素，包括总督、巴多明本人、御医、巴多明的朋友、信件和样本、跨国信使，以及丰特奈尔，都为 18 世纪初新兴的、全球化的动植物知识的动态产生做出了贡献。

二 走入英国的自然知识网络

在英国女王伊丽莎白一世的晚年岁月中，她给中国的

---

① Henri Cordier, 'La Suppression de la Compagnie de Jésus et la Mission de Peking', T'oung Pao, 1916, 17 (4 - 5): 561 - 623; Ronnie Po-Chia Hsia, 'The End of the Jesuit Mission in China', in Jeffrey D. Burson and Jonathan Wright (eds.), The Jesuit Suppression in Global Context: Causes, Events, and Consequences, Cambridge: Cambridge University Press, 2015, pp. 100-116.

② Paul Rule, 'Restoration or New Creation?: The Return of the Society of Jesus to China', in Robert A. Maryks and Jonathan Wright (eds.), Jesuit Survival and Restoration: A Global History, 1773-1900, Leiden: Brill, 2014, pp. 261-277.

③ 然而，法国驻上海总领事白来尼·蒙马浪（Brenier de Montmorand）收藏的新一批虫草在 19 世纪末再次抵达法国。这批虫草后来在 1870 年 5 月 4 日的巴黎药学会（the Société de Pharmacie de Paris）的会议上作为中药展出。Louis Mialhe, 'Séance de la Société de Pharmacie de Paris du 4 Mai 1870', Journal de Pharmacie et de Chimie, 1870, 11: 489-491, 491.

万历帝写了三封信，意图促进英国在海外的贸易利益。这些信件分别于 1583 年、1596 年和 1602 年发出，但没有一封最终到达目的地。① 1636 年，英国船长约翰·威德尔（John Weddell）根据国王查理一世颁布的皇家贸易法令，率领船队向东方进发。第二年 6 月，他到达澳门；8 月，抵达广州。由于葡萄牙人的干预及他与中国官员之间的沟通问题，威德尔没能建立起直接的中英贸易关系，只能在当年的 12 月带着糖和其他一些商品返回了英国。② 清朝取代明朝后，在清廷 1684 年正式解除海禁前，英国东印度公司在澳门、台湾和厦门与中国人进行过多次贸易。③ 后来，清廷于 1757 年颁布命令，除广州外，其他地方一律不得从事对西洋的海上贸易。④ 这开创了中国对外贸易的"广州体

① Rayne Allinson, 'The Virgin Queen and the Son of Heaven: Elizabeth I's Letters to Wanli, Emperor of China', in Carlo M. Bajetta et al. (eds.), *Elizabeth I's Foreign Correspondence: Letters, Rhetoric, and Politics*, New York: Palgrave Macmillan, 2014, pp. 209-228.

② Hosea B. Morse, *The International Relations of the Chinese Empire* (Vol. 1), London: Longmans, Green, and Co., 1910, p. 51; Hosea B. Morse, *The Chronicles of the East India Company Trading to China* (Vol. 1), Oxford: The Clarendon Press, 1926, pp. 14-30. 关于威德尔，见 John K. Laughton and Trevor Dickie, 'John Weddell', in Henry C. G. Matthew and Brian Harrison (eds.), *Oxford Dictionary of National Biography* (Vol. 57), Oxford: Oxford University Press, 2004, pp. 905-907。

③ Hosea B. Morse, *The Chronicles of the East India Company Trading to China* (Vol. 1), pp. 31-65; 黄国盛：《鸦片战争前的东南四省海关》，福建人民出版社，2000，第 12—39 页；Gang Zhao, *The Qing Opening to the Ocean: Chinese Maritime Policies, 1684-1757*, Honolulu: University of Hawai'i Press, 2013, pp. 57-98。

④ 《清实录》第 15 册，中华书局，1986，第 1023—1024 页；王宏斌：《乾隆皇帝从未下令关闭江、浙、闽三海关》，《史学月刊》2011 年第 6 期。

制"（即"一口通商"）。正如范岱克（Paul A. Van Dyke）所说，该体系于 1842 年条约港口时代开始后才结束。[①] 1689年，英国东印度公司第一艘开往广州的轮船启航；二十多年后，即 1715 年，英国东印度公司在广州建立了一家拥有长期员工的商馆。[②] 直到 1833 年英国东印度公司的垄断结束，共计有 1453 艘次的该公司船只在广州的黄埔港停泊过。[③]

英国东印度公司的贸易网络为苏格兰人詹姆斯·库宁厄姆（James Cuninghame）的采集活动提供了便利。他是第一位将在中国采集到的丰富的植物样本带到英国的欧洲人。他曾两次通过私人贸易船只和英国东印度公司的船只从英国来到中国。在他英年早逝之前，分别在厦门岛（1698—1699）和舟山岛（1700—1703）为博物学爱好者，如詹姆斯·皮特弗（James Petiver）和汉斯·斯隆（Hans Sloane）收集动植物标本。[④] 然

① Paul A. Van Dyke, *The Canton Trade: Life and Enterprise on the China Coast, 1700‒1845*, Hong Kong: Hong Kong University Press, 2007, pp. xiv, 5‒33. 1842 年，清朝与英国签订了《南京条约》，其中规定开放五个沿海港口（广州、福州、厦门、宁波和上海）与英国通商。Order of the Inspector General of Customs, *Treaties, Conventions, etc., between China and Foreign States*, p. 108.

② Hosea B. Morse, *The International Relations of the Chinese Empire* (Vol. 1), pp. 53, 64‒65; Hosea B. Morse, *The Chronicles of the East India Company Trading to China* (Vol. 1), pp. 78‒84.

③ Emily Erikson, *Between Monopoly and Free Trade: The English East India Company, 1600‒1757*, Princeton: Princeton University Press, 2014, pp. 139‒143.

④ Charles E. Jarvis and Philip H. Oswald, 'The Collecting Activities of James Cuninghame FRS on the Voyage of *Tuscan* to China (Amoy) Between 1697 and 1699', *Notes and Records*, 2015, 69 (2): 135‒153; Charles Jarvis, 'The Chinese Tallow Tree: From Asset in Asia to Curse in Carolina', in Adriana Craciun and Simon Schaffer (eds.), *The Material Cultures of Enlightenment Arts and Sciences*, London: Palgrave Macmillan, 2016, pp. 191‒193.

而，他并没有描述过虫草。在"广州体制"时期，英国东印
度公司加强了对印度次大陆部分地区的统治，[①] 经历了工业
革命的大英帝国也将重心从加勒比海转移到了印度洋。[②] 马戛
尔尼（George Macartney）和阿美士德（William Pitt Amherst）
分别于 1793 年和 1816 年率领英国使团赴北京。他们没有达到
扩大中英贸易的目的。[③] 不过，使团在一定程度上促进了两
个帝国之间的科学交流。[④] 尽管清廷挫败了英帝国的贸易野
心，但在整个 19 世纪，广州和后来发展起来的香港都是重
要的国际转运中心，来自中国、英国和其他国家的人、物和
信息在那里汇集到了一起。

[①] Philip J. Stern, *The Company-State: Corporate Sovereignty and the Early Modern Foundations of the British Empire in India*, New York: Oxford University Press, 2011; Huw V. Bowen, 'Britain in the Indian Ocean Region and Beyond: Contours, Connections, and the Creation of a Global Maritime Empire', in Huw V. Bowen et al. (eds.), *Britain's Oceanic Empire: Atlantic and Indian Ocean Worlds, c. 1550–1850*, Cambridge: Cambridge University Press, 2012, pp. 45–65.

[②] Eric Williams, *Capitalism and Slavery*, Chapel Hill: The University of North Carolina Press, 1994, p. 123.

[③] George Staunton, *An Authentic Account of an Embassy from the King of Great Britain to the Emperor of China* (Vol. 2), London: W. Bulmer and Co., 1797, pp. 250–346; Clarke Abel, *Narrative of a Journey in the Interior of China, and of a Voyage to and from that Country, in the Years 1816 and 1817*, London: Longman, Hurst, Rees, Orme, and Brown, 1818, pp. 92–129.

[④] John L. Cranmer-Byng and Trevor H. Levere, 'A Case Study in Cultural Collision: Scientific Apparatus in the Macartney Embassy to China, 1793', *Annals of Science*, 1981, 38(5): 503–525; Roberta E. Bivins, *Acupuncture, Expertise and Cross-Cultural Medicine*, New York: Palgrave, 2000, pp. 18–28, 41–45, 100–103; Simon Schaffer, 'L'Inventaire de l'Astronome: Le Commerce d'Instruments Scientifiques au XVIIIe Siècle (Angleterre-Chine-Pacifique)', *Annales: Histoire, Sciences Sociales*, 2005, 60(4): 791–815; Simon Schaffer, 'Instruments as Cargo in the China Trade', *History of Science*, 2006, 44(2): 217–246.

贸易促进了西方医生、博物学家和传教士来到 19 世纪的中国。从 1775 年到 1834 年，有 13 名英国医生在英国东印度公司的广州商馆里工作。其中，外科医生亚历山大·皮尔逊（Alexander Pearson）于 1805 年成功地为澳门的一些华人接种了来自马尼拉的詹纳牛痘疫苗。不久后，此法便在广州得到了推广，牛痘比中国人痘要安全得多。^① 另一位英国东印度公司的外科医生约翰·利文斯通（John Livingstone）在 1820 年透露，他的传教士朋友马礼逊（Robert Morrison）慷慨地为他购买了一个拥有 800 卷中国医学书籍的图书馆和各种各样的中药，以满足他对中药的兴趣，成就了其对欧洲药典的潜在贡献。利文斯通本人在澳门的莫里森诊所（Morrison's Dispensary）与一名中国医生合作过，因此能够观察到中医的医疗实践。欧洲医学和中国医学都在这个药方内取得了成功。最后，他总结道："他们（即中国人）和我们都有很多有用的信息可以互通。"^② 1817 年，利文斯通当选为伦敦园艺学会的通讯员。^③ 他偶尔会在该学会会刊上讨论中国植物和园艺等问题，^④

---

① Alexander Pearson, 'Vaccination', *The Chinese Repository*, 1833, 2(1): 35-41; 苏精：《西医来华十记》，台北：元华文创股份有限公司，2019，第 1—46 页。

② Eliza Morrison, *Memoirs of the Life and Labours of Robert Morrison* (Vol. 2), London: Longman, Orme, Brown, Green, and Longmans, 1839, pp. 20-24.

③ John Livingstone, 'Account of a Method of Ripening Seeds in a Wet Season; With Some Notices of the Cultivation of Certain Vegetables and Plants in China', *Transactions of the Horticultural Society of London*, 1820, 3: 183-186.

④ John Livingstone, 'Observations on the Difficulties which Have Existed in the Transportation of Plants from China to England, and Suggestions for Obviating Them', *Transactions of the Horticultural Society of London*, 1820, 3: 421-429; John Livingstone, 'Account of the Method of Dwarfing Trees and Shrubs, as Practised by the Chinese, Including Their Plan of Propagation from Branches', *Transactions of the Horticultural Society of London*, 1822, 4: 224-231.

并将植物样本和种子送往英国。① 苏格兰植物学家约翰·劳顿（John Loudon）在其书中写道：利文斯通在 1830 年之前就将美国的木兰树（Magnolia grandiflora）引入了澳门。② 皮尔逊、马礼逊和利文斯通是早期和关键的非官方参与者之一，他们拓宽了中英医学和博物学的联系。约翰·里夫斯（John Reeves）是另一位为英国东印度公司服务的博物学家，他为虫草在英国人中传播做出了重要的贡献。

囿于约翰·里夫斯与英国自然主义者之间的虫草

詹姆斯·雷尼（James Rennie）和约翰·韦斯特伍德（John Westwood）合著的昆虫学著作《昆虫自然史》为读者提供了以下描述。

> 在中国发现了一种几何幼虫（geometrical larva），在它的头部长出了长而粗的茎；茎大约有两英寸又 1/4 长，而昆虫本身的长度则不到一英寸半……中国人认为这是夏季的植物，到了冬天，它的茎会死亡，根则变成了蠕虫……然而，当剖开幼虫的身体时，我们发现，真

---

① Emil Bretschneider, *History of European Botanical Discoveries in China* (Vol. 1), London: Sampson Low, Marston and Co., 1898, pp. 266-268.

② John C. Loudon, *Arboretum et Fruticetum Britannicum* (Vol. 1), London: Printed for the Author and Sold by Longman, Orme, Brown, Green, and Longmans, 1838, p. 177. 然而，劳顿提到的原始文章没有提到利文斯通，只是提到了澳门的一位"比尔（Beale）先生"。John Reeves, 'American Magnolias in China', *The Gardener's Magazine*, 1835, 11: 437-438. 鉴于这篇文章出现在劳顿编辑的《园丁杂志》（*The Gardener's Magazine*）上，他可能删减了里夫斯的原稿，并删除了有关利文斯通的信息。

菌的根完全占据了从头部到另一端的整个内部。①

英国昆虫学的发展，为外来昆虫样本的涌入创造了有利的环境。英国昆虫学家、伦敦昆虫学会（the Entomological Society of London）创始成员韦斯特伍德②在 1838 年表示："我们确实陆续收到了来自中国的大量昆虫（样本），这些主要是在广州的商行里购买的。"③ 显然，韦斯特伍德、雷尼在 1835 年之前就已经看到并检查了虫草的样本。

尽管书中没有说到样本的来源，但韦斯特伍德在 1841 年 3 月 1 日举行的伦敦昆虫学会会议上的发言提供了线索。这次会议由英国博物学家威廉·桑德斯（William Saunders）主持。在会议上，韦斯特伍德展示了"一些中国幼虫的干制标本：从每只幼虫的颈部后部都产生了一种细长的真菌，是昆虫身体的两倍长"。韦斯特伍德强调，这种名为"夏草冬虫"（Hea Tsang Taong Chung）的东西"在中国被视为一种非常有效的药物"。他还谈到了一位"里夫斯先生"（Mr. Reeves），这位先生从广州向伦敦林奈学会（the Linnean Society of London）转交了一些虫草样本。可能是根据里夫斯的信息，韦斯特伍德报告说：这种虫草被捆成小捆带到广州，"每捆大约有十几条"，而在广州，

---

① James Rennie and John O. Westwood, *The Natural History of Insects* (Vol. 2), London: John Murray, 1835, pp. 299-300.

② Anonymous, 'List of Members', *Transactions of the Entomological Society of London*, 1836, 1: xxix - xxxiv; Yolanda Foote, 'John Obadiah Westwood', in Henry C. G. Matthew and Brian Harrison (eds.), *Oxford Dictionary of National Biography* (Vol. 58), pp. 318-319.

③ John O. Westwood, *Natural History of the Insects of China*, London: Robert Havell, 1838, p. i.

它"更为人所知的名字是冬虫夏草（Ting Ching Hea Tsam）"。[①]
这两种拼写实际上表示了当地方言中"夏草冬虫"和"冬虫
夏草"的发音。考虑到韦斯特伍德早在 1827 年 5 月 1 日就被
选为伦敦林奈学会会员，[②] 他所拥有的样本可能来自该学会，
也可能直接来自十年前获得该学会会员资格的里夫斯。

　　上述的"里夫斯先生"，指的就是英国博物学家约翰·
里夫斯。马丁·里克斯（Martyn Rix）认为他为"19 世纪
初的中国动植物知识做出了最大贡献"。[③] 1808 年，里夫斯
进入英国东印度公司，在英国茶叶稽查办公室任职。四年
后，他被任命为该公司广州商馆的助理稽查员，随后成为
茶叶的首席稽查员。除了 1816 年和 1824 年的两次回家之
旅，里夫斯 1812—1831 年一直待在广州或澳门。[④] 在中
国，里夫斯闲暇的时候"致力于调查中国的资源，并致
力于研究各种科学分支。他的主要目标是获取该国自然
产物的样本，尤其是那些注定有用或具有观赏性的样本，
并将其传播到英国，传播给那些能将样本付诸实用的个
人或学会"。[⑤] 1817 年 4 月 15 日，里夫斯当选为伦敦林奈学

① William W. Saunders, 'March 1st. – W. W. Saunders, Esq., F. L. S., President, in the Chair', *Journal of Proceedings of the Entomological Society of London*, 1841, 1: 22-26.

② Linnean Society of London, *List of the Linnean Society of London*, London: Linnean Society of London, 1827, p. 12; Linnean Society of London, *List of the Linnean Society of London*, London: Linnean Society of London, 1855, p. 18.

③ Martyn Rix, *The Golden Age of Botanical Art*, Chicago: The University of Chicago Press, 2013, p. 161.

④ Fa-ti Fan, 'John Reeves', in Henry C. G. Matthew and Brian Harrison (eds.), *Oxford Dictionary of National Biography* (Vol. 46), pp. 352-353.

⑤ Anonymous, 'Obituary: John Reeves', *Journal of the Proceedings of the Linnean Society: Zoology*, 1857, 1: xliii-xlv, xliv.

会会员。① 在澳门期间，里夫斯和他的儿子约翰·拉塞尔·里夫斯（John Russell Reeves）及牧师乔治·哈维·瓦谢尔（George Harvey Vachell）共同创建了"中国大英博物馆"（British Museum in China，1829-1834）。② 由于李维斯在 1831 年退休，然后最终返回英国，他的虫草标本肯定在这年之前就发往英国了。

在里夫斯的时代，西方人对中国的植物越来越着迷。1834 年 6 月，美国传教士卫三畏（Samuel W. Williams）抵达中国后不久，便在广州发表评论称："每年运往欧洲和美国的植物数量相当可观，而且需求日益增加。"③ 里夫斯本人热衷于将他在中国收集到的标本、种子和活的植物送往英国，同时与英国博物学家及一些学会进行通信往来，如约瑟夫·班克斯（Joseph Banks）和伦敦园艺学会。④ 鉴于里夫斯在引进中国植物方面做出了巨大的贡献，英国植物学家约翰·林德利（John Lindley）1827 年用里夫斯的名字命名了一个植物的属，即"里夫斯属"。⑤ 至少从 18 世纪末开始，英国东印度公司就开始收集和购买外来物种的图纸，这些经济和

① Linnean Society of London, *List of the Linnean Society of London*, London: Linnean Society of London, 1855, p. 15.

② Rogério Miguel Puga, ' The First Museum in China: The British Museum of Macao (1829 – 1834) and Its Contribution to Nineteenth-Century British Natural Science', *Journal of the Royal Asiatic Society*, 2012, 22(3-4): 575-586.

③ Samuel W. Williams, ' Natural History of China', *The Chinese Repository*, 1834, 3(2): 83-89, 86.

④ Emil Bretschneider, *History of European Botanical Discoveries in China* (Vol. 1), pp. 256-263; Euan H. M. Cox, *Plant-Hunting in China: A History of Botanical Exploration in China and the Tibetan Marches*, London: Collins, 1945, pp. 52-59.

⑤ John Lindley, ' An Account of a New Genus of Plants Called Reevesia', *The Quarterly Journal of Science, Literature, and Art*, 1827, 2: 109-112.

药用植物可以为公司带来很大的利润；同时，公司为博物学家及其员工在东方的收集活动提供支持。[1] 伦敦园艺学会也强调了这种关于异国情调的可视化信息。学会要求里夫斯发送中国观赏植物的彩色图纸，以便选择适合种植在英国花园的植物。[2] 现在人们发现，里夫斯向英国发送了 2000 多幅由中国画者绘制的博物图，这些绘图是在他的监督下进行的。[3]

---

[1] James Main, ' Reminiscences of a Voyage to and from China, in the Years 1792-3-4 (To Be Continued)' , *The Horticultural Register*, 1836, 5: 62-67; Kwa Chong Guan, ' Drawing Nature in the East Indies: Farming Farquhar's Natural History Drawings' , in Laura Dozier (ed.), *Natural History Drawings: The Complete William Farquhar Collec-tion, Malay Peninsula 1803-1818*, Singapore: Editions Didier Millet, 2010, pp. 316-327; Khyati Nagar, ' Between Calcutta and Kew: The Divergent Circulation and Production of *Hortus Bengalensis and Flora Indica*' , in Bernard Lightman et al. (eds.), *The Circulation of Knowledge Between Britain, India and China*, Leiden: Brill, 2013, pp. 153-178.

[2] Letter from John Livingstone to Sir William Jackson Hooker, from Canton, 24 December 1823, Archives of the Royal Botanic Gardens, Kew, Directors' Correspondence 43/13; John Lindley, ' Report Upon the New or Rare Plants Which Have Flowered in the Garden of the Horticultural Society at Chiswick' , *Transactions of the Horticultural Society of London*, 1826, 6: 62-100, 80; Felix E. Fritsch, ' President's Reception' , *Proceedings of the Linnean Society of London*, 1953, 164(1): 42-47.

[3] Peter J. P. Whitehead, ' The Reeves Collection of Chinese Fish Drawings' , *Bulletin of the British Museum (Natural History): Historical Series*, 1969, 3 (7): 191-233; Peter J. P. Whitehead and Phyllis I. Edwards, *Chinese Natural History Drawings: Selected from the Reeves Collection in the British Museum*, London: Trustees of the British Museum (Natural History), 1974; Judith Magee, *Chinese Art and the Reeves Collection*, London: Natural History Museum, 2011; Kate Bailey, *John Reeves: Pioneering Collector of Chinese Plants and Botanical Art*, New York: ACC Art Books, 2019, pp. 11-42, 107-120. 关于里夫斯对中国物种科学绘图的分析，见 Fa-ti Fan, *British Naturalists in Qing China: Science, Empire, and Cultural Encounter*, Cambridge, MA: Harvard University Press, 2004, pp. 49-57。

不幸的是，这些画里没有出现虫草。

里夫斯可能是受朋友利文斯通的影响，对中药产生了兴趣。马礼逊在编纂汉语词典时曾就植物学问题咨询过里夫斯。① 里夫斯在 1821 年 5 月根据李时珍的《本草纲目》制作了一个"本草索引"。该索引很快被引入 1822 年出版的马礼逊词典的第三部分"植物学"条目。② 这也说明了中国本草著作的植物学价值。里夫斯 1826 年 3 月 7 日在广州写了一篇文章，1828 年在伦敦发表。他回忆道："中国人几乎和吃食物一样喜欢吃药，因此药物的消费几乎是无法估量的，而药物贩子主要是一些有钱人。"此外，在第二年他观察到："金黄多足蕨"（Polypodium aureum，或 Scythian lamb）的根部"不仅因为它们奇特的外表，而且因为它们身上的金色绒毛"而被出售，中国人将其用作"一种止血药"，因此一定数量的根"被带回英国，因为在英国也有类似的用途"。③ 显然，奇异的外表和药用特性都促进了这些根在人类社会中的流动。

---

① Robert Morrison, *A Dictionary of the Chinese Language* (Part 1, Vol. 1), Macao: The Honorable East India Company's Press, 1815, p. 707; Robert Morrison, *A Dictionary of the Chinese Language* (Part 3), Macao: The Honorable East India Company's Press, 1822, pp. vi, 172–174.

② Robert Morrison, *A Dictionary of the Chinese Language* (Part 3), pp. 48–49. 另见' Chinese Botany', *The Chinese Repository*, 1833, 2 (5): 225–230, 226; Eliza Morrison, *Memoirs of the Life and Labours of Robert Morrison* (Vol. 2, Appendix 9), London: Longman, Orme, Brown, Green, and Longmans, 1839, pp. 30–31。

③ John Reeves, ' An Account of Some of the Articles of the Materia Medica Employed by the Chinese', *Transactions of the Medico-Botanical Society of London*, 1828, 1(2): 24–27, 25.

里夫斯对中药的关注甚至影响了虫草在英国的流通。1843 年 3 月 1 日，英国药学会（the Pharmaceutical Society of Great Britain）名誉会员、英国生药学家乔纳森·佩雷拉（Jonathan Pereira）在伦敦出版的《药学杂志与汇刊》（*The Pharmaceutical Journal and Transactions*）上发表了一篇关于"夏季植物冬季虫"的文章。[①] 这篇文章的受众是药学会成员，旨在介绍虫草，说它是"一种非凡而有趣的天然产物"，虫草"在中国作为一种本草，受到高度重视"。佩雷拉写道：

> 中国人似乎认为，这种东西在一个季节是动物，在另一个季节就成了蔬菜……里夫斯先生（我还欠他一些标本）告诉我，它在广州的方言中更为人所知的是"Tong chong ha cho"，意思是"冬虫夏草"……里夫斯先生表示，虫草被捆成一捆带到广州，每捆大约有十几条。每条大约有三英寸（误差很小）长。大约有一半是惯常的圆柱形的蠕虫，颜色为浅黄褐色……大英博物馆动物系的道布尔迪（Doubleday）先生极其仔细地检查了里夫斯先生给我的一只非常完美的幼虫，他认为这种昆虫是地老虎属（Agrotis）的一种。[②]

---

① 有关佩雷拉在学会的会员资格，见 Pharmaceutical Society of Great Britain, 'List of the Founders of the Pharmaceutical Society of Great Britain, 1841', *Pharmaceutical Journal and Transactions*, 1842, 1(7): 363–386, 363。

② Jonathan Pereira, 'Notice of a Chinese Article of the Materia Medica, Called 'Summer-Plant-Winter-Worm'', *Pharmaceutical Journal and Transactions*, 1843, 2(9): 591–594.

里夫斯与佩雷拉的接触说明，前者已经认识到虫草对欧洲草药的潜在价值。他对虫草中文名称的解释，显示了虫草在广州更受欢迎的叫法及其转化能力。里夫斯对虫草捆绑形式的描述，与韦斯特伍德两年前的描述几乎相同，由此推断，是里夫斯为韦斯特伍德提供了信息。由于佩雷拉对一个标本和一捆虫草（用两根绳子绑着）的精心绘图，当代读者才有机会在视觉上了解19世纪初中国这种商品化的天然产品的实际外观。然而，里夫斯似乎没有试图追踪或仍然不确定其地理起源。但我们知道，即使他愿意，他也不能越过广州前往其起源地，例如四川，因为在1858年签署中英《天津条约》之前，欧美人被禁止进入中国内地。①

里夫斯的一些虫草标本流入了大英博物馆，然后又流入了英国皇家植物园。1843年，英国真菌学创始人迈尔斯·伯克利（Miles Berkeley）发表了他对一些虫生物种的分类学研究，包括他自己鉴定为中华球果菌（Sphaeria Sinensis）的虫草。② 这种菌是根据里夫斯收集的、保存在大英博物馆的标本绘制并描述的。伯克利写道："它是用丝绸捆成小捆出售的，我看到过好些了。"③ 然而，伯克利将其产地笼统记录为中国，这再次表明里夫斯对其具体来源并不熟悉。1879年，伯克利无条件地向邱园赠送了他收藏的

---

① Order of the Inspector General of Customs, *Treaties, Conventions*, etc. , *between China and Foreign States*, p. 162.

② Geoffrey C. Ainsworth, 'British Mycologists: 1. M J Berkeley (1803–89)', *Mycologist*, 1987, 1(3): 126.

③ Miles J. Berkeley, 'On Some Entomogenous Sphaeriae', *The London Journal of Botany*, 1843, 2: 205–211.

超过 11000 种真菌，其中 4866 种是他自己描述过的种类。① 伯克利的藏品现在存放在邱园的真菌标本馆，里面有五个虫草标本，附在植物标本的图纸上，上面印着 1879 年字样。

虫草所激发的科学网络不仅限于这些博物学家、著名的学术机构和学会，有时还会在英国意外地传播到名不见经传的人那里。1850 年，来自贝尔法斯特附近斯特兰米尔斯（Stranmillis）的"肖特先生"（Mr. Short）发表了一些关于"两种植物"的评论。在他看来，这两种植物可能比植物界的其他植物"更非凡""两者都是奇迹"，其中一种就是虫草。肖特说："我所拥有的这种罕见真菌的标本是里夫斯先生带到英国的。"但肖特并不是直接从里夫斯那里得到这个标本。在文章的最后，他写道："不得不提的是，我要感谢……柴郡阿什顿海斯（Ashton Hays）的史密斯牧师（Rev. Smith），他为我提供了中国的标本。"② 这位"史密斯牧师"是英国神职人员杰拉德·史密斯（Gerard

---

① George Massee, 'Redescriptions of Berkeley's Types of Fungi', *The Journal of the Linnean Society: Botany*, 1896, 31 (218): 462 – 525, 462. 另见 Joseph D. Hooker, *Report on the Progress and Condition of the Royal Gardens at Kew, during the Year 1878*, Kew: Royal Botanic Gardens, Kew, 1878, p. 52; George Massee, 'Miles Joseph Berkeley, 1803 – 1889', in Francis W. Oliver (ed.), *Makers of British Botany*, Cambridge: Cambridge University Press, 1913, pp. 225–232, 231–232。

② Short, 'Remarks on *Sphaeria robertsi* and *S. sinensis*', *The Floricultural Cabinet, and Florists' Magazine*, 1850, 18: 200–202. 在这篇文章中，"肖特先生"提到了他从新西兰收集的大量藏品。此人可能是托马斯·肖特（Thomas Short）。他"从 1836 年开始在新西兰采集植物"。Ray Desmond, *Dictionary of British and Irish Botanists and Horticulturalists*, London: The Natural History Museum, 1994, p. 625.

Smith），他于 1849—1853 年担任柴郡阿什顿海斯的常任助理牧师，1854—1871 年担任德比郡阿什本（Ashbourne）奥斯马斯顿（Osmaston）的教区牧师。史密斯痴迷于植物学，在业余时间收集标本并进行植物学研究。他的植物标本在他去世后移交给了诺丁汉大学学院（今诺丁汉大学）。① 目前尚不清楚史密斯是如何从里夫斯那里获得这种虫草的。但早在 1829 年，他们之间就有了联系。那年，史密斯发表了一篇关于南肯特郡（South Kent）一些显花（Phaenogamous）植物的分类学文章，当时在澳门的里夫斯是该刊物的订户。②

无论是在 19 世纪还是在今天，里夫斯最有名的是为英国收购了大量中国植物。相比之下，在英国东印度公司的茶叶贸易中，他的贡献似乎可有可无。经他之手并来到英国的虫草及许多其他物种，与该公司自己收集的亚洲博物学藏品几乎没有直接联系。然而，如果没有英国东印度公司的贸易网络，里夫斯就不会拥有如今的名声。这些贸易网络为英国和中国之间的人员、物品和信息交流提供了便利。此外，正如范发迪所述，里夫斯在博物学方面的成就很大程度上得益于当地中国人的帮助。③ 范发迪对科学帝国

---

① 关于史密斯牧师的生平、植物标本收藏和植物学研究，见 George S. Boulger and Alexander Goldbloom, 'Gerard Edwards Smith', in Henry C. G. Matthew and Brian Harrison (eds.), *Oxford Dictionary of National Biography* (Vol. 51), p. 148。

② Gerard E. Smith, *A Catalogue of Rare or Remarkable Phaenogamous Plants, Collected in South Kent*, London: Longman, Rees, Orme, Brown and Green, 1829, p. 5.

③ Fa-ti Fan, *British Naturalists in Qing China*, pp. 21 - 25, 28 - 30, 34 - 38, 43 - 57.

主义的解析，丰富了我们对英国的研究及对中英鸦片战争后英帝国扩张的理解。① 但在里夫斯前往广州后的 20 年里，西方博物学家不可能以合法的名义进入中国广阔的内陆地区。那时，英帝国在中国的存在也微乎其微。当美国医疗传教士伯驾在里夫斯最后一次返回英国的三年后抵达广州时，情况依然如此。② 里夫斯的虫草收藏不仅很难体现科学帝国主义，而且科学帝国主义的理论也尚未扩散到 19 世纪初的中国社会。

从广州到伦敦，虫草漂洋过海经历了很长一段旅程。长途跋涉之后，它仍然具有吸引力，并在不同的人和地方之间传播，成为兴盛的维多利亚博物学物品和视觉文化的一部分。这种小生物体的传播并没有直接体现里夫斯经济方面的问题，但显示了他对博物学具体实践的兴趣，以及他对虫草医学价值的认识。在里夫斯的标本进入英国社会之前，英国人已经掌握了一些关于虫草的中国信息。

詹姆斯·霍姆和亨利·弗雷温的样本与医学问题

英国人詹姆斯·霍姆（James Home）收集了虫草样本。他于 1810 年加入皇家海军，1837 年 12 月 5 日晋升为上尉，在 1841—1846 年参加了中英鸦片战争及之后的军事行动，

---

① Fa-ti Fan, *British Naturalists in Qing China*, pp. 4, 83-89.

② Elias R. Beadle, *The Sacredness of the Medical Profession*, Philadelphia: James S. Claxton, 1865, p. 22.

当时他是北极星号（the North Star）的船长。① 霍姆曾向英国皇家外科医学院（the Royal College of Surgeons of England）的博物馆赠送了"一系列冬虫夏草（Sphaeria Sinensis，Berk）的样本，它们用丝绸捆成一捆，是在广州市场上出售的"。可能是根据霍姆的信息，该博物馆表示："它们被用于医疗，用于因过度劳累或疾病导致的人体系统功能下降。"② 这一关于虫草的诊断重点完全在医学上。霍姆将样本送往学院，也表明了他对其潜在药用价值的认识。

几十年后的 1886 年，都柏林的"伊瓦茨"（E. B. Ivatts）当着都柏林哲学俱乐部成员的面，朗读了一篇关于虫草对自己身体影响的文章。他进行自我实验的动机，源于 1877 年前后读到一篇关于该生物的文章，这篇文章来源未知。他被"其半动物和半植物的名声"所吸引，并且"推测了一种理论，即使不是全部，大多数寄生植物也可能对雄性或雌性生殖系统有特殊的亲和力"。因此，他通过一位朋友与"弗雷温

① 关于霍姆的生平和航海生涯，见' Obituary: Capt. Sir Jas. Everard Home, Bart. '，*The Gentleman's Magazine and Historical Review*，1854，41（4）：423；Eric J. Godley，' Captain Sir James Everard Home（1798–1853）'，*New Zealand Botanical Society Newsletter*，2010，（100）：16–19。关于他的藏品和标本，见 Emil Bretschneider，*History of European Botanical Discoveries in China*（Vol. 1），p. 362；William H. Flower，*Catalogue of the Specimens Illustrating the Osteology and Dentition of Vertebrated Animals, Recent and Extinct, Contained in the Museum of the Royal College of Surgeons of England*（Part 1），London: Printed for the College，1879，p. 205。

② Royal College of Surgeons of England，*Catalogue of the Contents of the Museum of the Royal College of Surgeons of England*（Part 1），London: Taylor and Francis，1860，p. 23. 例见 Royal College of Surgeons of England，*Synopsis of the Contents of the Museum of the Royal College of Surgeons of England*，London: Taylor and Francis，1865，p. 7。

先生"通信。弗雷温居住在中国的汕头，他获得了一些虫草，并给伊瓦茨寄了一些。① "寄生的"（parasitic）一词，表明了一种与中国社会普遍存在的转化理论明显不同的认识论理解。

　　伊瓦茨是顺势疗法（homeopathy）的执业医生。他在这一医学分支杂志上的一篇文章中提供了他的地址——"都柏林，菲布斯伯勒（Phibsborough）路 21 号"。② 这个地址与哈罗德·埃德蒙·伊瓦茨（Harold Edmund Ivatts）提供给大不列颠及爱尔兰化学研究所（the Institute of Chemistry of Great Britain and Ireland）的地址相同。他 1889 年在那里上学，③ 1897 年被录用为研究员。④ 根据一些档案资料，哈罗德·埃德蒙·伊瓦茨的父亲是埃德蒙·巴克尔特·伊瓦茨（Edmund Bachelor Ivatts）。⑤ 后者是一名火车站站长，也

①　E. B. Ivatts, 'Torrubia Sinensis', *The New York Medical Times*, 1886, 14(5): 137-138. 这篇文章的概要另见 'Clinic of the Month: Torrubia Sinensis', *The Practitioner*, 1886, 37(10): 290。

②　E. B. Ivatts, 'Homoeopathy and the Potato Disease', *The Homoeopathic World*, 1874, 9(101): 125-126.

③　'Fellows and Associates Recently Elected', *Proceedings of the Institute of Chemistry of Great Britain and Ireland*, 1889, (3): 69-71, 71. 在此文献中，他的地址是"21, Phibsboro [ugh] Road, Dublin"。

④　Richard B. Pilcher, *The Institute of Chemistry of Great Britain and Ireland: Register of Fellows, Associates, and Students*, London: The Institute, 1905, p. 30.

⑤　关于埃德蒙·巴克尔特·伊瓦茨和哈罗德·埃德蒙·伊瓦茨之间的关系，见 The National Archives, Kew, England, *Census Returns of England and Wales*, 1901, Class RG 13, Piece 481, Folio 150, Page 34. 关于埃德蒙·巴克尔特·伊瓦茨的死亡和婚姻，见 General Register Office, *England & Wales, Civil Registration Death Index, 1837-1915*, London, England: General Register Office, Page 375; General Register Office, *England & Wales, Civil Registration Marriage Index, 1837-1915*, London, England: General Register Office, 1862, Vol. 1a, Page 242; 1904, Vol. 1a, Page 2。

是 1885 年出版的一本关于铁路管理的书的作者。① 他应该和前面提到的 "E. B. Ivatts" 是同一个人。"Frewin 先生" 是英国人亨利·弗雷温（Henry Frewin）。在 1908 年出版的一本关于中国通商口岸的书中，有关于他海外生活的描述。

> 亨利·弗雷温船长（CAPTAIN HY. FREWIN）是在汕头最年长的外国居民，也是该地区的贸易先驱。他的职业生涯丰富多彩、引人入胜。1830 年，他出生于伦敦，14 岁时出海，多年来在印度和中国海域进行贸易。作为胜索斯特里奥号（Sesostrio）护卫舰的炮手，他在 1852—1853 年的缅甸战争中经历了很多场战斗，并被授予银质奖章。现在他从事检验船只的工作，过着平静的退休生活。他是一名素食主义者，而且生活也很简单，他把自己的长寿归因于这两点。他已婚，育有一子一女。②

19 世纪末的一些中国名录里记录了弗雷温在汕头当领航员或验船员的身份，③ 或在该地拥有 "弗雷温公司" 的商人

---

① Edmund B. Ivatts, *Railway Management at Stations*, London: McCorquodale & Co. , 1885.

② Arnold Wright (ed.), *Twentieth Century Impressions of Hongkong, Shanghai, and Other Treaty Ports of China*, London: Lloyd's Greater Britain Publishing Company, 1908, pp. 835-836.

③ The Daily Press Office, *The Chronicle & Directory for China, Japan, & the Philippines*, Hong Kong: The ' Daily Press' Office, 1869, p. 199; The Daily Press Office, *The Chronicle & Directory for China, Japan, & the Philippines*, Hong Kong: The ' Daily Press' Office, 1875, p. 97.

身份。① 他的商业伙伴之一是英国商人爱德华·赫顿（Edward Herton）。根据记录，赫顿 1881 年居住在汕头，当时拥有一艘在香港港注册的 415 吨排水量的英国蒸汽船。② 1905 年 6 月 3 日，弗雷温在汕头写了一封信，信中说："我今年 75 岁，自 1858 年以来一直住在汕头，自那时起到 1899 年，我一直从事领航员的工作。"③ 众所周知，《天津条约》首次正式规定潮州对美、英、法开放，④ 后来于 1860 年 1 月 1 日正式施行汕头开埠。⑤ 弗雷温在汕头居住期间，显然仍然与中国以外的朋友和其他人保持着商业或私人联系，这就确保了伊瓦茨从他那里获得虫草的可能性。然而，与里夫斯和霍姆不同的是，弗雷温是应伊瓦茨的要求才收集了这些虫草，而里夫斯和霍姆的虫草并不是按照谁的特殊要求而专门采购的。

当伊瓦茨注意到虫草时，里夫斯已经去世大约有 20 年了。即使伊瓦茨知道里夫斯虫草的下落，他也无法从收藏地

---

① The China Mail Office, *The China Directory for 1874*, Hong Kong: The 'China Mail' Office, 1874, p. 33.

② Letter from William Ashmore to John Murdock, 1 May 1875, Missionary Correspondence, Box 45, Folder William Ashmore, Sr. , 1875–1879, American Baptist Historical Society, Atlanta, Georgia, United States; Robert Jackson, *The Mercantile Navy List and Maritime Directory for 1881*, London: Spottiswoode & Co. , 1881, p. 370.

③ Edwin H. Wilbur, 'From the Workers: From China', *The Medical Missionary*, 1905, 14(10): 334.

④ Order of the Inspector General of Customs, *Treaties, Conventions, etc. , between China and Foreign States*, pp. 163, 329, 411.

⑤ Lewis Cass, *Letter of the Secretary of State, Transmitting a Statement of the Commercial Relations of the United States with Foreign Nations, for the Year Ending September 30, 1859*, Washington: Thomas H. Ford, 1860, p. 380.

那里获得它们以供私用。合理地说，他的自我实验也需要来自中国的新鲜实体。因此，伊瓦茨求助于弗雷温在其住地采购了一批虫草。同时，他一定为弗雷温提供了一些识别这种生物所必需的信息，特别是考虑到弗雷温对博物学并未显露出兴趣。在这个跨国合作的故事中，那篇有关动植物复合体的文章引起了伊瓦茨对虫草那被认定的医学特性的好奇。同时引发了一系列的事件，这些事件中有不同的人类和非人因素，包括伊瓦茨、弗雷温、他们之间的中间人，以及伊瓦茨给弗雷温的信息。更基本的逻辑是，虫草从中国到都柏林的最初动力来自生物本身的特性。正如下文所示，这些特性对"最后一位伟大的植物猎人"来说仍然极具吸引力。

弗兰克·金登·沃德的虫草与剑桥

英国博物学家弗兰克·金登·沃德（Frank Kingdon Ward）被查尔斯·莱特（Charles Lyte）视为"最后一位伟大的植物猎人"。① 在 1904 年被剑桥大学录取之前，德国植物学家安德烈亚斯·申佩尔（Andreas Schimper）关于植物地理学的著作就激发了沃德对外来植物的兴趣。不幸的是，沃德不得不在 1906 年辍学，因为他的父亲哈里·沃德（Harry Ward）死于糖尿病，家庭陷入了困境。在一位家族朋友——剑桥大学中文系教授翟理斯（Herbert A. Giles）的推荐下，沃德获得了上海西童公学（Shanghai Public School）

---

① 这是莱特关于沃德传记的副标题，见 Charles Lyte, *Frank Kingdon-Ward: The Last of the Great Plant Hunters*, London: John Murray, 1989。

低年级教师的职位。1907 年 3 月，怀揣着见一见亚洲热带地区的强烈愿望，他乘船前往上海。但沃德最终于 1910 年辞去了教职，原因是这与他的植物学抱负不符及他对教学的厌恶。① 在上海的教学生涯结束之前，沃德在大英博物馆的英国动物学家迈克尔·托马斯（Michael Thomas）的介绍下，1909 年 9 月至 1910 年 9 月参加了美国动物学家马尔科姆·安德森（Malcolm Anderson）带领的中国西部标本狩猎探险队。② 之后，沃德将自己收集的植物样本寄给了剑桥大学的植物学家阿尔伯特·苏厄德（Albert Seward）。随后，剑桥大学和邱园的分类学家对样本进行了鉴定。③

　　1911 年初，沃德开始了他第一次独立的植物"狩猎"探险。利物浦商人亚瑟·布利（Arthur Bulley）计划雇用一位新的专业植物猎人，为他的苗圃生意收集中国高山植物。苏格兰植物学家艾萨克·贝尔福（Isaac Balfour）是沃德父亲的朋友，就是他后来将沃德与布利联系到了一起。④ 除了

① Frank Kingdon Ward, *Pilgrimage for Plants*, London: George G. Harrap & Co. Ltd, 1960, pp. 20 – 22, 25 – 26; Charles Lyte, *Frank Kingdon-Ward*, pp. 10–15.

② Frank Kingdon Ward, *Pilgrimage for Plants*, p. 25; Michael R. O. Thomas, 'The Duke of Bedford's Zoological Exploration of Eastern Asia. —XIV. On Mammals from Southern Shen-si, Central China', *Proceedings of the General Meetings for Scientific Business of the Zoological Society of London*, 1911, 81 (3), pp. 687–695; Frank Kingdon Ward, *Modern Exploration*, London: Jonathan Cape, 1945, p. 58.

③ Robert S. Adamson, 'Plants from Western China', *The Journal of Botany: British and Foreign*, 1913, 51: 129–131.

④ Frank Kingdon Ward, *Pilgrimage for Plants*, pp. 26 – 27. 另见 Euan H. M. Cox, *Plant-Hunting in China*, pp. 158 – 159, 181; Charles Lyte, *Frank Kingdon-Ward*, pp. 26–28。

布利（自 1911 年开始，他资助了几次植物狩猎探险），① 沃德还逐渐与不同的个人、团体和机构建立了广泛的联络，如皇家地理学会（the Royal Geographical Society）、② 伦敦林奈学会、③ 印度事务部、大英博物馆（自然史）的管理员。④ 当沃德 1924 年和 1925 年在青藏高原采集的第一批约 250 种种子到达英国时，它们被"立即分发并种植"；当最后一批种子到达时，"所有的种子都已经种在邱园、爱丁堡、威斯利和英国其他一百个花园里了"。此外，"种子也被迅速送往新西兰、南非和东非、南美和北美及其他地方"。⑤

沃德在他的第三次探险中第一次看到并收集了虫草。1913 年 2 月，他离开英国前往西藏东部，途经缅甸和云南。途中他收集了一些植物样本，为布利收集了植物，并为皇家地理学会调查了那里的地理情况。⑥ 五个月后的 7 月，他在云南"卡格博"山扎营时，在帐篷周围发现了一种不寻常的物种。

---

① Charles Lyte, *Frank Kingdon-Ward*, pp. 44–45, 61.

② George N. Curzon and Lewis Beaumont, ' Meetings of the Royal Geographical Society, Session 1911–1912', *The Geographical Journal*, 1912, 39（1）: 84–85.

③ 沃德 1930 年当选为伦敦林奈学会会员，见' Certificates of Recommendation', 1930, Archival Ref. No. : CR/143, preserved at the Library of the Linnean Society of London。另见 Sidney F. Harmer, ' Proceedings of the Meeting Held on 23rd January 1930', *Proceedings of the Linnean Society of London*, 1931, 142（1）: 31–35。

④ Frank Kingdon Ward, ' The Himalaya East of the Tsangpo', *The Geographical Journal*, 1934, 84（5）: 369–394.

⑤ Frank Kingdon Ward, *The Riddle of the Tsangpo Gorges*, London: Edward Arnold & Co. , 1926, p. 185.

⑥ Frank Kingdon Ward, *Pilgrimage for Plants*, pp. 13–14; Charles Lyte, *Frank Kingdon-Ward*, pp. 44–48.

　　在我帐篷周围覆盖着荆棘的所有植物中，没有一种比这种小真菌更稀奇的了。它像一根黑色的手指从高山短草皮上长出来。每一根都是一只蠕虫的活墓碑，墓碑是从蠕虫腐烂的身体里长出来的。

　　中国人把它的药用价值看得很高（正是这个原因，我的随从把所有的空余时间都用在了趴在地上寻找这些小东西，以期回到大理后能卖一大笔钱），称之为"虫草"，即"昆虫植物"（insect plant）。自然地，他们相信昆虫会变成植物——这个想法听起来并不奇怪。不管怎么说，这是一种非常怪异的生长方式，上面是黑色的手指状的小真菌和枯萎的棕色外皮，下面是保持着死时形状的蠕虫。它理应在中国药典中享有崇高的地位，因为只有在奇异的自然领域内拥有固有价值的药物才能进入药典。①

　　值得注意的是，沃德并不是最早在中国西部发现虫草的英国博物学家。英国博物学家安特卫普·普拉特（Antwerp Pratt）曾于 1887—1890 年为昆虫学家约翰·亨利·里奇（John Henry Leech）在中国内地采集昆虫样本。② 从 1887 年

---

①　Frank Kingdon Ward, *The Mystery Rivers of Tibet*, London: Seeley Service & Co., 1923, p. 81.

②　John H. Leech, 'On a Collection of Lepidoptera from Kiukiang', *Transactions of the Royal Entomological Society of London*, 1889, 37（1）: 99 – 148; Albert Günther, 'On a Collection of Reptiles from China', *The Annals and Magazine of Natural History*, 1888, 1（3）: 165 – 172. 普拉特的墓碑位于英国伦敦泰晤士河畔特丁顿公墓（Teddington Cemetery）。碑文显示，他出生于 1852 年 3 月 6 日，1924 年 1 月 4 日去世。James Joicey and George Talbot, 'Editorial', *The Bulletin of the Hill Museum*, 1924, 1（3）: i–ii.

10月初开始，沃德在港口城市宜昌的第二次逗留期间，目睹了来自四川和西藏的药品出口。其中之一便是"虫草"（Tchöng Tsäo），"一种最奇特的植物，生长在西藏东部的高海拔地区"。此外，他还描述道："它有一片大约三英寸长的佛焰苞形状的叶子，根与蠕虫极其相似，所有的节段、腿和眼睛都被忠实地表现出来。"① 1890年5月16日，沃德在四川雅州（今雅安）遇到了近50名中国医药收藏家。在他们收集的药物中，有"虫草"（Sphaeria sinensis），"一种根部几乎与蠕虫身体完全相似的植物"。② 显然，普拉特没有意识到"根"在英国已经被当作真正的蠕虫对待了几十年，否则他可能会再把一种昆虫送到里奇那里进行鉴定。此外，英国博物学家欧内斯特·威尔逊（Ernest Wilson）在1908年从成都到打箭炉的旅途中，也注意到了四川懋功的一个高海拔地区药品市场。该市场以"虫草"和其他三种由"部落居民"收集和销售的药物而闻名。③ 然而，没有证据表明这两位博物学家都采集了这种虫草并将其存放在英国或其他地方。

　　沃德不仅描述了这种虫草，还将一些样本寄给了剑桥大学的英国真菌学家弗雷德里克·布鲁克斯（Frederick Brooks）。他的植物学助教（Demonstrator in Botany）职位最初是由沃

---

① Antwerp E. Pratt, *To the Snows of Tibet Through China*, London: Longmans, Green, and Co. , 1892, p. 17.

② Antwerp E. Pratt, *To the Snows of Tibet Through China*, London: Longmans, Green, and Co. , 1892, pp. 187 – 188. 这本书的正文与附录之间有幅虫草［Tchong-Tsao(*Sphaeria sinensis*)］的插图。

③ Ernest H. Wilson, *A Naturalist in Western China* (Vol. 1), London: Methuen & Co. , 1913, p. 186.

德的父亲在 1905 年安排的。① 布鲁克斯后来告诉沃德，这是一种"Cordiceps"属真菌。② 由样本和知识构成的活跃网络，将云南的沃德和剑桥的布鲁克斯联系在一起。通过这个网络，欧洲人正在重新发现亚洲的自然世界。一个中国男孩，也是沃德的随从，姓李，③ 将虫草带入沃德的视野。他与大理府的药品经销商、外国博物学家沃德进行了交流。尽管沃德的科学头脑着实拒绝了虫草会转化的想法，但他仍然被这种"昆虫植物"所吸引，成为它新的代言人。沃德对其分类学身份的好奇和不确定引发了虫草的又一次跨国旅行。当时，沃德进出云南的必经之路——缅甸正处于英帝国统治之下。④ 他穿越英属缅甸的路线为他的探险及"昆虫植物"和其他物种标本的传播提供了便利。

　　虫草到英国的这些旅行与基督教的使命没有直接关系，而是在英国经济和帝国在远东扩张的背景下发生的。然而，驱使虫草旅行的并不是因为它的经济价值，而是因为它的

---

① Joseph R. Tanner, *The Historical Register of the University of Cambridge*, Cambridge: Cambridge University Press, 1917, p. 139; Walter C. Moore, ' Frederick Tom Brooks, 1882-1952' , *Obituary Notices of Fellows of the Royal Society*, 1953, 8(22): 340-354.

② 沃德的《西藏的神秘之河》(*The Mystery Rivers of Tibet*)，其中第 81 页出现的 "*Cordiceps*" 是 "*Cordyceps*" 一个很少使用的同义词。Miles J. Berkeley, *Outlines of British Fungology*, London: Lovell Reeve, 1860, p. 66. "Cordiceps"是"Cordyceps"的不规则拼写，在最近权威的真菌辞典中没有出现在 "Cordypss" 的词条中。Paul M. Kirk et al. (eds.), *Ainsworth & Bisby's Dictionary of the Fungi*, Wallingford: CAB International, 2008, p. 171.

③ Frank Kingdon Ward, *The Mystery Rivers of Tibet*, pp. 35, 135-136.

④ Godfrey E. Harvey, *British Rule in Burma, 1824-1942*, London: Faber and Faber, 1946; Stephen L. Keck, B*ritish Burma in the New Century, 1895-1918*, Houndmills: Palgrave Macmillan, 2015.

特性可以对博物学或药物学做出可见的贡献。这种小小的跨界好奇心激发了科学网络的活力，这些网络与在晚清中国出现的英国"非正式帝国"中的商业和政治网络相联系。① 虽然那些位于邱园等重要地方的人处于新自然科学的前沿，但他们的活动在世界各地产生了深远的影响，有助于在英国政治控制之外的地区确立各种形式的文化主导地位。这一认识是我们理解现代科学今后的发展及其影响的关键。虫草在英国社会中出现得越来越频繁，同时期的俄国对它的收购也没有落后太多。

三　来自俄国的医学关切

俄国与中国的直接官方往来可以追溯到 1618 年。应沙皇米哈伊尔·费奥多罗维奇·罗曼诺夫（Mikhail Fyodorovich Romanov）的请求，托博尔斯克（Tobolsk）的军事总督派遣了一个使团寻找通往中国的陆路，并在这一年收集了有关中国的第一手信息。使团团长是来自西伯利亚哥萨克的伊瓦什科·佩特林（Ivashko Petlin）。使团 1618 年 5 月 9 日从托博尔斯克出发，穿越蒙古，9 月 1 日抵达北京。佩特林和他的队员们没有见到万历帝，但受到了他的代表的款待。在北京住了四天后，佩特林带着万历帝的诏书启程回国。这份诏书

---

① Fa-ti Fan, 'Victorian Naturalists in China: Science and Informal Empire', *The British Journal for the History of Science*, 2003, 36(1): 1-26; Fa-ti Fan, *British Naturalists in Qing China*, pp. 61-90; Fa-ti Fan, 'Science in Cultural Borderlands: Methodological Reflections on the Study of Science, European Imperialism, and Cultural Encounter', *East Asian Science, Technology and Society*, 2007, 1 (2): 213-231.

授权俄国与中国进行贸易。使团在 1618 年 10 月 10 日离开中国领土，次年 5 月 16 日回到托木斯克（Tomsk）。[①] 在佩特林对此次任务的汇报中，他描述了中国的对外贸易，特别是张家口市场上的各种植物、药材（如大黄）和其他产品。[②] 总的来说，佩特林的使命与俄国努力抵御欧洲（尤其是英国）穿越其领土与中国和印度进行贸易的企图有关，同时与俄国自己要与中国发展贸易有关。[③] 在这次任务之前，俄国向西伯利亚的扩张为他们从中亚中间人那里获得中国的信息提供了便利。[④] 然而，佩特林与费奥多尔·伊萨科维奇·贝伊科夫（Feodor Isakovich Baykov）率领的第一个正式

[①]　Natalya F. Demidova and Vladimir S. Miasnikov, *Pervye Russkie Diplomaty v Kitae*, Moscow: Nauka, 1966, pp. 1-26. 另见 Vincent Chen, *Sino-Russian Relations in the Seventeenth Century*, The Hague: Martinus Nijhoff, 1966, pp. 35-39; Rosemary K. I. Quested, *Sino-Russian Relations: A Short History*, Abingdon: Routledge, 2005, p. 28. 关于万历诏书的内容，见 Nikolay N. Bantysh-Kamensky and Vasily M. Florinsky（eds.），*Diplomatičeskoe Sobranie del Meždu Rossijskim i Kitajskim Gosudarstvami s 1619 po 1792 God*, Kazan: Tipografija Imperatorskogo Universiteta, 1882, pp. 6-7。

[②]　Natalya F. Demidova and Vladimir S. Miasnikov, *Pervye Russkie Diplomaty v Kitae*, pp. 41-64.

[③]　Christopher I. Trusevich, *Posol'skie i Torgovye Snošenija Rossii s Kitaem*, Moscow: Tipografija T. Malinskogo, 1882, p. 3; Mark Mancall, *Russia and China: Their Diplomatic Relations to 1728*, Cambridge, MA: Harvard University Press, 1971, pp. 41-44; Nancy S. Kollmann, *The Russian Empire, 1450-1801*, Oxford: Oxford University Press, 2017, p. 36.

[④]　Mikhail I. Sladkovskij, *Istorija Torgovo-Ėkonomičeskih Otnošenij Narodov Rossii s Kitaem（do 1917 g.）*, Moscow: Izdatelstvo 'Nauka', 1974, pp. 43-69; James Forsyth, *A History of the Peoples of Siberia: Russia's North Asian Colony, 1581-1990*, Cambridge: Cambridge University Press, 1992, pp. 28-38; Gregory Afinogenov, *Spies and Scholars: Chinese Secrets and Imperial Russia's Quest for World Power*, Cambridge, MA: The Belknap Press of Harvard University Press, 2020, pp. 25-30.

使团之间似乎没有因果关系，后者在 1656 年 3 月 3 日抵达北京，目的是与中国建立外交和贸易关系。①

然而，由于语言、仪式和中国朝代更替等原因，直到 1689 年中俄《尼布楚条约》签订，中俄双边贸易关系才正式确立。② 后来，1727 年签署的《恰克图条约》将中俄边境贸易地点限制在尼布楚和恰克图。③ 恰克图拥有更多的地理优势，因此在 19 世纪中期之前一直在这一贸易中发挥关键作用。④ 汉学家俾丘林（Nikita Yakovlevich Bichurin）为恰克图镇最先建立的一所中俄贸易学校编写了一本关于汉语语法的俄语教材。这本教材有两个在恰克图交易的俄国和中国商

---

① Natalya F. Demidova and Vladimir S. Miasnikov, *Pervye Russkie Diplomaty v Kitae*, Moscow: Nauka, 1966, pp. 87 – 96; Mark Mancall, *Russia and China: Their Diplomatic Relations to 1728*, Cambridge, MA: Harvard University Press, 1971, pp. 44–53.

② Mikhail I. Sladkovskij, *Istorija Torgovo-Èkonomičeskih Otnošenij Narodov Rossii s Kitaem (do 1917 g.)*, pp. 102–115; Mikhail I. Sladkovskii, *History of Economic Relations Between Russia and China*, New Brunswick: Transaction Publishers, 2008, pp. 15–18. 关于条约的内容，见 Dmitry Alekseevich Peshchurov (ed.), *Sbornik Dogovorov Rossii s Kitaem, 1689–1881 gg.*, St. Petersburg: Imperatorskoj Akademii Nauk, 1889, pp. 1–10。另见 Order of the Inspector General of Customs, *Treaties, Conventions, etc., between China and Foreign States*, pp. 3–7。

③ Dmitry Alekseevich Peshchurov (ed.), *Sbornik Dogovorov Rossii s Kitaem, 1689–1881 gg.*, pp. 50–83. 另见 Order of the Inspector General of Customs, *Treaties, Conventions, etc., between China and Foreign States*, pp. 8–16。

④ Mikhail I. Sladkovskij, *Istorija Torgovo-Èkonomičeskih Otnošenij Narodov Rossii s Kitaem (do 1917 g.)*, pp. 149–176; Eva-Maria Stolberg, 'Interracial Outposts in Siberia: Nerchinsk, Kiakhta, and the Russo-Chinese Trade in the Seventeenth/Eighteenth Centuries', *Journal of Early Modern History*, 2000, 4 (3–4): 322–336; Michal Wanner, 'Russian-Chinese Trade in Kyakhta—Trade Development and Volume Indicators, 1727–1861', *Prague Papers on the History of International Relations*, 2015, 1: 17–27.

品的双语词汇表，其中包括一些来自中国的草药和植物。①
此前，俾丘林率领第九次东正教使团经恰克图前往北京，于
1808 年 1 月 17 日抵达目的地，并在那里停留至 1821 年 5 月
15 日。② 清廷对欧洲海上贸易的逐步开放，是导致恰克图在
中俄贸易中衰落的主要原因。尽管如此，恰克图在后来的一
段时间里仍然是旅行者的重要站点。1870 年 11 月，俄国探
险家尼古拉·普热夫斯基（Nikolay Przhevalsky）首次对亚洲
内陆地区进行了考察。他从基辅出发，前往北京，先去那里
获得旅行护照。③ 俄国东正教派往北京的使团也经常经过
那里。④

　　这些使团对中俄两国都具有宗教、外交和文化意义。⑤
通常情况下，东正教传入中国可以追溯到 1685 年。当年年
底，清朝在占领雅克萨城后，赐给一些选择居住在北京的雅
克萨俄国人和他们的神父马克西姆·列昂捷夫（Maxim
Leontev）一座寺庙，用于他们的宗教活动。这座寺庙后来被

① Nikita Y. Bichurin, *Kitajskaja Grammatika*, St. Petersburg: Litografija Gemil'jana, 1838, pp. 220-237.

② Petr V. Denisov, *Zhizn' Monakha Iakinfa Bichurina*, Cheboksary: Chuvashskoe Knizhnoe Izdatel'stvo, 1997, pp. 40-57.

③ Nikolay M. Przhevalsky, *Mongolija i Strana Tangutov* (Vol. 1), St. Petersburg: Izdanie Imperatorskogo Russkogo Geograficheskogo Obshchestva, 1875, pp. 1-4; Nikolay M. Przhevalsky, *Mongolia, the Tangut Country, and the Solitudes of Northern Tibet* (Vol. 1), Edward D. Morgan (trans.), London: Sampson Low, Marston, Searle, & Rivington, 1876, pp. 1-6.

④ Vasily V. Chasovnikov, *Kratkaja Istorija Russkoj Pravoslavnoj Missii v Kitae*, Beijing: Tipografija Uspenskago Monastyrja, 1916, pp. 153-154.

⑤ Albert Parry, 'Russian (Greek Orthodox) Missionaries in China, 1689-1917; Their Cultural, Political, and Economic Role', *Pacific Historical Review*, 1940, 9(4): 401-424; 肖玉秋：《试论俄国东正教驻北京传教士团文化与外交活动》，《世界历史》2005 年第 6 期。

改造成一座东正教教堂，成为俄国东正教在中国传教的基地。[1] 列昂捷夫死后，清廷批准了俄国派遣一名新的东正教神父的请求。因此，第一个俄国东正教使团于 1715 年启程前往北京，《恰克图条约》第五条有相关约定。到 1917 年俄国革命爆发时，已经有 18 个俄国东正教使团到过北京。[2] 正是在这种宗教背景下，虫草流入了俄国。

特别的是，康熙帝承认欧洲医学并希望其执业医生能来中国。应他的要求，在圣彼得堡工作的苏格兰艾尔郡（Ayrshire）外科医生托马斯·加文（Thomas Garvine）与俄国贸易代表团一起被派往中国。加文 1715 年 9 月离开圣彼得堡，1716 年 11 月抵达北京。半年多后，也就是 1717 年 6 月，他离开北京，1718 年 2 月抵达莫斯科；在莫斯科逗留两个月后，他经圣彼得堡回国。[3] 此后，1719—1857 年，七名来自俄国的医生来到北京，他们中的后五人参加了东正教的传教

[1] Nikolaj Adoratskij, *Pravoslavnaja Missija v Kitae za 200 Let ee Suscestvovanija*, Kazan: Tipografija Imperatorskogo Universiteta, 1887, pp. 8, 32 – 39; Vasily V. Chasovnikov, *Kratkaja Istorija Russkoj Pravoslavnoj Missii v Kitae*, pp. 14 – 18.

[2] Vasily V. Chasovnikov, *Kratkaja Istorija Russkoj Pravoslavnoj Missii v Kitae*, pp. 17 – 194; Eric Widmer, *The Russian Ecclesiastical Mission in Peking During the Eighteenth Century*, Cambridge, MA: East Asian Research Center, Harvard University, 1976, pp. 9 – 51; Rolf G. Tiedemann (ed.), *Handbook of Christianity in China* (Vol. 2), Leiden: Brill, 2010, pp. 193 – 211.

[3] Renate Burgess, 'Thomas Garvine—Ayrshire Surgeon Active in Russia and China', *Medical History*, 1975, 19(1): 91 – 94. 一份日期为 1717 年 5 月 29 日的清朝官方档案详细说明了皇室对加文施医的认可。由于无法适应当地生活及思母心切，皇室批准了加文回国的请求。理藩院：《理藩院奏派图理琛送俄罗斯大夫噶尔芬回国折》（1717），关孝廉、屈六生编《康熙朝满文朱批奏折全译》，中国社会科学出版社，1996，第 1185 页。

活动。① 他们不仅在北京行（西）医，还学习中医，收集中医
文献和药用植物。② 亚历山大·塔塔里诺夫是这些医生中最杰
出者之一，他将虫草带到了俄国。

亚历山大·塔塔里诺夫，1814 年 11 月 23 日出生在奔萨
（Penza）的斯托利皮诺（Stolypino）。1834 年 9 月 22 日，他
进入圣彼得堡的帝国医科学院（the Imperial Medico-Surgical
Academy）学习，1839 年 7 月 10 日毕业。八天后，他开始
在外交部工作，同时被选为第 12 个东正教使团成员。帝国
医科学院作为他的母校，选择塔塔里诺夫为代表团的医生，
要他照顾代表团成员的健康、学习中医并收集与博物学相关
的标本。③ 该团 1840 年 7 月 21 日经过恰克图，两个多月后，

---

① Petr Emel'janovich Skachkov, 'Russkie Vrachi pri Rossijskoj Duhovnoj Missii
v Pekine', *Sovetskoe Kitaevedenie*, 1958, (4): 136-148; 郭文深：《俄国东正
教驻北京传教士团医生考略》，《世界宗教文化》2012 年第 6 期。

② Li Min and Leonid P. Churilov, 'Kitajskie Rukopisi i Staropechatnye Knigi po
Medicine v Fondah Vostochnogo Otdela Nauchnoj Biblioteki Imeni M. Gor'kogo
Sankt-Peterburgskogo Gosudarstvennogo Universiteta', *Vestnik Sankt-Peterburg-
skogo Universiteta*, 2014, 11(2): 259-277; 肖玉秋：《17—19 世纪俄国人
对中医的研究》，《史学月刊》2014 年第 3 期；李民：《俄罗斯圣彼
得堡大学东方系中医汉籍藏书》，《国际汉学》2016 年第 1 期；Li Min
et al., 'Tradicionnye Kitajskie Lekarstvennye Sredstva i Rossijskaja Medici-
na: Proshloe, Nastojashee i Budushee', *Klinicheskaja Patofiziologija*, 2019, 25
(4): 3-25。

③ Conference of the Academy, 'Instruction to Alexander A. Tatarinov, related to
the Medical Part', St Petersburg: Library of the S. M. Kirov Military Medical A-
cademy, originally dated 4 May 1839, copied 9 January 1842, Fond I. N. 22. 有
关塔塔里诺夫生平的最新档案研究，见 Mark G. Guchninsky, 'Novye Sve-
denija dlja Biografii Vypusknika IMHA 1839 Goda Doktora Mediciny, Sinologa,
Diplomata A. A. Tatarinova (1814-1886)', in Ramil U. Habriev et al. (eds.),
Stochikovskie Chtenija, Moscow: Nacional'nyj Nauchno-Issledovatel'skij Institut
Obshestvennogo Zdorov'ja Imeni N. A. Semaško, 2019, pp. 106-110。

10 月 4 日抵达北京。该团一直驻扎在北京，直到 1850 年 5
月 2 日。①

在北京的近十年里，塔塔里诺夫掌握了汉语，深入研
究了中国的医术，他一直对博物学有兴趣。他在俄国发表
了关于中医学中暴力死亡和麻醉药物的文章。② 他写了一
篇关于中医针灸的文章，这篇文章使他在 1847 年 2 月 8 日
获得了医学博士学位。③ 塔塔里诺夫在中国采集的一些植
物样本流到了圣彼得堡皇家植物园园长弗里德里希·恩斯
特·路德维希·冯·费舍尔（Friedrich Ernst Ludwig von
Fischer）手里。④ 在塔塔里诺夫的监督下，一位中国画者
在北京绘制了 452 种野生植物的彩色图画，并加上了它们
的中文名字。这些图纸是"从大自然中绘制的"，显示了
"每个样本的植物细节"。⑤ 这也说明了塔塔里诺夫在现代

① Emil Bretschneider, *History of European Botanical Discoveries in China*
  (Vol. 1), p. 559; Vasily V. Chasovnikov, *Kratkaja Istorija Russkoj Pravoslavnoj
  Missii v Kitae*, pp. 112–122.

② Alexander A. Tatarinov, ʻSposoby Issledovanija Prichin Nasilʼstvennoj Smerti,
  Upotrebljaemye Kitajcamiʼ, *Otechestvennye Zapiski*, 1847, 50(8): 22–41, 117–
  142; Alexander A. Tatarinov, ʻKitajskie Sredstva, Proizvodjashchie Beschu-
  vstvieʼ, *Farmacevticheskij Vestnik*, 1850, 3(8): 511–512.

③ Mark G. Guchninsky, ʻNovye Svedenija dlja Biografii Vypusknika IMHA 1839
  Goda Doktora Mediciny, Sinologa, Diplomata A. A. Tatarinova（1814–
  1886）ʼ, in Ramil U. Habriev et al.（eds.）, *Stochikovskie Chtenija*, pp. 106–
  110, 108.

④ Emil Bretschneider, ʻOn Some Old Collections of Chinese Plantsʼ, *The Journal
  of Botany: British and Foreign*, 1894, 32 (382): 292–299, 297–298; Emil
  Bretschneider, *History of European Botanical Discoveries in China*（Vol. 1）,
  p. 559.

⑤ Emil Bretschneider, ʻBotanicon Sinicum: Notes on Chinese Botany from Native
  and Western Sourcesʼ, *Journal of the North-China Branch of the Royal Asiatic
  Society*, 1881, 16(1): 18–230, 123.

植物学方面受过训练。返回俄国的时候，塔塔里诺夫带回了植物和昆虫标本及中国药品。这些藏品后来被包括帝国医科学院的保罗·霍拉尼诺夫（Paul Horaninov）、奥托·布雷默（Otto Bremer）、威廉姆·格雷（William Grey）和卡尔·马克西莫维奇（Carl Maximovich）在内的科学家检验过。① 1857 年，帝国医科学院以 800 卢布的价格购买了一套来自北京的含有 566 种植物的植物标本集、一批在北京购买的中药、三幅中国植物学绘画和一套含有 450 幅作品的植物学图纸。以上这些全部来自塔塔里诺夫。②

　　塔塔里诺夫学习中医是受俄国官方的指示。或者更广义地说，俄国要寻求有关中国的有用信息。不过，塔塔里诺夫本人也确实对中医产生了兴趣。他的大部分出版物涉及中医学思想、治疗方法和本草学。大多数此类出版物是在他为传教士团服务后出版的，其中三部甚至被翻译成了

① Otto Bremer and William Grey, *Beiträge zur Schmetterlings-Fauna des Noerdlichen China's*, St. Petersburg: Publisher Unknown, 1853, p. 4; Carl J. Maximovich, *Primitiae Florae Amurensis*, St. Petersburg: Buchdruckerei der Kaiserlichen Akademie der Wissenschaften, 1859, pp. 112, 120, 138, 144, 177, 179, 180 - 182, 199, 202, 208, 211, 217 - 218, 220, 236, 246, 289, 299, 306, 316, 327 - 328, 329 - 330, 335, 341, 470, 472 - 474; Emil Bretschneider, *History of European Botanical Discoveries in China* (Vol. 1), pp. 559-560.

② Franz J. Ruprecht, 'Zur Geschichte der Museen der Kaiserl. Akademie der Wissenschaften', *Bulletin de l'Académie Impériale des Sciences de St.-Pétersbourg*, 1864, 7 (4): 1-10, 5, 9.

德语。① 这些研究工作与他的博物学活动没有冲突。阅读过 19 世纪欧洲医学植物学著作的读者可能会发现，一种植物可以作为一种新的治疗方法被重新发现，而植物药用功能的确定可以帮助产生新的治疗方法。根据柯浩德的说法，早在 17 世纪末，一位英国医生就承认了医生和博物学家之间存在某种有趣的身份联系。他说，医生和博物学家都精通自然知识和天然产物的知识。② 18 世纪中期，卡尔·林奈及其学生的植物学体系开始在俄国的欧洲区域蓬勃发展；在那之前，植物研究几乎一直是俄国本草学的一部分。③ 塔塔里诺夫的收藏和著作的传播，再次展示了欧亚大陆的

---

① Alexander A. Tatarinov, ' Über den Zustand der Medizin in China' , *Medizinische Zeitung Rußlands*, 1853, (6, 8 - 13): 45 - 47, 63 - 64, 70 - 72, 77 - 80, 85 - 86, 93 - 95, 101 - 103; Alexander A. Tatarinov, ' Die Chinesische Medizin' , in Carl Abel and F. A. Mecklenburg (eds.), *Arbeiten der Kaiserlich Russischen Gesandtschaft zu Peking, über China* (Band 2), Berlin: F. Heinicke, 1858, pp. 421 - 464; Alexander A. Tatarinov, ' Bemerkungen über die Anwendung Schmerzstillender Mittel bei den Operationen und über die Hydropathie in China' , in Carl Abel and F. A. Mecklenburg (eds.), *Arbeiten der Kaiserlich Russischen Gesandtschaft zu Peking, über China* (Band 2), pp. 465 - 473. 关于塔塔里诺夫的著作清单，见 Hartmut Walravens, ' Alexander Tatarinov (1817 - 1886)- Russischer Arzt und Sinologe, Eine Biobibliographische Skizze' , *Sudhoffs Archiv*, 1980, 64(4): 392 - 396。

② Harold Cook, ' Physick and Natural History in Seventeenth-Century England' , in Peter Barker and Roger Ariew (eds.), *Revolution and Continuity: Essays in the History and Philosophy of Early Modern Science*, Washington: Catholic University of America Press, 1991, pp. 63 - 80, 72 - 73.

③ Margery Rowell, ' Russian Medical Botany Before the Time of Peter the Great' , *Sudhoffs Archiv*, 1978, 62(4): 339 - 358; Dmitry D. Sokoloff et al. , ' The History of Botany in Moscow and Russia in the 18th and Early 19th Centuries in the Context of the Linnaean Collection at Moscow University (MW)' , *Huntia: A Journal of Botanical History*, 2002, 11(2): 129 - 191.

科学网络，尤其是这些网络中的参与者与其祖国之间的联系。

在塔塔里诺夫的所有出版物中，有一本带有拉丁语标题，即《中国药品目录》(*the Catalogus Medicamentorum Sinensium*：*quae Pekini Comparanda et Determinanda Curavit*)。这份目录长达 65 页，于 1856 年 11 月 13 日在圣彼得堡印刷，记录了虫草和其他 496 种中药材。它们大多是药用植物。《中国药品目录》中的每个条目都提供了中文名称（用汉字书写）、俄语和拉丁语音译，以及该物质的科学鉴定。塔塔里诺夫在《中国药品目录》序言中写道，在北京居住的十年里，他试图熟悉中医学和博物学的原理。1851 年，当他回到圣彼得堡时，许多干制的中国植物和药品也随他一起回来了。霍拉尼诺夫教授检查了他的标本，并鉴定了书中列出的大多数药物。塔塔里诺夫的《中国药品目录》主要是为了帮助确定欧洲博物馆中保存的中国药物的名称。此外，他还希望它偶尔能帮助那些希望查阅此类博物馆藏品的中国人。① 《中国药品目录》中虫草的出现，不仅表明 19 世纪中期它在北京被用作药物，还显示其传播到圣彼得堡及在欧洲分类学背景下的相关研究。

在《中国药品目录》中，虫草的中文名称被记录为"夏草冬虫"，俄语音译为"sja cao dun'chun"，拉丁语音译为"sia-cao-dun-czun"。该虫草被鉴定为"Sphaeria chinensis"；

---

① Alexander A. Tatarinov, *Catalogus Medicamentorum Sinensium, quae Pekini Comparanda et Determinanda Curavit*, Petropoli: Publisher Unknown, 1856, p. iii.

此外，"幼虫"（larva）被认为是"Agrotidis"。[①]"chinensis"
这个特殊的称谓，最晚出现在 1753 年。当时卡尔·林奈在
他的重要著作《植物种志》（*Species Plantarum*）中，用它来
表示中国的物种。[②] 从字面上看，这个词与迈尔斯·伯克利
1843 年提出的"Sphaeria sinensis"（中华球果菌）的"sinen-
sis"同义。此外，"Agrotidis"可能让人想起前面提到的大
英博物馆的"道布尔迪先生"，他将幼虫视为地老虎属
（Agrotis）。尽管拉丁语很流行，但从 18 世纪初开始，它在
欧洲开始衰落，[③] 不过这种语言至少在卡尔·林奈首次系统
化应用的双名制命名法中保持了活力。该命名法为每个物种
指定了一个独特的拉丁学名。[④] 了解了拉丁语对分类学家的
重要性之后，也许就可以解释为什么塔塔里诺夫给《中国
药品目录》起了拉丁语的标题，并用拉丁语写了序言。当
然，拉丁学名也试图将中国物种置于林奈双名制分类系统
中。该书出版后，霍拉尼诺夫将其副本寄给了英国植物学
家和生药学家丹尼尔·汉伯里。汉伯里之前也收到并检查
了许多中国药物，这些药物是通过他在中国的朋友收集的。
汉伯里很好地理解了该目录的拉丁文标题和序言，随后于

---

① Alexander A. Tatarinov, *Catalogus Medicamentorum Sinensium, quae Pekini Comparanda et Determinanda Curavit*, p. 45.

② Caroli Linnaei, *Species Plantarum*（Tomus 1）, Holmiae: Impensis Laurentii Salvii, 1753, p. 16.

③ David Butterfield, 'Neo-Latin', in James Clackson（ed.）, *A Companion to the Latin Language*, Oxford: Blackwell Publishing, 2011, pp. 303–318, 314.

④ John L. Heller, 'The Early History of Binomial Nomenclature', *Huntia*, 1964, 1: 33–70; Gordon M. Reid, 'Carolus Linnaeus（1707–1778）: His Life, Philosophy and Science and Its Relationship to Modern Biology and Medicine', *Taxon*, 2009, 58(1): 18–31.

1860 年在伦敦的一本药学杂志上介绍了该书。① 然而有点出乎意料的是，汉伯里在他自己的中药相关出版物中并没有提到虫草。

从更广阔的视域来看，塔塔里诺夫收集虫草和其他中药标本不仅是出于他的个人兴趣。他的校友——波菲里·基里洛夫（Porfirij Kirilov），陪同第 11 个东正教使团前往北京，并在 1830—1841 年留在那里。基里洛夫从中国带回了植物和药物。② 1848 年，沙皇尼古拉斯一世命圣彼得堡的帝国医科学院对基里洛夫收集的中国药物进行测试并报告结果。因此，学院成立了一个由基里洛夫本人和其他三名专家组成的委员会。他们选择了 38 种药物（不包括虫草）进行临床试验，但由于那些药物在长期储存中失去了药效，最终的结果不令人满意。然后，委员会通过那些被派往北京传教的人，委托塔塔里诺夫购买了总计 89 种新鲜药材。塔塔里诺夫抵达圣彼得堡后，委员会实际上收到了 97 种药物，其中就有虫草。1851 年 9 月 10 日，专家们给 12 名俄国患者服用了其中的 17 种药。此外，专家们还对这 17 种药物和其他药物进行了生药学和化学分析，这些药物都是药用植物。然而，这些分析和临床试验并不涉及虫草。值得注意的是，患者每次使用的通常是单一药物治疗，而不是中医学实践中首选的复

---

① Daniel Hanbury, ' Notes on Chinese Materia Medica (To Be Continued)', *Pharmaceutical Journal and Transactions*, 1860, 2 (1): 15 – 18. 另见 Daniel Hanbury, *Notes on Chinese Materia Medica*, London: John E. Taylor, 1862, p. 4。

② Emil Bretschneider, *History of European Botanical Discoveries in China* (Vol. 1), pp. 346 – 352. 另见 Petr Emel'janovich Skachkov, *Ocherki Istorii Russkogo Kitaevedenija*, Moscow: Izdatel'stvo Nauka, 1977, pp. 145 – 147。

方药物。他们的疾病也经常用科学医学术语来表达。最后，专家们得出结论，一些中国药物确实有一定的治疗效果，但没有哪一种是欧洲目前所知药物中不能替代的。① 此后，对中国药物的这种批判性看法一直存在。

近 20 年后，著名的俄国中国植物史家贝勒（Emil Bretschneider，1866—1884 年担任俄国驻北京公使馆医生）表示："我们的药物学再也不能从中国本草学那里学到什么了。不可否认的是，中国确实拥有几种很好的药物，尤其是健胃药、苦味药等。然而，我们要么有相同的植物，要么有其他具有相似功效的植物。"② 在离开中国大约十年后，贝勒持一种略有不同但仍然相似的观点："在我们看来，欧洲科学在这个中国知识系统（即中国药学和治疗学）内什么都学不到。我们并不否认中国有强大医疗功效的植物药，但中

---

① Imperatorskoj Mediko-Hirurgicheskoj Akademii, ' Otchet o Dejstvii Kitajskih Lekarstv, Ispytannom, po Vysochajshemu Poveleniju, Osobennoj Komissiej, Sostavlennoj pri Imperatorskoj Mediko-Hirurgicheskoj Akademii ', *Voenno-Medicinskij Zhurnal*, 1852, 60: 21 – 46; Li Min and Leonid P. Churilov, ' Pervoe Nauchno-Klinicheskoe Ispytanie Kita-jskih Lekarstv v Rossii v Seredine XIX Veka ', *Zdorov'e-Osnova Chelovecheskogo Potenciala: Problemy i Puti ih Reshenija*, 2013, 8(2): 624-634; 李民：《19 世纪上半叶俄国对中药的实验性研究》，《暨南史学》2013 年第 8 期。虫草是唯一在塔塔里诺夫购药记录中没有标明重量和价格的药物，可能因为他是在没有使用学院资金的情况下购买的，并且（或者）虫草没有出现在委员会最初列出的 89 种药物的名单里。

② Emil Bretschneider, ' The Study and Value of Chinese Botanical Works (To Be Continued) ', *The Chinese Recorder and Missionary Journal*, 1870, 3(6): 157-163, 159. 布雷特施耐德 1871 年和 1878 年暂时离开中国。他 1884 年退休，然后去了圣彼得堡，最后在那里去世。关于他的生平和著作，见 Henri Cordier, ' Le Docteur Emile Vasilievitch Bretschneider ', *T'oung Pao*, 1901, 2(3): 192-197。

国的医药从业人员在使用它们进行医学实践时，很少以经验为指导，而是以对药物品质异想天开的假设为指导。"① 总的来说，这些话体现了布雷特施耐德对欧洲本草在可用药物范围和用药方法方面优于中国本草的优越感。他对"经验"和"异想天开的假设"的区分集中体现了从 17 世纪开始欧洲的认识论变化，即对事实的热情压倒了推理和推测，这在欧洲博物学和医学中引发了重视经验、实验和观察的新趋势。②

有争议的是，这些药物是否应该像中医那样使用，以发挥其预期效果。很明显，尽管圣彼得堡的专家们在欧洲科学和医学的背景下研究了这些药物，但他们并没有发现新的疗效或有治疗功效的化学成分。不过，他们的研究还是表明，沙皇和一些俄国人有意从中国寻求有效的药物。在这些爱好者的共同影响下，加上他本人对中国本草和欧洲博物馆的关注，塔塔里诺夫成了虫草的新代言人。由于他认为中医自古

---

① Emil Bretschneider, ' Botanicon Sinicum: Notes on Chinese Botany from Native and Western Sources' , *Journal of the China Branch of the Royal Asiatic Society*, 1895, 29(1): 7-8.

② Harold J. Cook, ' The New Philosophy in the Low Countries' , in Roy Porter and Mikuláš Teich (eds.), *The Scientific Revolution in National Context*, Cambridge: Cambridge University Press, 1992, pp. 115 – 149; Harold J. Cook, ' Physicians and Natural History' , in Nick Jardine et al. (eds.), *Cultures of Natural History*, Cambridge: Cambridge University Press, 1996, pp. 91 – 105; Barbara J. Shapiro, *A Culture of Fact: England, 1550 – 1720*, Ithaca: Cornell University Press, 2000, pp. 105-167; Richard W. Serjeantson, ' Proof and Persuasion' , in Katharine Park and Lorraine Daston (eds.), *The Cambridge History of Science* (Vol. 3), Cambridge: Cambridge University Press, 2006, pp. 132-175.

以来就停滞不前,[1] 他希望看到新的欧洲科学能在圣彼得堡对中医药物进行研究。科学和医学方面的考虑促使虫草传播到圣彼得堡，正如我们将要看到的那样，这也深深植根于中国与俄国（正寻求其扩大在东亚的影响）之间的商业、宗教和政治联系。这些与塔塔里诺夫在 1840 年代至 1860 年代作为医生、标本猎人、汉学家、翻译、外交官和外交部成员的不同角色相对应。[2] 俄国人没有对虫草的医疗效果进行过研究。虫草没能在 19 世纪末之前传播到俄国，部分原因可能是受俄国人关于中国药物的可替代性和中国药物整体落后观念的影响。

四　东渡日本

就东亚的地理位置而言，日本离中国很近，长崎港和上海港之间只有 463 海里的距离。[3] 一些史家推测，秦始皇派遣了数千人出海寻找神仙和灵丹妙药，这些人后来实际上定居在了日本。[4] 日本和中国最早的官方交流可以追溯到公元

① Alexander A. Tatarinov, 'Die Chinesische Medizin', pp. 423–425.

② Petr E. Skačkov, 'Russische Ärzte bei der Russischen Geistlichen Mission in Peking', *Central Asiatic Journal*, 2002, 46(2): 269–290, 281–285.

③ National Geospatial-Intelligence Agency, *Distances Between Ports*, Bethesda: National Geospatial-Intelligence Agency, 2001, p. 102.

④ 司马迁：《史记》，中华书局，1959，第 247、263、3086 页；杉村伸二「徐福渡日説話の成立―言説としての徐福からみる日中文化交流の軌跡」『アジア文化交流研究』第 2 期、2007 年；何国卫、杨雪峰：《就秦代航海造船技术析徐福东渡之举》，《海交史研究》2018 年第 2 期；Teng Jun, *The History of Sino-Japanese Cultural Exchange*, London: Routledge, 2019, pp. 6–13。

57 年。那年，邪马台国（日本古代的一个国家）向汉朝派遣了一个进贡使团。汉光武帝随后向邪马台国统治者赐赠了一枚金印——汉倭奴国王金印。[1] 近两个世纪后的 240 年，魏国派遣使节到邪马台国，向卑弥呼女王传达了一份诏书，并赠送了一枚金印和一些礼物。[2]

从 1 世纪到 9 世纪，这种人员往来发生了几十次。[3] 这一历史时期见证了唐朝统一下的中国和 5 世纪首次几近统一的日本之间前所未有的文化、经济和政治联系。[4] 特别是在 623 年，曾有过中国留学经验的日本医家惠日等人建议推古天皇经常派人前往大唐求学。惠日认为大唐是一个有着完善法律制度的神奇国度。七年后，舒明天皇派遣惠日、犬上御田锹西行，开始向唐朝派出遣唐使。[5] 日本和中国的地理位置相近，这促进了思想、文献、商品、艺术、技术和宗教信

---

[1] 范晔：《后汉书》，中华书局，1965，第 2821 页；Joshua A. Fogel, *Japanese Historiography and the Gold Seal of 57 C. E.: Relic, Text, Object, Fake*, Leiden: Brill, 2013, pp. 15-53。

[2] 陈寿：《三国志》，中华书局，1959，第 857 页；Jonathan E. Kidder, *Himiko and Japan's Elusive Chiefdom of Yamatai: Archaeology, History, and Mythology*, Honolulu: University of Hawai'i Press, 2007, p. 17。

[3] Zhenping Wang, *Ambassadors from the Islands of Immortals: China-Japan Relations in the Han-Tang Period*, Honolulu: University of Hawai'i Press, 2005, pp. 229-232.

[4] 王晓秋、大庭修主编《中日文化交流史大系：历史卷》，浙江人民出版社，1996，第 101—132 页；Charlotte von Verschuer, 'Japan's Foreign Relations 600 to 1200 A. D.: A Translation from *Zenrin Kokuhōki*', *Monumenta Nipponica*, 1999, 54(1): 1-39; Douglas S. Fuqua, *The Japanese Missions to Tang China and Maritime Exchange in East Asia, 7th-9th Centuries* (PhD Dissertation), Manoa: University of Hawai'i, 2004; 河内春人『東アジア交流史のなかの遣唐使』汲古書院、2013。

[5] 舎人親王・太安万侶『日本書紀』經濟雜誌社、1897、391、403 頁。

仰的共享。博物学和本草学也通过海路流传。744 年初，中国佛教僧侣鉴真（他善于用鼻子辨别药物的真伪①）试图第二次从扬州到日本，随行带了一些药用香料，如麝香、安息香、诃子果和胡椒籽，但这次航行未能成功。② 日本奈良东大寺正仓院至今仍保存着由光明皇太后 756 年赠送的数十种药材。③ 其中一些，如人参、诃子果、胡椒籽和麝香在中国也被用于治病，并记录在唐代的医学文献中，例如 7 世纪中期官方编纂的《新修本草》。④ 在 19 世纪之前，日本与中国的关系比其与欧洲国家的关系更密切、更多元。⑤ 中日长期而广泛的交往，很难被简化为以中国为中心的朝贡体系的一部分。⑥

如藤原佐世的《日本国见在书目录详考》生动地展现了中国自然知识向日本的传播。该书记录了大约 1500 本关于农业、医学和其他 38 门学科的中文图书。⑦ 大约一个世纪

---

① 菅野真道等『續日本紀』経済雑誌社、1897、411 頁。

② 真人元开：《唐大和上东征传》，汪向荣校注，中华书局，2000，第 47 页。

③ 朝比奈泰彦編『正倉院薬物』植物文献刊行会、1955；宮内庁正仓院事务所編『図説正倉院薬物』中央公論新社、2000。

④ 苏敬等：《唐新修本草（辑复本）》，第 160—161、358—359、363—364 页。

⑤ Marius B. Jansen, *China in the Tokugawa World*, Cambridge, MA: Harvard University Press, 1992; Shogo Suzuki, *Civilization and Empire: China and Japan's Encounter with European International Society*, London: Routledge, 2009, pp. 140‑176; Kiri Paramore, *Japanese Confucianism: A Cultural History*, Cambridge: Cambridge University Press, 2016, pp. 16‑117.

⑥ Peter C. Perdue, 'The Tenacious Tributary System', *Journal of Contemporary China*, 2015, 24(96): 1002‑1014.

⑦ 藤原佐世：《日本国见在书目录详考》，孙猛注，上海古籍出版社，2015，第 3—24、1218—1223、1614—1821 页。

后，作为一名汉人后裔，日本医师丹波康赖（系东汉灵帝之后入籍日本的阿留王的八世孙）将大约 200 部中文图书里的大量信息进行整合后编纂了《医心方》，这本书是现存最早的日本医学著作。[1] 中文图书的流入一直持续到江户时代（1603—1868），当时这些图书的进口贸易和起源于中医的汉方医学的创新都变得活跃。[2] 真柳诚发现，1601—1870 年共有 1917 部图书被传送到了日本，其中 804 部是独立的中文医学图书；中文医学图书中的 314 部在日本再版，总共再版 680 次。无论是中国的原始文本还是日文的译本，这些内容大多涉及本草和处方。部分原因是明治时代（1868—1912）对本土医学的压制，许多日本医学图书及日本对中国医学图书的重印本、抄录本流向了中国。[3] 毫不奇怪，中国人对虫草的一些了解通过图书传到了日本。[4]

[1]　丹波康赖『医心方』日本古典全集刊行会、1935；丹波康赖：《医心方》，高文柱校注，华夏出版社，2011，第 1252—1261 页。

[2]　关于江户日本和清朝中国之间的图书贸易，请参阅大庭脩『江户时代における中国文化受容の研究』同朋舍出版、1984、3-108 页。关于汉方医学史，见 Takeo Nagayo, *History of Japanese Medicine in the Edo Era: Its Social and Cultural Backgrounds*, Nagoya: The University of Nagoya Press, 1991；小曽戸洋『漢方の歴史：中国・日本の伝統医学』大修館书店、2014。

[3]　真柳诚：《日本江户时期传入的中国医书及其和刻》，梁永宣译，《中国科技史料》2002 年第 3 期；真柳诚、友部和弘《中国医籍渡来年代总目录（江户期）》，《日本研究》1992 年第 7 期；真柳诚「江户期渡来の中国医书とその和刻」山田庆儿・栗山茂久编『歴史の中の病と医学』思文阁、1997、301-340 页；真柳诚：《中日韩越古医籍数据的比较研究》，郭秀梅译，《中国科技史杂志》2010 年第 3 期。

[4]　例如，1814 年，一份有关吴仪洛《本草从新》的手抄本在日本定稿，其中有关于虫草的记载。吴仪洛：《本草从新》，1814，第 30 页，日本国会图书馆藏，编号：Toku 7-503。

中日之间商品的互补性及物质文化和医药文化的共享，让中日贸易相互影响。永积洋子仔细整理了江户时代大部分时间的贸易数据，这些数据量化了包括药物在内的双边交易产品的数量和范围。[①] 通过商船，一些中国医生在长崎登陆，并在当地行医，与日本医生和其他人进行了直接的交流。[②] 目前尚不清楚中国医生是否在日本使用过虫草。事实上，这种迷人的生物不晚于 18 世纪初就"航行"到了日本。

卡尔·桑伯格与虫草的邂逅

1770—1779 年，瑞典博物学家卡尔·桑伯格（Carl Thunberg），作为林奈最重要的弟子之一前往荷兰和法国，后来开始了对南非和亚洲的科学考察。1775 年 6 月 20 日，他离开巴达维亚前往日本，于同年 8 月 13 日到达长崎港的出岛。次年 11 月 23 日，桑伯格离开了出岛。在停泊于帕彭贝格（Papenberg）附近的斯塔威尼斯号（Stavenisse）上短暂停留后，他终于在 12 月 3 日离开了日本。[③] 他在日本

---

① 永積洋子編『唐船輸出入品数量一覧：1637～1833 年 復元唐船貨物改帳・帰帆荷物買渡帳』創文社、1987。

② 史世勤：《明清时期中国赴日医师及其对日本汉方医学的影响》，《中国科技史料》1991 年第 1 期；郭秀梅等：《清代医师旅日史钩沉》，《中华医史杂志》1999 年第 2 期。

③ Carl P. Thunberg, *Resa uti Europa, Africa, Asia, Förrättad Åren 1770–1779* (Delen 3), Upsala: Tryckt hos Directeur. Joh. Edman, 1791, pp. 1, 13–14; Carl P. Thunberg, *Resa uti Europa, Africa, Asia, Förrättad Åren 1770–1779* (Delen 4), Upsala: Tryckt hos Direct. Joh. Ednans Enka, 1793, pp. 125–126. 另见 Carl P. Thunberg, 'Account of a Voyage to Japan by M. Thunberg', Timon Screech (trans.), in Carl P. Thunberg, *Japan Extolled and Decried: Carl Peter Thunberg and the Shogun's Realm, 1775–1776*, Timon Screech (ed.), London: Routledge, 2005, pp. 219–223。

的植物学调查为其 1784 年出版的《日本植物志》奠定了基础。① 1775 年 11 月，当桑伯格住在出岛时，他的注意力在一定程度上被虫草吸引。

　　翻译（日本人）告诉我，除其他外，还有一种非常奇怪的蠕虫，它在冬天是一种爬行的虫子，但在夏天是一种植物。它是由中国人和其他药物一起带到这里的，据说具有良好的药性。一旦我看到这种生物的图片，并看到其真身后，我就可以清晰地看出：它不过是一只蠕虫，逆着即将化蝶的趋势，悄悄地爬到地里，把自己固定在某种植物的根上。准确地说，它被称为"冬虫夏草"（Totsu Kaso）。②

"Totsu Kaso"显然是"冬虫夏草"的日语语音拼写，与汉语"冬虫夏草"的顺序一致。当桑伯格掌握了一些关于中日贸易的信息后，他发现，"中国人的主要贸易包括生丝和各种药物，这些药物是作为医疗用品进口的，如零余子人参根（ninsi-root）、松节油（turpentine）、没药（myrrh）、卡伦巴克木（calumbac-wood）和锌矿物。还有一些印刷的书籍，

① Caroli P. Thunberg, *Flora Japonica*, Lipsiae: In Bibliopolio I. G. Mülleriano, 1784.

② Carl P. Thunberg, *Travels in Europe, Africa, and Asia, Performed Between the Years 1770 and 1779* (Vol. 3), Charles Hopton (trans.), London: Printed for F. and C. Rivington, 1796, pp. 69-70. 在这版英译本中，虫草的名字被拼写成"Totsu Kaso"，与瑞典文原著中的拼写相同。有关瑞典文的原始描述，见 Carl P. Thunberg, *Resa uti Europa, Africa, Asia, Förrättad Åren 1770-1779* (Delen 3), pp. 77-78。

这些书籍必须在两位学者通读一遍，并得到他们的认可之后方能出售"。① 虫草随着日本的中药进口贸易而来。它是一种独特的天然产物，又可作为一种大补的药物，这些显然吸引了桑伯格和他的翻译。桑伯格对它的外观比对它的药用特性更感兴趣。他对其形成的解释，读起来像是一个反抗蛹和植物根结盟的故事。正如下一章将要探讨的那样，在桑伯格发表评论之前，欧洲已经出现了类似的观点。当然，虫草来到日本的时间一定早于桑伯格的日本之旅。

中国贸易商引起了日本人对虫草的关注

1811 年，日本博物学家兼医生栗本丹洲完成了一份昆虫和其他物种的图解名录。该名录有一幅彩色手绘的虫草插图和一份名为"冬虫夏草"的文字简介，以及一名日语翻译添加的相关描述。根据描述，虫草生长在陕西西部一千多里外的山区；它草的部分像一棵葱苗，长两到三寸，在夏天从蠕虫的头上发芽。栗本记载，1728 年 5 月 9 日至 6 月 7 日，中国船东尹心宜将虫草从宁波运到长崎。之后，长崎奉行（当地最高长官）将其赠送给江户幕府。在栗本看来，这一事件为虫草传播到日本埋下了伏笔。② 那时，长崎对尹心宜来说已不陌生，因为早在 1721 年 8 月，他的商船就从宁波来到长崎，并带来了奈良市兴福寺招募的一位中国

① Carl P. Thunberg, *Travels in Europe, Africa, and Asia, Performed Between the Years 1770 and 1779* (Vol. 3), p. 57; Carl P. Thunberg, *Resa uti Europa, Africa, Asia, Förrättad Åren 1770–1779* (Delen 3), pp. 63–64.

② 栗本丹洲『栗氏千蟲譜』第 1 册、1872、80 頁。也可见栗本丹洲『栗氏千虫譜』第 7 册、1879、36 頁。

高僧。①

　　栗本并不是唯一提到享保时期（1716—1736）虫草传播
到日本的作者。草药医生丹羽正伯对天然产物产生了浓厚的
兴趣，他讲述了 1729 年一位中国船客向日本君主赠送了
"冬虫夏草"，同时介绍了它在不同季节的转化。根据这个人
的信息或他自己的观察，丹羽描述这种虫草有六到七寸长，
厚如莎草，根像蚕。栗本的描述中没有提及虫草的药用特
性，丹羽则在参考了李时珍的《本草纲目》后，怀疑其中提
到的昆虫石蚕就是虫草。② 同样，博物学家青木昆阳在谈到
清朝商人在享保中期将冬虫夏草带到日本时，引用了中国文
人袁栋对虫草的描述。③ 因此，虫草无论是作为礼物还是作
为商品，都是通过这些贸易商来建立或提高其在药品贸易
中的地位的。1726 年，俞枚吉将人参苗、干制人参和一部
人参专著带到日本。在这年之前和之后，他都到过日本。④
值得注意的是，由于这些穿梭于中日之间的逐利者，日本
人早期接触虫草几乎与中国人早期对这种物品的关注同时
发生。

---

① 林鹭峯編『華夷変態』、103-105 頁、日本国立国会図書館蔵；大庭脩
　『江戸時代における 中国文化受容の研究』、476-477 頁。

② 丹羽正伯『丹羽正伯物産日記』、1739、41 頁。关于李时珍对石蚕的
　记载，见李时珍《本草纲目》，第 1508—1509 页。关于石蚕的鉴定，
　见南京中医药大学编《中药大辞典》，上海科学技术出版社，2006，第
　817 页。

③ 青木昆陽『續昆陽漫録補』『日本随筆大成』第 10 巻、吉川弘文館、
　1928、649 頁。

④ 允禄等：《世宗宪皇帝朱批谕旨》，《文渊阁四库全书》第 424 册，第
　17 页；今村鞆『人蔘史』第 4 巻、朝鮮総督府専売局、1936、307-308
　頁；上野益三『日本博物学史』平凡社、1973、328 頁；大庭脩『江戸
　時代における 中国文化受容の研究』、484-485 頁。

虫草的日本变种——"夏草冬虫"

正如桑伯格的叙述所表明的那样，虫草贸易贯穿整个 18 世纪。此外，日本医生多纪元简指出，在宽政年间（1789—1801），吴（苏州）的船只将虫草运到了日本。一些日本人向多纪咨询了虫草的药用功能，这驱使他从中文图书中收集了一些相关的记录。① 1800 年出版的《长崎闻见录》的作者广川獬医生写道：虫草作为益肾的药材，最近由中国人运到长崎。和青木一样，广川引用了袁栋的相关描述，提供了中国人对该药物的了解情况。此外，他还添加了一幅虫草的插图，插图显示他注意到了虫草的草和虫两部分的黑色和黄色。② 医生柚木常盘在 1801 年绘制了一幅进口虫草的图。③尽管柚木没有提供任何关于进口过程的说明，但这根虫草一定是从中国进口的，因为在 19 世纪初，虫草一直由中国船只出口到日本，并在药店出售。④ 柚木的个人图册包括他在近江住所附近的山区收集的进口虫草和一些不同但相似的物种。⑤ 毫无疑问，这些图片源于他对博物学的兴趣。他将来自中国和日本的虫草都放于"夏草冬虫"条目下，这反映了他在 19 世纪初在自己国家探索中国虫草的努力。在这方面，他并不是一个人在战斗。

德国医生菲利普·弗朗茨·冯·西博尔德（Philipp

---

① 榛蔭拙者『医塍』第 3 册、聿修堂、1809、95-98 頁。
② 広川獬『長崎聞見録』第 3 册、林伊兵衛等、1800、6-7 頁。
③ 柚木常盤『舶來夏草冬蟲圖』、1801、1 頁。
④ 藤井咸齋『增補手板發蒙』山城屋佐兵衛、1823、347-350 頁。
⑤ 柚木常盤『舶來夏草冬蟲圖』、2-13 頁。

Franz von Siebold）1823 年抵达日本出岛，为荷兰东印度公司服务，并在日本居住至 1829 年。1826 年，西博尔德加入了江户幕府的一个朝贡团，但在途中他进行了自己的博物学观察和收集。他 2 月 15 日离开出岛，4 月 10 日抵达江户，最后 7 月 7 日返回出岛。2 月 23 日，西博尔德的一些日本学生在下关看望了他。他们向他展示了一些罕见的日本天然产品的标本，其中有一个"大自然的奇迹"，即"夏草冬虫"。正如日语术语"夏季的植物，冬季的昆虫"的含义所示，它被认为是植物和昆虫的杂交体。然而，西博尔德将这种大自然的奇迹与一种真菌（Keulenschwämme）联系起来，这种真菌生长在昆虫的幼虫尸体上，幼虫通常是"蝉"（cicadas）和"蠕虫"（caterpillars）。① 西博尔德的描述再次显示了日语术语"夏草冬虫"的广义解释，该术语使用了构成"虫草"中文名称的相同书写，但现在又包含了日本本土出产的虫草品种。

* * *

1720 年代，法国、日本；

1831 年前后，英国；

1851 年，俄国。

上面这些年份和国家拉开了虫草国际交流的序幕。

然而在 20 世纪之前，这些国家并不能代表虫草的所有

---

① Philipp Franz von Siebold, *Nippon: Archiv zur Beschreibung von Japan*, Leyden: Bei Dem Verfasser, 1832, p. 112.

海外目的地。例如，美国驻港口城市江苏镇江的领事亚历山大·琼斯（Alexander Jones），在 1886 年 11 月 17 日至其去世期间，[1] 将"中国的昆虫真菌药物"（或"寄生真菌的药用制剂"）的标本和绘图送往华盛顿，其中文名称的意思是"冬天是昆虫，夏天是植物"。琼斯的解释信函出现在美国农业部昆虫学司出版的《昆虫生命》（Insect Life）公告中。他提供了这种虫草的学名，即"Cordyceps chinensis"。此外，信中还提到，"它是以小包装出售的，通常用红棉线捆在一起"，"在以前，它作为一种药物甚至比人参更受重视"，"在中国，这种草的一头被聚拢起来，小心地捆成小捆，并以高价出售，用于医疗目的"，"当地医生在治疗喉咙和肺部疾病时会用到它"。[2] 这个美国故事生动地说明了，流通中的虫草不仅是一种来自自然界的特殊物种，而且是人类社会中一种文化塑造和附加信息价值的产品。

虫草显然跨越了不同的社会，这些社会有着迥异的政治、商业和文化背景。法国天主教和俄国东正教向中国的扩张，对虫草进入法国和俄国都起到了重要的作用；而虫草抵达日本和英国，则是跟随跨国贸易，与宗教无关。此外，在来自法国、英国和俄国的不同身份参与者的作用下，虫草传

---

[1] Government Printing Office, *Register of the Department of State*, Washington: Government Printing Office, 1897, p. 50; Anonymous, 'Death of General Jones', *The Japan Weekly Mail*, 1898, 29(4): 89; The Daily Press Office, *The Chronicle & Directory for China, Japan, Corea, Indo-China, Straits Settlements, Malay States, Siam, Netherlands India, Borneo, the Philippines, &c.*, Hong Kong: The 'Daily Press' Office, 1898, pp. 183, 684.

[2] Alexander C. Jones, 'The Chinese Insect-Fungus Drug', *Insect Life*, 1891, 4(3-4): 216-218.

播到了这些国家，并在欧洲背景下成为新的科学和医学研究的外来对象。同时，虫草是通过中国人而不是日本商人或旅行者到达日本的，并在日本的实践中成为一种值得与日本医生和患者分享的有效中药。虫草在日本和其他三个国家的效用或价值之间的差异表明，中国和这些国家之间的文化共享程度不同。尽管中日文化纽带更加紧密而古老，日本人还是在自己的自然历史环境中观察、描述和寻找虫草。综合考虑，虫草早期的海外之旅也说明了它所涉及的共同点，即人类对奇异的天然物种的好奇心，以及对新药和有效药物的需求，这两者往往交织在一起。随着虫草成为动态的跨国自然知识网络的一部分，它也引发了新的观察。这些观察被设定为是事实或客观的，并且在新观察方式与新关注点的结合中产生了一种新的知识。

第三章　冬虫夏草之谐谑

　　前文提到的那位在北京的法国耶稣会士殷弘绪，在 1736 年的同一封信中抱怨说：一位中国作者通过一种非常自然的现象想象出了"神秘"（mystére）；尽管一些中国人［在"物理学"（physique）上没什么长进］不是不了解自然，而且还解释了其产生影响的原因，而"唯一的自然"（la seule nature）在中国人眼中是"看不清的"（voilée）。① 大约一年前，在北京的巴多明称赞了法国皇家科学院的让-雅克·多图斯（Jean-Jacques Dortous）的作品，据称他的作品让读者发现了"大自然最美丽的秘密"。巴多明还回忆了他与中国一些精英知识分子关于 1716 年冬天结冰的谈话。后者就像"我们的古代哲学家"一样，被发现使用等效的"神秘性质"（qualités occultes）一词来解释"这种自然的影响"（cet effet de la nature）。② 几十年后，作为 18 世纪中国最后一批耶稣

---

① Jean-Baptiste Du Halde（ed.）, *Lettres Édifiantes et Curieuses, Écrites des Missions Étrangères*（Recueil 24）, pp. 371, 374, 414.

② Jean-Baptiste Du Halde（ed.）, *Lettres Édifiantes et Curieuses, Écrites des Missions Étrangères*（Recueil 24）, pp. 4-5. 这封信写于 1735 年 9 月 28 日，北京。

会士之一的韩国英（Pierre Martial Cibot）抱怨了"黑暗"
（ténebres）古籍中"半科学"（demi-science）的"野蛮"
（barbarie），同时了解到真菌类的"林芝"（Ganoderma spp.）
是不朽的象征，是一种"灵丹妙药"（divine panacea），它是
中国文化中"死亡的所有特质"（tous les traits de la mort）都
无法穿透的盾牌。①

在早期现代欧洲，对植物和动物的自然主义描述和图示
脱离了人文范畴。这种自然主义倾向既源于医学对鉴定重新
启用的希腊医学文献中记录的药用植物的需求，也源于欧洲
向新大陆扩张期间遇到的许多新物种。② 根据马克·瓦德尔
（Mark Waddell）的说法，对于耶稣会士来说，17 世纪的一
些人偏离了亚里士多德哲学，将焦点从超自然现象转移到了
所谓的"神奇"动物的自然主义表现上，并在"自然与神
圣之间的模糊本体论空间"中追求更清晰地了解自然的秘
密。③ 萨宾·阿那诺斯图（Sabine Anagnostou）指出，在耶

① Pierre-Martial Cibot, ' Mo Kou Sin et Lin-Tchi' , Paris: Bibliothèque Nationale de France, 1773, MSS NAF 11167, fols. 205－208; Pierre-Martial Cibot, ' Notice du Mo-Kou-Sin et du Lin-Tchi' , in Jean-Joseph-Marie Amiot et al. (eds.), *Mémoires Concernant l'Histoire, les Sciences, les Arts, les Moeurs, les Usages, &c. des Chinois, par les Missionnaires de Pe-Kin* (Tome 4), Paris: Chez Nyon l'aîné, Libraire, rue Saint-Jean-de-Beauvais, vis-à-vis le College, 1779, pp. 500-503.

② Margaret J. Osler, *Reconfiguring the World: Nature, God, and Human Understanding from the Middle Ages to Early Modern Europe*, Baltimore: The Johns Hopkins University Press, 2010, pp. 132－146; Lawrence M. Principe, *Scientific Revolution: A Very Short Introduction*, Oxford: Oxford University Press, 2011, pp. 108-109.

③ Mark A. Waddell, *Jesuit Science and the End of Nature's Secrets*, London: Routledge, 2016, pp. 5-6, 82, 188.

稣会的哲学中，"自然反映了上帝的全能和神圣的天意"，耶
稣会对自然的探索与尝试"揭示根据神圣造物主的计划构建
世界的规律"交织在一起。① 乔治·梅泰里耶（Georges
Métailié）对近代早期中欧植物学知识的比较研究，有助于
理解耶稣会士的上述评论。梅泰里耶认为，16、17 世纪，欧
洲在不断发现新的植物物种，植物图示的准确性及借助放大
镜对植物内部进行探究等方面超过了中国；总的来说，自然
世界在中国是"文化适应的"（acculturated），但在欧洲是
"有待发现的开放领域"。② 显然，那些在北京的耶稣会士对
中国知识传统中自然与文化的混合感到不满。或者说，在他
们的心目中，尽管中国有丰富的自然知识，但中国人未能
"发现"独立于人类文化之外的自然。这揭示了他们对中国
专业知识的批判性看法，以及在欧洲自然哲学转型的同时形
成的知识层次概念。

　　自然和文化之间的分歧与客观和主观之间的二元认识
论有关。洛兰·达斯顿（Lorraine Daston）和皮特·加里森

---

① Sabine Anagnostou, ' The International Transfer of Medicinal Drugs by the
Society of Jesus (Sixteenth to Eighteenth Centuries) and Connections with
the Work of Carolus Clusius', in Florike Egmond, Paul Hoftijzer and Robert
P. W. Visser (eds.), *Carolus Clusius: Towards a Cultural History of a Re-
naissance Naturalist*, Amsterdam: Koninklijke Nederlandse Akademie van
Wetenschappen, 2007, pp. 293-294, 311. 另见 Ignatius de Loyola, *Exerci-
tia Spiritualia*, Romae: Apud Antonium Bladum, 1548, pp. 142-143。

② Georges Métailié, 'Concepts of Nature in Traditional Chinese Materia Medica
and Botany (Sixteenth to Seventeenth Century)', in Hans Ulrich Vogel and
Günter Dux (eds.), *Concepts of Nature: A Chinese-European Cross-Cultural
Perspective*, Leiden: Brill, 2010, pp. 345-367.

（Peter Galison）通过研究 19 世纪中期的欧洲、北美图集制作的科学实践（这种实践发生在科学客观性作为"一种新的认知德性"这一观点出现的前后），将客观性历史化。① 在科学客观性产生于"让自然为自己说话"的愿望之前，18 世纪就存在"忠于自然"的认知德性，这反映在自然物体被认知的表现形式上，这些形式有典型的、理想的、独特的或一般的等。② 进化的认知德性塑造了西方语境中对自然的表现和观察。这多少解释了里夫斯和塔塔里诺夫为获得当地物种的理想绘图，监督了中国画者的工作。更重要的是，自然与文化的二分法使现代科学对自然世界进行了功利的或工具性的关注。③ 弗朗西斯·培根认为，科学的目标是通过掌握自然来促进人类的福利。④ 18 世纪末和 19 世纪的功利主义，支持对自然进行科学探究的经验主义认识论，并

---

① Lorraine Daston and Peter Galison, *Objectivity*, New York: Zone Books, 2007, pp. 11-35. 另见 Lorraine Daston and Peter Galison, 'The Image of Objectivity', *Representations*, 1992, (40): 81-128。

② Lorraine Daston and Peter Galison, *Objectivity*, pp. 55-125.

③ Robert K. Merton, 'Science, Technology and Society in Seventeenth Century England', *Osiris*, 1938, 4: 360-632, 587-591; Robin Briggs, 'The Académie Royale des Sciences and the Pursuit of Utility', *Past & Present*, 1991, (131): 38-88; Michael A. Osborne, 'Applied Natural History and Utilitarian Ideals: 'Jacobin Science' at the Muséum d'Histoire Naturelle, 1789-1870', in Bryant T. Ragan and Elizabeth A. Williams (eds.), *Re-creating Authority in Revolutionary France*, New Brunswick: Rutgers University Press, 1992, pp. 125-143; Michael A. Osborne, 'Acclimatizing the World: A History of the Paradigmatic Colonial Science', *Osiris*, 2000, 15(1): 135-151.

④ Stephen Gaukroger, *Francis Bacon and the Transformation of Early-Modern Philosophy*, Cambridge: Cambridge University Press, 2001, p. 16; Anthony J. Funari, *Francis Bacon and the Seventeenth-Century Intellectual Discourse*, New York: Palgrave Macmillan, 2011, pp. 73, 113.

引起了创造"科学家"（scientist）[①] 一词的威廉·惠威尔（William Whewell）的反对。[②] 功利主义者自己也以人类的福祉为首要考虑因素，将工具价值赋予植物和其他无感知实体。[③] 随着现代科学的兴起和发展，本土物种和自然知识逐渐卷入新现实关注和物化的过程。

　　刚到海外，这种奇异的虫草就激发了人们的好奇心，并引来了人们的赞美，但同时遇到了傲慢的对待。本章首先探讨 18、19 世纪欧洲人对虫草的不同看法和研究，以及在欧洲自然秩序和知识传统中为虫草定义的新努力。鉴于日本对

---

① 新词"科学家"在 19 世纪初出现，是对"集体了解物质世界知识的研究者"的称呼，到了 20 世纪初，这个词就是我们现在理解的含义了。Sydney Ross, 'Scientist: The Story of a Word', *Annals of Science*, 1962, 18(2): 65-85; Robert K. Merton, 'Le Molteplici Origini e il Carattere Epiceno del Termine Inglese Scientist', in *Scientia: L'Immagine e il Mondo*, Milano: Scientia, 1989, pp. 279-293; David P. Miller, 'The Story of 'Scientist: The Story of a Word'', *Annals of Science*, 2017, 74(4): 255-261.

② 关于威廉·惠威尔批评功利主义道德对科学研究的不利影响，见 Richard Yeo, *Defining Science: William Whewell, Natural Knowledge and Public Debate in Early Victorian Britain*, Cambridge: Cambridge University Press, 1993, pp. 177-201, 224-255; Laura J. Snyder, *Reforming Philosophy: A Victorian Debate on Science and Society*, Chicago: The University of Chicago Press, 2006, pp. 21-23。

③ Gordon Graham, *Eight Theories of Ethics*, London: Routledge, 2004, pp. 128-161; Lisa Kemmerer, *In Search of Consistency: Ethics and Animals*, Leiden: Brill, 2006, p. 129; Katarzyna de Lazari-Radek and Peter Singer, *Utilitarianism: A Very Short Introduction*, Oxford: Oxford University Press, 2017, p. 58. 尽管功利主义者对非人类但有感知能力的生物给予了伦理考虑，但他们并不完全反对为了人类福利而使用和杀死它们。Olof Johansson-Stenman, 'Animal Welfare and Social Decisions: Is It Time to Take Bentham Seriously?', *Ecological Economics*, 2018, 145: 95-96; Johannes Kniess, 'Bentham on Animal Welfare', *British Journal for the History of Philosophy*, 2019, 27(3): 556-572.

中国现代博物学和本草学的重大影响，本章还将转向 19 世纪的日本，探讨日本人对虫草的理解变化及其与中国和欧洲学术的联系。在当地和全球的交叉点上，围绕虫草发生的事情呼应了一种更广泛的趋势——新的自然知识风格及关于其权威性新的有力的言论。

一　奇迹不再？

巴多明的虫草标本到达法国皇家科学院后，对法国学者当时拥有的知识和经验提出了挑战。著名的启蒙运动物理学家列奥谬尔（René-Antoine Ferchault de Réaumur）被道格拉斯·麦基（Douglas McKie）称为"18 世纪的普林尼（Pliny）"，[①]开创了对这些好奇心的新型科学研究。当时，列奥谬尔的名气已经传到了北京的皇宫。巴多明在 1723 年 5 月 1 日给皇家科学院的信中透露，康熙帝曾与自己谈到了"蜘蛛网"（toiles d'araignées）。巴多明随后向康熙帝讲述了弗朗索瓦·圣希莱尔（François Xavier Bon de Saint Hilaire）和列奥谬尔的相关发现和实验，这些都是他从《特莱武学刊》（Journal de Trévoux）上看到的。出于极大的好奇心，康熙帝请巴多明翻译学刊上的相关信息给他看。随后，康熙帝和他的三个儿子阅读了译文。根据巴多明的说法，最年长的皇子赞美了欧洲人居然可以把蜘蛛网都利用起来，并赞扬只有欧洲人才能在这样的事情上走得更远。巴多明接着写道：康熙帝还补

---

① Douglas McKie, ' René-Antoine Ferchault de Réaumur (1683 – 1757): The Pliny of the Eighteenth Century', *Science Progress*, 1957, 45(180): 619–627.

充说，"他们（即欧洲人）在这方面比我们技高一筹"（Ils sont en cela plus habiles que nous），以及"他们不想无视自然"（Ils veulent ne rien ignorer de la nature）。[①]

巴多明对康熙帝的回答部分源于列奥谬尔关于蜘蛛丝的研究，该研究最初发表在 1710 年的《皇家科学院院刊》（*Histoire de l'Académie Royale des Sciences*）上。[②] 此前，列奥谬尔曾在巴黎师从数学家皮埃尔·伐里农（Pierre Varignon）。1708 年 3 月 14 日，他被选为皇家科学院的几何学研究者。不久后，他于 5 月 19 日向皇家科学院提交了一篇关于几何的文章。[③]

---

① Jean-Baptiste Du Halde（ed.），*Lettres Édifiantes et Curieuses, Écrites des Missions Étrangères*（Recueil 17），pp. 391-392. 另见 François Xavier Bon de Saint Hilaire, 'Extrait de la Dissertation de Monsieur Bon Associé Honoraire de la Societé Royale des Sciences, & Premier Président en Survivance de la Cour des Comptes, Aides & Finances de Montpellier, sur l'Utilité des Soies des Araignées', *Journal de Trévoux*, 1710, 10: 822-841; Anonymous, 'Histoire de l'Académie Royale des Sciences, Année 1710', *Journal de Trévoux*, 1713, 13: 1080-1100, 1083-1086。

② René-Antoine Ferchault de Réaumur, 'Examen de la Soie des Araignées', *Histoire de l'Académie Royale des Sciences*, 1710, 1: 386-408. 弗朗索瓦·圣希莱尔对蜘蛛丝的研究最初发表于 1710 年。François Xavier Bon de Saint Hilaire, *Dissertation sur l'Araignée*, Paris: Chez Joseph Saugrain, 1710; François Xavier Bon de Saint Hilaire, *Dissertation sur l'Utilité de la Soie des Araignées*, Montpellier: Société Royale des Sciences, 1710. 关于列奥谬尔和圣希莱尔在蜘蛛丝研究方面的互动，见 Mary Terrall, *Catching Nature in the Act: Réaumur and the Practice of Natural History in the Eighteenth Century*, Chicago: The University of Chicago Press, 2014, pp. 13-19。

③ René-Antoine Ferchault de Réaumur, 'Manière Générale de Trouver une Infinité de Lignes Courbes Nouvelles, en Faisant Parcourir une Ligne Quelconque Donnée, par une des Extremités d'une Ligne Droite Donnée aussi, et Toûjours Placée sur un Même Point Fixe', *Histoire de l'Académie Royale des Sciences*, 1708, 1: 197-211; Rene Taton, 'Réaumur Mathématicien', *Revue d'Histoire des Sciences*, 1958, 11(2): 130-133.

从 1713 年起，列奥谬尔长期担任皇家科学院的助理院长或院长。尽管列奥谬尔早期致力于数学研究，但他更为人知的是在法国创立了昆虫学。① 根据他在昆虫学方面的研究，列奥谬尔出版了六卷本的巨著《昆虫历史报告》（*Mémoires pour Servir à l'Histoire des Insectes*）。他对昆虫行为的重视甚至使他拥有了动物行为学创始人的名声。② 虫草和列奥谬尔的相遇，为测试他的昆虫学专业知识提供了机会。

1726 年 8 月 21 日，列奥谬尔向皇家科学院提交了他关于虫草的研究文章。在文章中，他首先向皇家科学院简要介绍了巴多明的"华丽的礼物"（magnifiques presents），其中包括一些"药物"（drogues）和"根"（racines）的样品。列奥谬尔认为，这些样品能扩展法国的博物学知识。然后他开始介绍虫草，这是一种来自中国的根，名为"夏草冬虫"，也是"一个难以置信的奇迹"（un étonnant prodige）。巴多明将大约 300 个虫草样本送往了皇家科学院。其中最粗的样本直径约为 3 点（ligne，法国旧制长度单位），而最长的样本长度为 3 法寸（pouce）。列奥谬尔从巴多明那里了解了虫草的产地和药用特性，并在文章中摘录了相关信息。尽管他认

① 关于列奥谬尔的生平及其研究，见 Jean Torlais,'Chronologie de la Vie et des Oeuvres de René-Antoine Ferchault de Réaumur', *Revue d'Histoire des Sciences et de Leurs Applications*, 1958, 11(1): 1-12; Yves Carton,'Réaumur (1683-1757): Le Véritable Fondateur de l'Entomologie en France', *Bulletin de la Société Entomologique de France*, 2004, 109(5): 445-453。

② George Sarton,'Review: The Natural History of Ants, by René Antoine Ferchault de Réaumur, Translated and Annotated by William Morton Wheeler', *Isis*, 1927, 9(3): 445-447; Frank N. Egerton,'A History of the Ecological Sciences, Part 21: Réaumur and His History of Insects', *Bulletin of the Ecological Society of America*, 2006, 87(3): 212-224。

为蠕虫确实是一个引人入胜的点（对于那些在法国和中国既不是"物理学家"也不是"观察员"的人来说，"根"的一部分发生了转化），但他仍然拒绝接受关于虫草从夏天的植物转变为冬天的蠕虫的观点。列奥谬尔写道：根据他那个时代的"物理学"（physique），人们不愿意相信"这样的奇迹"（une telle merveille）。

列奥谬尔将他的仔细观察与意大利博物学家安东尼奥·瓦利斯内里（Antonio Vallisneri）、法国博物学家让-雅克·德梅朗（Jean-Jacques de Mairan）和法国植物学家安托万·德加希耶（Antoine de Jussieu）最新的昆虫学发现联系起来。① 他从只发生在部分根部的"质变"（metamorphose）的角度来理解虫草。因此，他将虫草的形成解释为，地里的蠕虫选择了根，然后把它的"尾巴"（queüe）附在根的末端，为变形做准备；通过这种方式，蠕虫看起来像是根的延伸。此外，列奥谬尔还试图想象蠕虫的"行为"（manoeuvre）：在将自己附着在根部之前，蠕虫切掉了根部的小末端，然后在根部的其余部分挖一个洞；再后来，它把尾巴的末端卡在洞里，也许是用一种黏液固定尾巴，蠕虫会小心地用黏液盖住自己。通过首次指出蠕虫和根彼此独立的、同期的而不可

---

① Antonio Vallisneri, *Esperienze, ed Osservazioni Intorno all'Origine, Suiluppi, e Costumi di Varj Insetti, con Altre Spettanti alla Naturale, e Medica Storia*, Padoa: Nella Stamperia del Seminario, appresso Gio. Manfrè, 1713, pp. 1–82; Anonymous, ' Diverses Observations de Physique Generale ', *Histoire de l'Académie Royale des Sciences*, 1717, 1: 11–12; Anonymous, 'Diverses Observations de Physique Générale', *Histoire de l'Académie Royale des Sciences*, 1720, 1: 9–10.

互换的身份，他声称："奇迹无疑被削弱了。"[1] 列奥谬尔在没有核验虫草的地理和药用特性的情况下做了记录，同时用一种新的解释取代了关于其种间转化的观点。因此，正如他所期望的那样，对中国知识的评价伴随着法国博物学的充实。

对虫草的重新发现表明了列奥谬尔对昆虫行为的关注，这也反映在他绘制的两个虫草样本中。为了使自己的论文可视化，列奥谬尔分别画出了根部的末端和根部的"空腔"（cavité）。空腔图的说明文字表明，空腔拉动了蠕虫的尾巴尖端。在现代人看来，蠕虫成熟的子实体通常是一个中空的结构，但"附着"在"根"上的是蠕虫的头部而不是尾部。此外，列奥谬尔还指出，为了代表根的末端，他从中去除了"木质纤维"（fibres ligneuses）。在这方面，他可能发现了现在被称为紧凑型的真菌菌丝体。然而，他从未将根与真菌联系起来。列奥谬尔用简单的线条来描绘样本的物理外观，还进行了不同程度的明暗处理，使其看起来逼真而立体。然而，图画缺少比例尺，并且整个样品和放大的部分被展示在同一张图版上。这里值得注意的是，所示的根部末端据说取自两个样本中的一个，但没有说明所示空腔出自哪个样本。换言之，列奥谬尔试图将根和腔的末端的外观理想化或典型化，这表明他对认知德性的追求。洛兰·达斯顿（Lorraine Daston）和皮特·加里森把他的这种绘图称为"自然的真

---

① René-Antoine Ferchault de Réaumur, ' Remarques sur la Plante Appellée à la Chine Hia Tsao Tom Tchom, ou Plante Ver' , *Histoire de l'Académie Royale des Sciences*, 1726, 1: 302–306.

理"（truth-to-nature）。①

虫草形成的新理论已经被一些欧洲博物学家所接受。英国真菌学家约翰·拉姆斯博顿（John Ramsbottom）评论说，如前所述，桑伯格关于蠕虫附着在根部末端的观点实际上源于列奥谬尔。② 当代科学家和历史学家也经常称赞列奥谬尔是欧洲科学史上第一个研究动物体内虫生真菌或寄生真菌的人。③ 列奥谬尔将虫草定义为"植物蠕虫"（plante ver）。这一术语两次出现在他文章的标题和正文中。然而，与"夏草冬虫"相比，这个术语丢弃了可能暗示随季节循环而发生物理变化的时间信息。

从广义上讲，列奥谬尔为揭开虫草的神秘面纱所做的努力符合洛兰·达斯顿和凯瑟琳·帕克（Katharine Park）关于奇迹（wonders、marvels）从 18 世纪欧洲自然哲学中消失的论点，即认为自然是规律的、统一的，而不是奇迹般的。④ 这种新的自然哲学也将其影响扩展到了在北京的法国耶稣会士。殷弘绪在 1734 年 11 月 4 日写给杜赫德的信中特别引用了他在 1722 年《皇家科学院院刊》中确认的一些话。这些

---

① Lorraine Daston and Peter Galison, *Objectivity*, pp. 19, 63-98.

② John Ramsbottom, 'Presidential Address: The Expanding Knowledge of Mycology since Linnaeus', *Proceedings of the Linnean Society of London*, 1941, 151(4): 280-367, 319.

③ Ben Dawes, *A Hundred Years of Biology*, London: Gerald Duckworth & Co. Ltd., 1952, p. 17; Edward A. Steinhaus, 'Microbial Control—The Emergence of an Idea: A Brief History of Insect Pathology through the Nineteenth Century', *Hilgardia*, 1956, 26(2): 107-160, 147; Paul Schmid-Hempel, *Parasites in Social Insects*, Princeton: Princeton University Press, 1998, p. 36.

④ Lorraine Daston and Katharine Park, *Wonders and the Order of Nature, 1150-1750*, New York: Zone Books, 1998, pp. 329-363. 另见 Lorraine Daston, *Against Nature*, Cambridge, MA: The MIT Press, 2019, pp. 23-43。

话传达了一种观点，即"物理学家"自然会对"这些奇迹"表示怀疑，他们比其他人更清楚自然界中我们所未知的东西。[①] 对于现在的生物学家来说，列奥谬尔的理论显然已经过时，而且相当不可接受。但在 18 世纪初，列奥谬尔的理论提出了一种新的反奇迹的尝试，试图解开自然的秘密，并出现在著名的皇家科学院的学术期刊上。此外，正如菲利普·基切尔（Philip Kitcher）所说："我们所看到的，不过是我们的理论承诺引导我们去期待的东西。"[②] 不用说，列奥谬尔在昆虫行为方面的专业知识塑造了他的视野，并规范了他对虫草的观察和描述，以符合理论预期。

18 世纪欧洲对列奥谬尔理论最重要的学术回应来自法国学者奥古斯特·丹尼斯·富热鲁·德·邦达（Auguste Denis Fougeroux de Bondaroy）。他先后在 1758 年 8 月 30 日和次年 7 月 11 日成为法国皇家科学院兼职植物学家和助理植物学家。[③] 在邦达 1769 年发表他对列奥谬尔理论的新探讨之前，欧洲已经有了一些发现，这些发现构成了他的理论基础。

---

① Jean-Baptiste Du Halde (ed.), *Lettres Édifiantes et Curieuses, Écrites des Missions Étrangères* (Recueil 22), Paris: Nicolas Le Clerc, 1736, p. 426. 原文见 Anonymous, ' Sur un Secret pour Éteindre le Feu dans les Incendies', *Histoire de l'Académie Royale des Sciences*, 1722, 1: 5–7, 5。

② Philip Kitcher, *The Advancement of Science: Science Without Legend, Objectivity Without Illusions*, Oxford: Oxford University Press, 1993, p. 167.

③ Anonymous, *Nouvelle Table des Articles Contenus dans les Volumes de l'Académie Royale des Sciences de Paris, depuis 1666 jusqu'en 1770* (Tome 1), Paris: Chez Ruault, 1775, p. lxxix.

西班牙方济各会传教士约瑟夫·托鲁比亚（Joseph Torrubia）以研究化石闻名。① 1749 年 2 月 10 日，他在距离哈瓦那两英里的地里发现了一些"死黄蜂"（abispas muertas）。它们的骨骼和翅膀完好无损。在其中一只死黄蜂的肚子里，一种"小植物"（arbolito）发芽了，长到了五个手掌那么高。这种植物长满了"刺"（espinas）。当地人称这种植物为"GIA"，并将这些刺归因于长出这种植物的黄蜂腹部。出于这个原因，他们说这种植物上长满了（黄蜂的）"刺"（aguijones）。托鲁比亚说，他用"显微镜"（Microscopio）观察了死黄蜂，不过关于死黄蜂和小植物的图片没有显示任何微观的细节。② 后来，英国博物学家伊曼纽尔·科斯塔（Emanuel Costa）跟他的朋友乔治·爱德华兹（George Edwards）说，托鲁比亚发现了"长植物之蜂"（vegetating Wasps）。他还为爱德华兹翻译了托鲁比亚对黄蜂的描述。爱德华兹随后在其 1764 年出版的博物学著作中提供了一个相关的描述，他在书中还复制了托鲁比亚绘制的一些黄蜂。但爱德华兹认为，"这种奇怪的昆虫"与他在该书前一章中观察和描述的一样，即 1760 年从多米尼克送来的"不完美的昆虫"，"似乎是幼年的蝉"，

① Leandro Sequeiros, 'Tercer Centenario del Nacimiento de José Torrubia (1698-1761): Viajero, Naturalista y Paleontólogo', *Boletín de la Comisión de Historia de la Geología en España*, 1998, (10): 21-23; José Javier Álvaro, *The Ages of the Earth: A Journey from Theology to Geology*, Cambridge: Cambridge Scholars Publishing, 2019, pp. 166-167.

② Joseph Torrubia, *Aparato Para la Historia Natural Española*, Madrid: Imprenta de los Herederos de Don Agustín de Gordejuela y Sierra, 1754, pp. 237-238, Lamina XIV.

"头部长出一种真菌"。他将这种真菌的生长归因于"地球的水汽"。最后，他总结道："西班牙人在博物学方面的知识还没有达到完美，我相信那位善良的神父可能会把真菌一堆突起的部分误认为是干叶子。"①

可以肯定的是，到了 18 世纪上半叶，真菌（fungi）在欧洲已经被归类为一组植物，但对真菌的性质还没有一个能被普遍接受的精要总结。约翰·拉姆斯博顿认为，意大利植物学家皮耶尔·安东尼奥·米凯利（Pier Antonio Micheli）是"第一位在整体上特别关注真菌的人"。② 虽然列举了数百种真菌，③ 米凯利 1729 年关于植物新属的专著，"提供了真菌是自主生物的初步证据，这一观点虽然被一些人接受，但在接下来的一百年里受到了许多人的质疑"。④ 事实上，真菌学作为一门有自己学会的学科，直到 19 世纪才真正从植物学里脱离出来。世界上第一个真菌学会——法国真菌学会（the Société Mycologique de France），于 1884 年 10 月 5 日在孚日省（Vosges）的埃皮纳勒（Épinal）成立。⑤ 尽管托鲁比亚本人并没有将死黄蜂与真菌联系起来，但"托鲁比

① George Edwards, *Gleanings of Natural History* (Part 3), London: Printed for the Autor, at the Royal College of Physicians, 1764, pp. 262–264, 265–266.

② John Ramsbottom, *Mushrooms & Toadstools*, London: Collins, 1953, p. 17.

③ Pier Antonio Micheli, *Nova Plantarum Genera Iuxta Tournefortii Methodum Disposita*, Florentiae: Typis Bernardi Paperinii, 1729, pp. 117–222.

④ Geoffrey C. Ainsworth, *Introduction to the History of Mycology*, Cambridge: Cambridge University Press, 1976, p. 18.

⑤ Lucien Quélet et al. , ' Projet de Statuts' , *Bulletin de la Société Mycologique de France*, 1886, (3): 15–22, 15; Maixent Pierre Jules Guétrot, *Le Quarantenaire de la Société Mycologique de France (1884–1924)*, Paris: Société Mycologique de France, 1934, pp. 18, 21; Geoffrey C. Ainsworth, *Introduction to the History of Mycology*, p. 284.

亚"（Torrubias）作为一个以约瑟夫·托鲁比亚命名的真菌属，于 1853 年被首次发表，并于 1865 年被首次定义。① 不到一个世纪后，拉姆斯博顿将托鲁比亚和爱德华兹观察到的真菌分别鉴定为球形虫草（Cordyceps sphecophila，具体名称未能确定）和蝉花（Cordyceps sobolifera）。② 当然，托鲁比亚和爱德华兹都是在欧洲的殖民网络中进行他们的观察。这些殖民网络的背景是，古巴及其港口城市哈瓦那当时仍处于西班牙殖民统治之下，③ 多米尼克作为法国殖民地在 1763 年被英国控制。④

爱德华兹将昆虫身上长出的植物归类为真菌，这种观点似乎有助于随后对此类生物的研究。1763 年 11 月 15 日，英国博物学家威廉·沃森（William Watson）写了《关于这种

---

① Ludovicus-Renatus Tulasne, 'Mémoire sur l'Ergot des Glumacées', *Annales des Sciences Naturelles: Botanique*, 1853, 20: 5–56, 43; Vincenzo Cesati and Giuseppe De Notaris, 'Schema di Classificazione Degli Sferiacei Italici Aschigeri più o Meno Appartenenti al Genere Sphaeria nell'Antico Significato Attribuitoglide Persono', *Commentario della Società Crittogamologica Italiana*, 1863, 1(4): 177–240, 192; Ludovicus-Renatus Tulasne and Carolus Tulasne, *Selecta Fungorum Carpologia* (Vol. 3), Parisiis: Imperatoris Jussu, In Imperiali Typographeo Excudebatur, 1865, pp. 4–5.

② John Ramsbottom, 'Presidential Address: The Expanding Knowledge of Mycology since Linnaeus', p. 319.

③ Leslie Bethell (ed.), *The Cambridge History of Latin America* (Vol. 3), Cambridge: Cambridge University Press, 1985, pp. 277–296; Franklin W. Knight and Peggy K. Liss (eds.), *Atlantic Port Cities: Economy, Culture, and Society in the Atlantic World, 1650–1850*, Knoxville: The University of Tennessee Press, 1991, pp. 13–39.

④ Joseph A. Boromé, 'The French and Dominica, 1699–1763', *Jamaican Historical Review*, 1967, 7(1): 9–39; Lennox Honychurch, *In the Forests of Freedom: The Fighting Maroons of Dominica*, London: Papillote Press, 2017, pp. 32–44.

叫作蔬菜蝇的昆虫》的文章，然后将其寄给了英国皇家学会。这篇文章始于 10 月初他从英国医生约翰·赫哈姆（John Huxham）那里收到的一封信。赫哈姆告诉沃森，他看到了"纽曼先生"（Mr. Newman），一位来自多米尼克岛的军官。赫哈姆还向沃森传播了纽曼对蔬菜蝇"极其新奇"的描述。纽曼说，在多米尼克发现了这种"蔬菜蝇"，它没有翅膀，但"在大小和颜色上都比任何其他英国昆虫更像雄蜂（drone）"；令人惊讶的是，"蔬菜蝇"会在 5 月埋在地里，然后开始生长，直到 7 月底，"这棵树"（类似珊瑚枝）大约有 3 英寸高，长出一些"小豆荚"；豆荚会脱落，变成蠕虫，然后发育成苍蝇。沃森认为这样的描述"与通常的自然法则非常相悖"，进一步的说明和观察或许可以"全面而真实地反映情况"。

沃森从未见过这种东西，不过他听说英国博物学家约翰·希尔（John Hill）检查了一些该物的样本。因此，他写信给希尔，咨询相关情况。希尔在回复中说：他的加勒比海"苍蝇"与"一种克拉瓦里（Clavaria）菌"有关，或者更具体地说，是"克拉瓦里蝉花"（Clavaria Sobolifera）。① 克拉瓦里的"种子"在蝉（Cicada）的身上找到了一个"合适的温床"，蝉在枯叶下面，不幸的是，它由于不适应季节而死亡；然后，种子在死去的蝉身上发芽生长。在讲述了"所有事实"后，希尔补充说，"未受过教育的居民"和一幅相

---

① "Clavaria"作为属名，由塞巴斯蒂安·瓦扬在 1727 年首次引入，1729 年被皮耶尔·安东尼奥·米凯利采用，1753 年被卡尔·林奈采用，后被其他分类学家采用。Andrew S. Methven, *The Genus Clavariadelphus in North America*, Berlin: J. Cramer, 1990, p. 7.

关的西班牙想象画的作者（即约瑟夫·托鲁比亚）都不知道这一点。最后，希尔感叹："大自然是如此的纯洁和统一啊！"后来，一些"蔬菜蝇"的样本被送到了英国皇家学会。因此，沃森有机会亲自仔细研究这个"非凡的产物"，并最终同意了希尔的观点。沃森还向英国皇家学会提到了"善于创造的"乔治·爱德华兹及其关于这个"非凡的产物"的描述和图片。① 希尔描述的"种子"实际上是真菌孢子。40 多年前，米凯利在 1718 年用显微镜对真菌"种子"进行了一系列的实验观察，初步证明真菌的"种子"可以发芽并产生同一真菌的子实体。② 他在其 1729 年关于植物属的专著中也采用了"克拉瓦里"（Clavaria）一词，③ 它是一个真菌属，首次出现在法国植物学家塞巴斯蒂安·瓦扬（Sébastien Vaillant）去世后出版的植物学著作（1723）中。④ 总的来说，"蔬菜蝇"的案例证明了 18 世纪欧洲博物学界对事实知识和形而上学统一性的追求。

　　1769 年 2 月 11 日，邦达向法国皇家科学院提交了他对已有的关于植物上长出昆虫的学术研究的批判性论述。这始

---

① William Watson, 'An Account of the Insect Called the Vegetable Fly', *Philosophical Transactions*, 1763, 53: 271–274. 沃森 1763 年 11 月写下了这篇记述，乔治·爱德华兹的书于 1764 年出版。也许爱德华兹的书实际上是在 1763 年末出版的，所以在时间上，沃森就有可能参考这本书。

② Pier Antonio Micheli, *Nova Plantarum Genera Iuxta Tournefortii Methodum Disposita*, Florentiae: Typis Bernardi Paperinii, 1729, pp. 136–139; Geoffrey C. Ainsworth, *Introduction to the History of Mycology*, pp. 84–88.

③ Pier Antonio Micheli, *Nova Plantarum Genera Iuxta Tournefortii Methodum Disposita*, pp. 208–209.

④ Sébastien Vaillant, *Botanicon Parisiense*, Lugduni Batavorum: Petrum Vander Aa, 1723, pp. 26–27.

于他声称博物学上的这些"事实"值得物理学家的关注。当时，这篇论述有望能帮助找到关于这种奇异事实的正确解释，并能吸引受过教育的旅行者加入研究这种"植物－动物"（plantes-animales）的行列。除了列奥谬尔、沃森和希尔，这种种间关系也让邦达想起了英国博物学家约翰·尼达姆（John Needham）和意大利生物学家拉扎罗·斯帕兰札尼（Lazzaro Spallanzani）。尼达姆是自然发生说（spontaneous generation）的重要支持者。他进行了一些实验来证明植物在微观世界中有长出动物的能力。这一观点引起了斯帕兰札尼和其他一些学者的反对。[①] 正如马克·拉特克利夫（Marc Ratcliff）所说，"对微生物微观研究的恢复"为1640年代"自发主义（spontaneism）的复兴"做出了很大贡献。[②] 尼达姆和斯帕兰札尼都利用视觉微观证据为他们关于生物生成的不同观点进行辩护。然而，邦达并不打算卷入尼达姆和斯帕兰札尼之间的争论，他只是部分基于自己对一些植物－动物博物学收藏品的观察，添加了一些关于昆虫植被植物（the vegetation of plants）的评论。

邦达发现，这些植物几乎总是生长在昆虫的上部。在引用希尔的上述解释后，他认为生长在昆虫身上的植物无疑是

---

① Shirley A. Roe, 'Needham's Controversy with Spallanzani: Can Animals Be Produced from Plants?', in Giuseppe Montalenti and Paolo Rossi (eds.), *Lazzaro Spallanzani e la Biologia del Settecento: Teorie, Esperimenti, Istituzioni Scientifiche*, Florence: Leo S. Olschki, 1982, pp. 295-303; Annalisa Ariatti and Paolo Mandrioli, 'Lazzaro Spallanzani: A Blow Against Spontaneous Generation', *Aerobiologia*, 1993, 9(2-3): 101-107.

② Marc J. Ratcliff, *The Quest for the Invisible: Microscopy in the Enlightenment*, Burlington: Ashgate, 2009, pp. 128-131.

克拉瓦里真菌。和同时代的一些人一样，[①] 邦达把真菌归为植物的一种。"真菌"（fungus）一词在他的文章中出现了 11次。邦达自己也考察了一种新的植物，这种植物作为"真菌的一种"，附着在一只来自法属圭亚那首府卡宴（Cayenne）的蝉身上。此外，当植物中含有真菌时，邦达会使用"根"（racine）和"蒂"（pédicule）等植物学术语来描述真菌的某些部分。关于来自中国的虫草，尚不确定邦达是否检查了巴多明送来的样本，但可以肯定的是，他熟悉列奥谬尔对虫草的描述，并在一定程度上将列奥谬尔的相关图片复制到了自己的那篇文章中。邦达指出，这种长出植物的生物是"蠕虫"（ver），而不是"蛹"（chryslide），并表示这种植物位于蠕虫的最后一节，靠近肛门。然而，他不同意列奥谬尔关于虫草形成的观点，因为在他看来，似乎是植物附着在蠕虫身上，而不是蠕虫附着在植物上。[②] 这也表明，邦达拒绝接受希尔关于真菌播种的观点。

和列奥谬尔一样，邦达并没有将虫草视为奇迹。他批评中国人忽视了这样一个事实——昆虫也会附着在植物的其他部位进行转化，并认为昆虫不是一种变形的树枝，因为后者产生的是果实和种子，而不是昆虫。在修订列奥谬尔关于虫

---

① 例见 Mathieu Fabregou, *Description des Plantes qui Naissent ou se Renouvellent aux Environs de Paris* (Tome 4), Paris: Chez Gissey, 1740, pp. 168–176; Michel Adanson, *Familles des Plantes* (Partie 2), Paris: Chez Vincent, 1763, pp. 4–12; Pierre Joseph Buc'hoz, *Dictionnaire Universel des Plantes, Arbres et Arbustes de la France* (Tome 4), Paris: Chez J. P. Costard, 1771, pp. 173–201。

② Auguste-Denis Fougeroux de Bondaroy, 'Mémoire sur des Insectes sur Lesquels on Trouve des Plantes', *Histoire de l'Académie Royale des Sciences*, 1769, 1: 467–476.

草形成的理论时，尽管没有明确定义和区分真菌属于植物的哪个单独的领域和类别，邦达还是引入了科学真菌（scientific fungi）的概念。此外，他还将虫草与其他外观相似的物种进行了分组，并将它们置于全球背景之下进行了讨论。于是，虫草失去了它的独特性，只成为植物－动物（the plants-animals）中的一种。中文语境中的这种自然奇迹也在修辞学和生物学上被解构，它不再拥有在蠕虫和草叶之间转化的能力。在接下来的一个世纪里，虫草不再是奇迹而只是中国自然界中的一员。邦达将其视为"奇点"（singularité）。虽然虫草被重新发现为属于不同类别的两种生物的物理组合，并且它们之间不可相互转化，但它实际上已经成为一种新的科学奇迹，将继续培养科学自我（the scientific self），并启发 19 世纪欧洲的相关研究。

　　在 18 世纪的最后 30 年里，邦达关于植物－动物的论述随着《皇家科学院院刊》的发行而流传，并在不同的法国论文中被引用，其中包括 1793 年一篇关于蘑菇的文章。① 邦达的论述也引起了法国以外的关注。② 1773 年，英国一篇关于邦达文章的评论里，作者以一种浅显易懂的方式说，邦达对几种植物－动物的标本进行了描绘，而这些"精彩的描绘"

---

① Jean-Jacques Paulet, *Traité des Champignons* (Tome 1), Paris: Imprimerie Nationale Exécutive du Louvre, 1793, p. 411.

② Anonymous, ' Commentaries: XI', *Medical and Philosophical Commentaries*, 1773, 1(4): 405-409; Anonymous, ' Memoire sur des Insectes, sur les quelles on Trouve des Plantes, par M. Fougeroux de Bondaroy', *Medicinische Commentarien von einer Gesellschaft der Aerzte zu Edinburgh*, 1775, 1(4): 448-453; James Tytler (ed.), *Encyclopaedia Britannica* (Vol. 5), Edinburgh: Printed for J. Balfour and Co. W. Gordon, J. Bell, J. Dickson, C. Elliot, W. Creech, J. McCleish, A. Bell, J. Hutton, and C. Macfarquhar, 1780, p. 3908.

长期让博物学家感到好笑，因为描绘比标本本身"更仔细和准确"；希尔也"充分"、"夸张、荒谬地"描述了蔬菜蝇，并"令人满意地"解释了这个现象。[①] 19 世纪初，随着欧洲自然科学的发展和虫草传播到英国，对虫草的科学研究也开始在英国蓬勃发展。

二 分类学上的新身份

在 18 世纪的欧洲，真菌是米凯利和许多博物学家科学奇迹的来源，但它们与植物、动物的关系引起了很多人的困惑。[②] 林奈对真菌的性质感到困惑，他在 1751 年写道："真菌的目序仍然是一片混沌（Chaos），这让该学科很丢脸，没有植物学家知道什么是物种、什么是变种。"[③] 1767 年，林奈甚至在蠕虫（Vermes）类下引入了混沌属（Chaos），将其定义为"有一个自由的身体，统一的、复活的，没有外部关节或感觉器官"。在混沌属下，"Chaos ustilago"和"Chaos fungorum"分别代表黑粉菌（smut fungi）和其他真菌产生的生物。[④] 显然，

---

① Anonymous, 'Foreign Literature, Article IX', *The Monthly Review*, 1773, 48: 549.

② Nicholas P. Money, *Mushroom*, Oxford: Oxford University Press, 2011, p. 6.

③ Caroli Linnaei, *Philosophia Botanica*, Stockholmiae: Godofr. Kiesewetter, 1751, p. 241.

④ Caroli a Linné, *Systema Naturae* (Tomus 1, Pars 2), Holmiae: Laurentii Salvii, 1767, pp. 1326–1327. 林奈 1751 年对真菌目和 1767 年对混沌属的原始描述如下："Fungorum ordo in opprobrium artis etiamnum Chaos est, nescientibus Botanicis in his, quid Species, quid Varietas sit"; "Corpus liberum, uniforme, redivivum: Artubus sensusque organis externis nullis."该段英文翻译引自 John Ramsbottom, 'Presidential Address: The Expanding Knowledge of Mycology since Linnaeus', pp. 293, 296。

真菌的边缘性质混淆了林奈的分类和命名。不过，人们对真菌的认知绝非一成不变。系统真菌学（systematic mycology）的创始人克里斯蒂安·佩尔松（Christiaan Persoon），大大扩展了林奈对真菌的分类和命名。[1] 1801 年，佩尔松出版了其著名的真菌大作，[2] 不过在此 8 年前，他就已经发表了论文，将真菌视为仅仅表现为果实裸露的植物。[3] 从这个意义上说，真菌虽然仍属于植物的范畴，但从宏观层面来看，它的形态结构与其他植物有所区别。

子实体的形态在真菌的分类中是至关重要的。尽管罗伯特·胡克（Robert Hooke）早在 1665 年就发表了他对真菌微观结构的观察，[4] 但研究者直到很晚才开始普遍应用显微镜观察来区分不同的真菌类群。即使在 19 世纪初，瑞典真菌学家伊利阿斯·弗里斯（Elias Fries）也不愿意使用显微镜，即便他使用了可见孢子虫的颜色来进行分类，例如蘑菇真菌（Agaricus fungi）；[5] 而德国真菌学家汉瑞其·安东·德伯瑞（Heinrich Anton de Bary）则重视微观特征在

① Geoffrey C. Ainsworth, 'Christiaan Hendrik Persoon (1761–1836)', *Nature*, 1962, 193(4810): 22–23; Paul M. Kirk et al., *Ainsworth & Bisby's Dictionary of the Fungi*, pp. 509–510.

② Christiaan H. Persoon, *Synopsis Methodica Fungorum*, Gottingae: Henricum Dieterich, 1801.

③ Christiaan H. Persoon, 'Was Sind Eigentlich die Schwämme', *Magazin für das Neueste aus der Physik und Naturgeschichte*, 1793, 8(4): 76–85, 80.

④ Robert Hooke, *Micrographia*, London: Jo. Martyn and Ja. Allestry, 1665, pp. 121–125.

⑤ Elias M. Fries, *Systema Mycologicum* (Volumen 1), Lundae: Officina Berlingiana, 1821, pp. 9–11; Ronald H. Petersen and Henning Knudsen, 'The Mycological Legacy of Elias Magnus Fries', *IMA Fungus*, 2015, 6(1): 99–114.

描述真菌发育、性别区分和分类学方面的作用。① 无论是从微观还是从肉眼可见的角度，物种之间的物理相似性和差异性继续支撑着 19 世纪的分类学发展。查尔斯·达尔文（Charles Darwin）的进化理论引发了人们对假设由单一祖先进化而来的生物体进化亲缘关系的担忧。② 然而，达尔文本人并没有试图解释和建立真菌物种之间或真菌与其他生命形式之间的亲缘关系。虫草在 19 世纪的欧洲是如何被识别的，这不仅简单地阐明了为物种进行双名制命名的努力，还说明了在等级分类系统中定位物种并改变它们之间关系的想法不断发展。

19 世纪初，虫草的中文名称和法语术语"plante ver"已经出现在英国出版的词典和百科全书中。法国词典编纂者劳维斯·尚博（Lewis Chambaud）的英法双语词典修订版于 1815 年在伦敦付梓，其中包括英语术语"HIA-TSAO-TOM-TCHOM"和相应的法语术语"plante ver"。前一个术语被解释为"一种中国植物，由于蠕虫很好地连接在其根部，人们

---

① Heinrich Anton de Bary, *Morphologie und Physiologie der Pilze, Flechten und Myxomyceten*, Leipzig: Verlag von Wilhelm Engelmann, 1866; Gerhart Drews, 'The Developmental Biology of Fungi—A New Concept Introduced by Anton de Bary', *Advances in Applied Microbiology*, 2001, 48: 213 – 227; Nicholas P. Money, *Mushrooms: A Natural and Cultural History*, London: Reaktion Books, 2017, pp. 31-32.

② Dov Ospovat, *The Development of Darwin's Theory: Natural History, Natural Theology, and Natural Selection, 1838-1859*, Cambridge: Cambridge University Press, 1981, pp. 87 – 114; Ernst Mayr, *The Growth of Biological Thought: Diversity, Evolution, and Inheritance*, Cambridge, MA: The Belknap Press of Harvard University Press, 1982, pp. 209 – 250; Mary P. Winsor, 'Taxonomy Was the Foundation of Darwin's Evolution', *Taxon*, 2009, 58(1): 43-49.

认为其根部会变成蠕虫"。① 这两个术语和定义指向了列奥谬尔文章中的一个起源，但列奥谬尔关于虫草的新解释并没有被引用。杰夫·罗夫兰（Jeff Loveland）指出："从1800年开始，几乎每年都有百科全书出版。"② 百科全书作为知识传播的流行媒介，其出版掀起了热潮。在这股热潮中，出现了由威尔士的百科全书学家亚伯拉罕·里斯（Abraham Rees）编纂的《百科全书》（The Cyclopaedia）。这部百科全书的1819年版包括了"HIASTAOTOMTEHOM"和"Plante-Ver"两个术语。前者是"一个中文名字"，表示"一种植物，据说它的根在某个时候会变成蠕虫"。该术语的重点是列奥谬尔创造的新词——"plante ver"，以及他对这种转化"全部真相"的发现。③ 这一新词的释义相对较长，包含了列奥谬尔相关文章的摘要。里斯对列奥谬尔评价道："他很好地观察到，在目前人类对自然知识获得了进一步了解的情况下，我们不能相信'中国人'的这种神奇描述。"④ 里斯的百科全书强调要吸收最新的科学发现。⑤ 但在虫草的案例中，里斯显然不知道邦达对列奥谬尔理论的批评。

---

① Lewis Chambaud, *A New Dictionary, English and French, and French and English* (Vol. 2, Part 2), Jean-Thomas Hérissant des Carrières (ed.), London: Printed for Cadell and Davies, etc., 1815, p. 34.

② Jeff Loveland, *The European Encyclopedia: From 1650 to the Twenty-First Century*, Cambridge: Cambridge University Press, 2019, p. 11.

③ Abraham Rees, *The Cyclopaedia* (Vol. 17), London: Longman, Hurst, Rees, Orme, & Brown, 1819, p. 774.

④ Abraham Rees, *The Cyclopaedia* (Vol. 27), p. 607. 在"Plante Ver"一词的释义中，虫草的中文名称再次被拼错为"hiatsaotonetchom"，"tone"应该是"tom"。

⑤ Richard Yeo, *Encyclopaedic Visions: Scientific Dictionaries and Enlightenment Culture*, Cambridge: Cambridge University Press, 2001, pp. 66-69.

词典和百科全书也许在吸收和传播全球自然知识方面发挥了同样重要的作用。由于技术发展等因素，印刷品作为 19 世纪欧洲最重要的知识载体，其性价比达到了前所未有的水平，使越来越多识字的人能更容易地获得科学知识。[1]科学专家，如英国昆虫学家约翰·韦斯特伍德（John West-wood），也通过参考百科全书等工具书来获取有关外来物种的信息。1841 年 3 月 1 日，韦斯特伍德在伦敦昆虫学会的会议上展示了一些虫草样本，并且说，在里斯的百科全书里提到了这些虫草的中文名字。名字之所以受到关注，是因为它们对于在同一生物的欧洲和外来分类学位置之间建立相应的关系很重要，并且在采购时是必要的。韦斯特伍德是昆虫学专家，这些样本中的真菌他鉴定为部分有"克拉瓦里昆虫病"（Clavaria Entomorhiza），但没有提供任何鉴定细节。[2]韦斯特伍德且不管幼虫的具体鉴定，可能是因为仅仅根据未成熟幼虫的形态特征很难识别出它长大后是什么昆虫。[3]

韦斯特伍德对虫草"真相"的追求，契合邦达对事实的渴望和里斯对整个真相的赞美，这促使他寻求对虫草形成的

① Aileen Fyfe, *Steam-Powered Knowledge: William Chambers and the Business of Publishing, 1820–1860*, Chicago: The University of Chicago Press, 2012, pp. 1–12; Angela Schwarz, ' Intersecting Anglo-German Networks in Popular Science and Their Functions in the Late Nineteenth Century', in Heather Ellis and Ulrike Kirchberger (eds.), *Anglo-German Scholarly Networks in the Long Nineteenth Century*, Leiden: Brill, 2014, pp. 65–66.

② William W. Saunders, ' March 1st. -W. W. Saunders, Esq., F. L. S., President, in the Chair', *Journal of Proceedings of the Entomological Society of London*, 1841, 1: 22–26, 22–23.

③ Penny J. Gullan and Peter S. Cranston, *The Insects: An Outline of Entomology*, Oxford: Wiley Blackwell, 2014, pp. 196–197, 491.

真正解释。1835 年，韦斯特伍德已经注意到从托鲁比亚到希尔等博物学家所描述的"昆虫身上发现的寄生植物"的博物学观点。他本人基本上认为，真菌的"种子"落在幼虫的头部附近，种子在那里固定后，它们开始生长并从幼虫那里获得营养，最终导致幼虫死亡。除了理论推测，韦斯特伍德还解剖了虫草的幼虫部分，发现"真菌的根部完全占据了从幼虫头部到另一端的整个内部"。① 韦斯特伍德的鉴定和观点，表明他受到了希尔的影响，因为希尔设想了克拉瓦里真菌的"种子"，并在 1763 年提出了类似但不完全相同的观点。与此同时，韦斯特伍德可能受益于对幼虫的解剖，认识到与真菌相连的是幼虫的头部而不是尾部，从而改变了虫草形成的理论。

不久后，英国生药学家乔纳森·佩雷拉（Jonathan Pereira，他似乎不知道韦斯特伍德的身份）试图确定真菌和构成虫草的幼虫部分的种类。他 1843 年撰写的关于虫草的文章中有里夫斯的相关信息，也提到了杜赫德、桑伯格、里斯等人。那时，佩雷拉已经确定虫草是"一只蠕虫，脖子上长出一种植物（真菌或蘑菇）"；这种真菌有一个细长的棒状身体，从蠕虫的脖子后面突出来。他将这种真菌鉴定为球果菌属（Sphaeria）的一种，认为这种真菌"与球果菌昆虫菌根（the Sphaeria entomorrhiza）密切相关"。随后，这只蠕虫被初步鉴定为"鳞翅目的"（lepidopterous）昆虫，属于鳞翅目（Lepidoptera）。为了确定其物种，佩雷拉求助了英国

① 例见 James Rennie and John O. Westwood, *The Natural History of Insects* (Vol. 2), London: John Murray, 1835, pp. 296-301。"昆虫身上发现的寄生植物"出现在该书第 18 章的标题中，该章提到了中国的虫草。

昆虫学家爱德华·道布尔迪（Edward Doubleday）。道布尔迪是鳞翅目昆虫专家，1841年被任命为大英博物馆动物科助理。在仔细检查了里夫斯给佩雷拉的"一个非常完美的幼虫"后，道布尔迪认为它是地老虎属的一种。[1] 该属通常被认为建立于1816年，[2] 而球果菌属虽然在1768年就出现了，但直到1791年才被第一次恰当地描述。[3]

佩雷拉和道布尔迪的鉴定都是基于他们前辈的分类学研究。为了鉴定虫草，佩雷拉本人至少参考了迈尔斯·伯克利（Miles Berkeley）的《真菌》（1836）、威廉·胡克（William Hooker）的《植物乳杆菌图标》（1837）和欧内斯特·迪芬巴赫（Ernest Dieffenbach）的《新西兰游记》（1843）。[4] 伯克利的《真菌》似乎对佩雷拉的鉴定帮助最大，因为他只引用了伯克利对鞘翅目昆虫属和鞘翅目昆虫菌根的描述，没有引用其他人的文字。球果菌属的部分特征是微观结构，其背

---

① Jonathan Pereira, ' Notice of a Chinese Article of the Materia Medica, Called ' Summer-Plant-Winter-Worm ' ', *Pharmaceutical Journal and Transactions*, 1843, 2(9): 591–594.

② Ferdinand Ochsenheimer, *Die Schmetterlinge von Europa* (Band 4), Leipzig: Fleischer, 1816, p. 66; Germán San Blas, '*Agrotis Ochsenheimer*(Lepidoptera, Noctuidae): A Systematic Analysis of South American Species', *Zootaxa*, 2014, 3771(1): 1–64.

③ Alberti von Haller, *Historia Stirpium Indigenarum Helvetiae Inchoata* (Tomus 3), Bernae: Societatis Typographicae, 1768, p. 120; Henrico Julio Tode, *Fungi Mecklenburgenses Selecti* (Fasciculus 2), Luneburgi: Joh. Fried. Guil. Lemke, 1791, p. 7.

④ Miles J. Berkeley, *The English Flora* (Vol. 5, Part 2), London: Longman, Rees, Orme, Brown, Green & Longman, 1836, pp. 232 – 233; William J. Hooker, *Icones Plantarum* (Vol. 1), London: Longman, Rees, Orme, Brown, Green, & Longman, 1837, Tab. XI; Ernest Dieffenbach, *Travels in New Zealand* (Vol. 2), London: John Murray, 1843, pp. 124, 284.

后是伯克利分类法的层次结构，该属隶属于核菌纲（Pyreno-mycetes）胃菌目（Gasteromycete）真菌科（Fungis），又属于隐花植物（Cryptogamia）纲。

佩雷拉不是真菌或昆虫系统学方面的专家。尽管他对虫草作为一种天然物感到好奇，但正如其文章标题中明确指出的那样，他主要关心的是它的药用特性。佩雷拉的同事们也热衷于外来药物及其功效，爱尔兰医生威廉·奥肖内西（William O'Shaughnessy）就是个好例子。在 1843 年 2 月 8 日召开的英国药学会会议上，当时刚从孟加拉休假回来的奥肖内西介绍了两种孟加拉的标本——印度大麻（the Cannabis indica）和马钱子（Strychnos nux-vomica）的树皮，以及它们的医疗效果。① 早些时候，这两种药物已经被记录在孟加拉和北印度（Upper India）的药典中，该药典就是由奥肖内西编撰并于 1842 年出版的。② 在本草学方面，佩雷拉对分类学鉴定的重视在一定程度上形成了从世界各地采购药物的基础。将分类鉴定与图像制作相结合，可以提高辨别的准确性。这有助于理解为什么佩雷拉额外绘制了两幅虫草图片：一幅是单独的一根虫草，一幅是一捆虫草。里夫斯说，捆是市场上出售虫草时的包装方式。因此，这些图片也可以被认为反映了商业实用性和科学知识性，它们在跨国网络中携手并进。

---

① Anonymous, ' Dr. O'Shaughnessy, Cannabis Indica, Strychnos Nux vomica', *Pharmaceutical Journal and Transactions*, 1843, 2(9): 594–595.

② William B. O'Shaughnessy, *The Bengal Dispensatory and Companion to the Pharmacopoeia*, London: William H. Allen and Co., 1842, pp. 262, 579–580.

迈尔斯·伯克利对中华球果菌（虫草）的鉴定及后续

真菌学家参与鉴定虫草的真菌种类始于迈尔斯·伯克利。他 1836 年出版的那本真菌专著属于英国植物系列丛书，书中提供了第一份将英国真菌作为植物世界一个单独类别的综合列表。[①] 专业术语"真菌学"（mycology）和"真菌学家"（mycologist）就出现在该书中，并且至今仍被广泛使用。[②] 根据杰弗里·安斯沃思（Geoffrey Ainsworth）的观点，真菌学作为一门学科起源于 18 世纪初；除了显微镜，19 世纪后半叶纯培养技术的应用也促进了真菌学的发展，尤其是医学真菌学。[③] 在真菌分类学领域，对欧洲和外来真菌的鉴定工作从未停止。工作不仅涉及真菌物种科学名称的分配和更正，还涉及在等级类别内建立真菌之间的亲缘关系。特别是在伯克利的时代，欧洲的殖民扩张大幅增加了来自不同国家的标本收藏。以邱园植物标本馆为例，截至 1970 年，该标本馆的标本总数约为 418.8 万件，其中约 27.5 万件为种

[①] David N. Pegler, ' Advances in Tropical Mycology Initiated by British Mycologists' , in Brian C. Sutton(ed.), *A Century of Mycology*, Cambridge: Cambridge University Press, 1996, pp. 53–79, 53.

[②] Miles J. Berkeley, *The English Flora* (Vol. 5, Part 2), pp. 7–8, 159, 219, 281, 298, 326.

[③] Geoffrey C. Ainsworth, *Introduction to the History of Mycology*, p. 4. 也可见 Geoffrey C. Ainsworth, *Introduction to the History of Medical and Veterinary Mycology*, Cambridge: Cambridge University Press, 1986, pp. 40–41; Ana Victoria Espinel-Ingroff, *Medical Mycology in the United States: A Historical Analysis (1894-1996)*, Dordrecht: Springer, 2003, pp. 1–9。

类标本。① 从 19 世纪末开始，邱园是世界真菌分类学研究的中心。2010 年，它拥有了世界上最大的真菌馆，其中大约有 125 万个真菌标本，4.5 万个种类。② 如前所述，这个真菌馆的一部分藏品源自伯克利的收藏。

伯克利在 1843 年对七种虫生真菌的描述中讲到了虫草——"中国药典中的一种著名药物"。伯克利首先简要介绍了 18 世纪和 19 世纪初在昆虫身上长出真菌的几项发现，并认为列奥谬尔是第一个注意到此的欧洲人。伯克利将这种虫草鉴定为中华球果菌。"中华"（Sinensis）一词的使用，表明他承认这种真菌是源自中国的一个物种，这与他对这种真菌的栖息地——中国的记录一致。伯克利还对其形态特征进行了详细的观察，称："列奥谬尔绘制的标本是不完美的，因此它们的真正特征没有得到认可。"此外，他还绘制了两个标本图："断茎的放射状外观"和一些微观结构（"丝"和"球"）。列奥谬尔观察的标本存在缺陷，这反映在他没有在图中体现"完全发育"的子囊壳（perithecia，或称子实体）。事实上，他未能在所有七种真菌的标本中检测到"完美的子囊和孢子虫"。因此，伯克利写道，列奥谬尔对该物种的描述"必然是不完美的"。③ 从 19 世纪下半叶开始，正

---

① John P. M. Brenan and R. G. Carter, 'The Counting of the Kew Herbarium', *Kew Bulletin*, 1972, 26(3): 423-426; Lucile H. Brockway, 'Science and Colonial Expansion: The Role of the British Royal Botanic Gardens', *American Ethnologist*, 1979, 6: 449-465.

② Brian Spooner, 'Largest Fungarium in the World', *Kew Scientist*, 2010, (37): 1; Brian Spooner and Paul Cannon, 'World's Largest Collection of Fungi Held at Kew Gardens', *Mycologist News*, 2010, (1): 8-9; David L. Hawksworth, 'Funga and Fungarium', *IMA Fungus*, 2010, 1(1): 9.

③ Miles J. Berkeley, 'On Some Entomogenous Sphaeriae', pp. 205-211.

如以下将要讨论的那样，这种缺陷引发了一场争议：伯克利研究的虫草样本是否可以用作类型标本。

伯克利对虫草的鉴定后来被博物学家广泛接受。例如，约翰·林德利的著作《植物界》（1846）及其后来的版本，在医学语境下都介绍了这种真菌及其学名——冬虫夏草（Sphaeria sinensis，Berk.）。[①] "Berk." 是 Berkeley（伯克利）的缩写，添加在特定的称谓后面，以表示伯克利是该双名制名称的权威。1856 年 11 月 4 日，伯克利在伦敦林奈学会宣读了一篇真菌学文章。这一次，他将注意力转向了他在美国收集的近 5000 种真菌。他说，虫生真菌是这些真菌中"最奇怪、最有趣的"。伯克利再次强调，虫草是中国人使用的一种药物，它与其他一些真菌一起被转移到虫草属（the genus Cordyceps）名下。对于这种做法，他没有做任何解释。[②] 因此，虫草的学名从 "Sphaeria Sinensis" 改为 "Cordyceps Sinensis"。虫草属最早在 1833 年被定义，[③] 其源头可以追溯到 1818 年引入的 "Cordylia" 属。[④] 伯克利本人也在其他出版物中采用了这个新的科学名称。比如，1857 年一本关于隐

---

① John Lindley, *The Vegetable Kingdom*, London: Bradbury and Evans, 1846, p. 39; John Lindley, *The Vegetable Kingdom*, London: Bradbury and Evans, 1847, p. 39; John Lindley, *The Vegetable Kingdom*, London: Bradbury and Evans, 1853, p. 39.

② Miles J. Berkeley, 'On Some Entomogenous Sphaeriae', *Journal of the Proceedings of the Linnean Society of London: Botany*, 1857, 1: 157−159.

③ Heinrich F. Link, *Handbuch zur Erkennung der Nutzbarsten und am Häufigsten Vorkommenden Gewächse* (Theil 3), Berlin: Spenerschen Buchhandlung, 1833, p. 346.

④ Elias M. Fries, *Observationes Mycologicae* (Pars 2), Hafniae: Sumtibus Gerhardi Bonnieri, 1818, p. 316.

花植物（一类通过孢子繁殖的生物）的植物学研究著作。[①]
不管伯克利如何努力，这个新名称在 19 世纪末之前并没有
得到真菌分类学家的广泛使用。例如，他们在《真菌命名
法》（1862）和《真菌索引》（1863）中都没有用到这个名
称。[②] 在 1870 年代末、1880 年代初，意大利真菌学家皮尔·
安德里亚·萨卡多（Pier Andrea Saccardo）的参与在一定程
度上掩盖了虫草新双名制名称的起源。

萨卡多在 1878 年发表的一篇关于肉座菌科分类法的文章
中，将这种虫草归入虫草属，并将其学名记为 "C. sinensis
Berk."。[③] 他提到了伯克利 1843 年发表的论文。在那篇论文
里，这种真菌实际上被命名为 "Sphaeria Sinensis"。因此，
萨卡多的文章可能会误导读者，让他们相信伯克利早在 1843
年就将这种真菌命名为冬虫夏草。那么萨卡多读过伯克利后
来的论述吗？如果是的话，他为何不引用呢？如果不是，为
什么在科学名称中他改了属名，但仍然表示为 "Berk." 而
不是 "Sacc." 或 "（Berk.）Sacc."？更有可能的是，萨卡
多没有意识到伯克利对这种真菌的学名进行了调整。在 1883
年出版的著作中，萨卡多声称书中包括了迄今为止已知的所
有真菌，但他进一步将该物种科学名称修改为 "Cordyceps

---

① Miles J. Berkeley, *Introduction to Cryptogamic Botany*, London: H. Bailliere, 1857, p. 283.

② Wenzel M. Streinz, *Nomenclator Fungorum*, Vindobonae: Carolus Gorischek, 1862, p. 563; Hermann Hoffmann, *Index Fungorum*, Lipsiae: Sumptibus A. Förstneri, 1863, p. 128.

③ Pier A. Saccardo, ' Enumeratio Pyrenomycetum Hypocreaceorum Hucusque Congitorum Systemate Carpologico Dispositorum', *Michelia*, 1878, 1: 277 – 325, 320.

sinensis（Berk.）Sacc."。这里他引用了自己 1878 年发表的文章和伯克利 1843 年发表的文章。① 通过使用 "（Berk.）Sacc."，萨卡多表明了他对伯克利先前给出的双名制名称进行了修改，以及他自己是新的双名制名称的创造者。

一种可能的情况是，萨卡多故意无视伯克利的最新发现，从而使自己成为虫草新学名的创造者。但无论如何，由于萨卡多文章的影响，在 21 世纪初之前，"Cordyceps sinensis（Berk.）Sacc."已经逐渐成为最广泛使用的虫草学名。② 就连苏格兰作家兼画家康斯坦斯·卡明（Constance Cumming）也在其 1886 年出版的游记中，将 "Cordyceps sinensis" 与 "冬虫夏草" 联系起来。游记中提到的冬虫夏草，是 1879 年她在福州的一次中式晚宴上看到的一种奇怪但又很珍贵、受人喜爱的滋补美食。③ 不过这个学名被接受的过程并不顺利。英国真菌学家莫迪凯·库克（Mordecai Cooke）以邱园植物标本馆的藏品为部分基础，重新审视了萨卡多的真菌谱系，并很快在 1884 年发表了一些关于肉座菌科的论述。他对虫草进行了新的描述，同时将其命名为 "Cordyceps sinensis,

---

① Pier A. Saccardo, *Sylloge Fungorum Omnium Hucusque Cognitorum* (Vol. 2), Patavii: Sumptibus Auctoris, 1883, p. 577.

② 2007 年，一些真菌学家建议将这种虫草归入 "Ophiocordiceps" 属，并将其更名为 "Ophiocardiceps sinensis（Berk.）G. H. Sung, J. M. Sung, Hywel Jones&Spatafora"。Gi-Ho Sung et al., ' Phylogenetic Classification of Cordyceps and the Clavicipitaceous Fungi', *Studies in Mycology*, 2007, 57: 5-59, 46.

③ Constance F. Cumming, *Wanderings in China* (Vol. 1), Edinburgh: William Blackwood and Sons, 1886, p. 224.

Berk. ". ① 这表明他拒绝萨卡多作为冬虫夏草双名制命名的权威。然而，英国真菌学家乔治·马西（George Massee）在 1895 年对虫草属进行修订时，采用了萨卡多真菌谱系中的科学名称。② 且不管谁是命名的权威，从 19 世纪末到 20 世纪，虫草的双名制名称在科学界内外的流行，等于承认了欧洲有一群真菌学家发现并验证了关于虫草的分类学"真相"。

　　另一个与伯克利鉴定真菌相关的问题是确定真菌的典型。优里·维特芬（Joeri Witteveen）指出，19 世纪欧洲博物学主要是从给物种建立分类模型转向固定物种的名称，这一过程伴随着"用同形异义词（homonym）取代同义词（synonymy）"的现象。③ 冬虫夏草学名的双名制名称——"Cordyceps sinensis"普及的同时，也伴随着由"Cordyceps"或"sinensis"组成的同义词或不规则拼写的偶尔使用。比如伯克利 1860 年引入英国真菌学的"Cordiceps sinensis"，④阿道夫·古布勒（Adolphe Gubler）中草药报告中的"Cordi-

①　Mordecai C. Cooke, 'Notes on Hypocreaceae', *Grevillea*, 1884, 12(63): 77–83, 78.

②　George Massee, 'A Revision of the Genus Cordyceps', *Annals of Botany*, 1895, 9(33): 1–44, 24–25.

③　Joeri Witteveen, 'Suppressing Synonymy with a Homonym: The Emergence of the Nomenclatural Type Concept in Nineteenth Century Natural History', *Journal of the History of Biology*, 2016, 49(1): 135–189. 另见 Lorraine Daston and Peter Galison, *Objectivity*, pp. 109–111; Staffan Müller-Wille, 'Names and Numbers: 'Data' in Classical Natural History, 1758–1859', *Osiris*, 2017, 32(1): 109–128。

④　Miles J. Berkeley, *Outlines of British Fungology*, London: Lovell Reeve, 1860, p. 66.

ceps chinensis"，① 亚历山大·琼斯 1891 年关于虫草的文章
中使用的"Cordyceps chinensis"和"Corydyceps chinen-
sis"，② 亚历山大·塔塔里诺夫 1856 年出版的《中国医药目
录》中的"Sphaeria chinensis"。作为虫草的另外一个双名制
名称，"Torrubia sinensis"在 1865 年被提出。③ 这也偶尔被真
菌学家使用，如莫迪凯·库克。④ 但正如大卫·霍克斯沃斯
（David Hawksworth）所指出的，1865 年对托鲁比亚属
（the genus Torrubia）的验证涉及一个物种（Torrubia milita 或
Cordyceps milita），该物种在 1833 年已经被用来作为虫草属
（the genus Cordyceps）的典型。在这种情况下，"Torrubia"实
际上是多余的，因为"Cordyceps 本来就已经被使用了，因
此'Torrubias'就不被认可了（不是法定的）"。⑤ 从 19
世纪末开始，"Cordyceps sinensis"逐渐成为虫草固定的双
名制名称，减少了名称上的混乱。

伯克利在 1843 年检查和鉴定的标本是虫草的模式标本，
这些标本在 1879 年被转移到了邱园。然而伯克利在 1843 年

---

① Adolphe Gubler, 'Report of M. Gubler Upon the Materia Medica of the Chi-
nese', *The China Review*, 1874, 3(2): 119–124, 121.

② Alexander C. Jones, 'The Chinese Insect-Fungus Drug', *Insect Life*, 1891, 4
(3–4): 216–218, 216.

③ Ludovicus-Renatus Tulasne and Carolus Tulasne, *Selecta Fungorum Carpolo-
gia* (Tomus 3), Parisiis: Imperatoris Jussu, In Imperiali Typographeo Excude-
batur, 1865, pp. 13–14.

④ Mordecai C. Cooke, 'Insect Fungi', *Science-Gossip*, 1866, 2(18): 127–130,
130; Mordecai C. Cooke, *Fungi: Their Nature, Influence, and Uses*, London:
Henry S. King & Co., 1875, p. 103.

⑤ David L. Hawksworth, 'The Naming of Fungi', in David J. McLaughlin et al.
(eds.), *The Mycota: Systematics and Evolution* (Vol. 7, Part B), New York:
Springer-Verlag, 2001, pp. 171–192, 180.

说这些标本有未成熟的子囊壳和不完全的孢子虫，那它们还能被认为是虫草的模式标本吗？鉴于此，莫迪凯·库克在1892年强调，他在1884年对标本进行检查时，成功地观察到了"相当成熟的孢子虫，裂成了较短的一段一段"。[①] 乔治·马西为了修改虫草属，对同一个标本进行了检查，他在1895年的报告中说，伯克利描绘的其中一个标本的头部"被证明是压紧的，并倾向于在顶端分叉"，"这种扁平化似乎……是由于采集时它们还不成熟且柔软，于是就产生了收缩"。[②] 由于对子囊壳和孢子虫的不同观测结果，关于虫草模式标本的争论一直持续到21世纪。[③] 特别是，它强调了微观结构的重要性。这是决定模式标本作为"Sphaeria sinensis"或"Cordyceps sinensis"有效性的关键。

虫草的鉴定

尽管虫草的真菌部分是被单独鉴定的，但构成虫草一半的蠕虫部分更有助于虫草的表征和鉴定。在19世纪下半叶，蠕虫也被重新鉴定。大英博物馆的英国动物学家乔治·格雷（George Gray）1858年发表了他对虫草的研究并绘制了图形，称其为"著名的中国'夏季植物冬季昆虫'（Summer-plant

① Mordecai C. Cooke, *Vegetable Wasps and Plant Worms*, London: Society for Promoting Christian Knowledge, 1892, pp. 204 - 205. 也可见 Mordecai C. Cooke, ' Notes on Hypocreaceae ' , *Grevillea*, 1884, 12 (63): 77-83, 78。

② George Massee, ' A Revision of the Genus Cordyceps ' , p. 24.

③ Zang Mu and Noriko Kinjo, ' Dongchong Xiacao Moshi Biaoben De Yanjiu ' , *Acta Botanica Yunnanica*, 1996, 18 (2): 205-208; 刘作易等：《冬虫夏草显微结构再观察和子囊孢子发育研究》，《贵州科学》2003年第1、2期。

Winter-insect）"。格雷不同意爱德华·道布尔迪的说法，但暂时将这种蠕虫归于夜蛾科（the family Noctuidae）的健构夜蛾属（the genus Gortyna），该属于 1816 年首次被提出。[①]关于它的发展及其与真菌的相互作用，格雷写道：

> 这种蠕虫呈浅黄褐色，可能钻入中国众多河流和运河两侧沼泽地中大量生长的水生植物的根部并以其为食；……这种昆虫只能通过观察植物的外观变化来发现——植物在受到虫子蚕食后不久就开始下垂，看起来蔫蔫的。寄生虫与蠕虫接触后，蠕虫会将自己埋在地里。它首先抬起头来转动，然后显然通过体内的寄生虫来保持在那个位置，外部植物自然向上生长并破土，可能是穿过了蠕虫的下唇缝。如图所示，随着其大小的增加，它将头部分成两部分。与其他以相同方式生长的茎一样，茎干整个都很粗，顶端有些扁平且宽阔，以至于在一些标本中呈现出掌状。[②]

和以前的学者一样，格雷在没有观察到虫草的整个生命周期的情况下对其进行了诠释。他对虫草形成的描述依赖于标本、前人的描述和推测。例如，他说蠕虫把自己埋在地里，头朝上转动，那是因为他事先知道虫草的形状及寄生植物根部和蠕虫虫头的结合。尽管格雷查阅了桑伯格的相关描

---

① Ferdinand Ochsenheimer, *Die Schmetterlinge von Europa* (Band 4), Leipzig: Fleischer, 1816, p. 82.

② George R. Gray, *Notices of Insects That Are Known to Form the Bases of Fungoid Parasites*, Hampstead: Privately Printed, 1858, p. 12.

述，但他认为这是日本出产的虫草的证据。这样的判断误导了一些后来的真菌学家对虫草地理分布的认识。① 格雷和道布尔迪对虫草身份鉴定过程的细节我们不得而知。他们的鉴定虽然在一般层面上有所不同，但都认为蠕虫是蛾（moth）的一种。

不久之后，英国基督教循道公会医疗传教士师惟善 1864 年 5 月 17 日抵达汉口，7 月 1 日开设了汉口普爱医院（the Hankow Medical Mission Hospital）。② 在那个城市服务了六年多后，师惟善休假回国。③ 根据之前对中国昆虫学的调查，他于 1871 年发表了一篇关于中国水虻（Chinese blistering flies）的文章。他在文章中认为虫草是"中国动物药的一个重要样本"，并将其鉴定为蝙蝠蛾（Hepialus）属，④ 该属于 1775 年首次被描述。⑤ 在 1871 年出版的关于中国本草与博物的书中，师惟善也持这种观点。尽管他对鉴定表示了一些不确定，但他仍表示："这种昆虫很可能是蝙蝠蛾属的

① 例见 George Massee, ' A Revision of the Genus Cordyceps ', p. 24; Yoshio Kobayashi, ' The Genus Cordyceps and Its Allies ', *Science Reports of the Tokyo Bunrika Daigaku: Section B*, 1941, 5(84): 53–260, 75。

② Frederick P. Smith, ' China: Extract of a Letter from F. Porter Smith, M. D., Dated Hankow, June 28th, 1864 ', *The Wesleyan Missionary Notices*, 1864, 11: 176–177; Frederick P. Smith, *The Five Annual Reports of the Hankow Medical Mission Hospital, in Connection with the Wesleyan Missionary Society*, Shanghai: Printed at the ' North-China Herald ' Office, 1869, p. 2.

③ William A. Tatchell, *Medical Missions in China in Connexion with the Wesleyan Methodist Church*, London: Robert Culley, 1909, pp. 103–105.

④ Frederick P. Smith, ' Chinese Blistering Flies ', *The Medical Times and Gazette*, 1871, 1: 689–690. 另见 Frederick P. Smith, ' Chinese Blistering Flies ', *The Pharmaceutical Journal and Transactions*, 1871, 2(1): 4。

⑤ Johann C. Fabricius, *Systema Entomologiae*, Flensburgi et Lipsiae: In Officina Libraria Kortii, 1775, p. 589.

一种。"① 值得补充的是，在 1871 年之前，蝙蝠蛾属的蛾类
已经与球果菌属或虫草属的其他一些真菌物种有关联。② 例
如，1843 年，佩雷拉报道了道布尔迪对新西兰"Sphaeria
robertsii"真菌感染的昆虫的鉴定，即拟青霉属真菌（Hepia-
lus virescens）。③ 也许师惟善是从之前的分类学研究中获得
了灵感。后来，其他欧洲学者逐渐传播了关于蠕虫与蝙蝠蛾
有联系的观点。他们之中，有的人提到了师惟善的名字，有
的人则没有。④ 如今，人们已经知道，虫草真菌不仅寄生在
一种蠕虫身上，还知道寄主蠕虫（其中一些仍属于蝙蝠蛾
属）属于蝙蝠蛾科（the family Hepialidae）。⑤

　　到 1870 年代，虫草在欧洲自然分类中的定位趋于稳定，
对其整体自然历史特性的理解也趋于一致。尽管虫草样本
和相关信息继续传入欧洲，但它们对欧洲博物学来说新奇
性多少有所下降。1872—1876 年，英国博物学家亨利·莫

①　Frederick P. Smith, *Contributions Towards the Materia Medica & Natural History of China*, p. 73.

②　Miles J. Berkeley, 'Decades of Fungi: Decade XX', *The London Journal of Botany*, 1848, 7: 572 – 580, 577 – 578; John H. Balfour, *A Manual of Botany*, London: John Joseph Griffin and Co. , 1851, p. 554; Randle W. Falconer et al. , 'The Querist', *The Naturalist*, 1857, 7: 115 – 116; Theodor Bail, *Mykologische Studien Besonders über die Entwicklung der Sphaeria Typhina Pers.* , Jena: Friedrich Frommann, 1861, p. 21; Mary Somerville, *On Molecular and Microscopic Science* (Vol. 1), London: John Murray, 1869, p. 293.

③　Jonathan Pereira, 'Notice of a Chinese Article of the Materia Medica, Called 'Summer-Plant-Winter-Worm' ', p. 594.

④　例见 Anonymous, 'Vesicants Chinois', *Journal de Pharmacie et de Chimie*, 1872, 15: 62 – 63; Edward Balfour, *The Cyclopaedia of India and of Eastern and Southern Asia* (Vol. 1), London: Bernard Quaritch, 1885, p. 812。

⑤　Xiao-Liang Wang and Yi-Jian Yao, 'Host Insect Species of Ophiocordyceps Sinensis: A Review', *ZooKeys*, 2011, 127: 43 – 59.

斯利（Henry Moseley）乘坐挑战者号轮船环游世界。他曾在香港一位商人安排的中式晚宴上"惊讶地"发现了奇特的虫草，这些虫草是"一些炖鸽酱汁中的调味品"。莫斯利说，虫草是中国的众多美食之一，因其"美食品质"和"振奋人心的药用功效"而备受赞誉。① 他甚至从香港寄了一封信给皇家园艺学会，信中附了一捆上海出口的虫草。伯克利在1875年3月3日召开的该学会科学委员会会议上宣读了这封信，信中说虫草"被中国人用作食物"。② 那个月的晚些时候，伯克利在皇家园艺学会里又宣读了莫斯利的另一封信，信的落款为"1874年12月31日，香港"。伯克利认为，尽管"对我们的许多读者来说可能很有趣"，但这封信里"没有任何新鲜的东西"，信里提到了虫草，但描述为在香港晚宴的餐盘里有"三条看起来非常可疑的物体"。③ 伯克利会有如此态度的原因是，有关虫草生物学性质的新旧知识在欧洲已经产生并得到充分积累。当然，欧洲人并没有收集到关于虫草的所有外来知识，例如它在中医学中的药用特性。来自莫斯利的信息似乎并没有超出

---

① Henry N. Moseley, *Notes by a Naturalxist on the "Challenger"*, *Being an Account of Various Observations Made During the Voyage of H. M. S. "Challenger" Around the World, in the Years 1872 – 1876*, London: Macmillan and Co., 1879, p. 422.

② Anonymous, ' Reports of Societies: Scientific Committee ', *The Gardeners' Chronicle*, 1875, 3: 314. 还可见 Anonymous, ' Societies and Academies, London: Royal Horticultural Society ', *Nature*, 1875, 11(281): 399。

③ Anonymous, ' The Annual Meeting of the Royal Horticultural Society ', *The Gardeners' Chronicle*, 1875, 3: 340-342, 342. 另见 Anonymous, ' Answers to Correspondents: Vegetable Caterpillar ', *The Gardeners' Chronicle*, 1879, 11: 89。

伯克利的专业知识范围。

简言之，欧洲对动物寄生性真菌的科学研究历史始于列奥谬尔对虫草的研究。欧洲博物学家解构了这种来自中国的自然奇迹，他们也将其转变为欧洲的科学奇观，为研究真菌与动物的相互作用和自然分类提供了新的基础。莫斯利对虫草的理解后来几乎没有受到科学界的关注，因为里夫斯比莫斯利早几十年就已经将虫草带到了英国，这引发了不同的博物学研究，甚至成为一种命名的类型。显微镜使分类学家能够深入观察肉眼不可见的结构。根据林奈分类系统，虫草的两个部分在欧洲自然分类中的位置不同，因此这些结构在描述真菌物种及其模式标本方面变得越来越重要。经常被引用的虫草的中文名称，使欧洲人能够将虫草在欧洲自然分类和中国自然分类中的位置建立对应关系。这样的物种鉴定和对应关系丰富了物种分类的实践，[①] 参与了欧洲为全球物种造册的工程，并将促进欧洲对外来物种的采购或控制。这就解释了为什么像虫草这样的杂交物种的地理信息会经常引起鉴定者的关注。

三 医学上的新面孔

尽管科学在进步，特别是化学和动物实验的不断发展，为本草和治疗学方面带来了新的发展，但在 19 世纪的欧洲，

---

① Staffan Müller-Wille and Isabelle Charmantier, 'Lists as Research Technologies', *Isis*, 2012, 103(4): 743-752.

国产生药（未经制备）和外来药物仍然被普遍使用。[1] 1830年代末，英国医生查尔斯·唐宁（Charles Downing）在广州临时逗留期间，曾在一家药店检查那里的"所有本草"。他注意到欧洲人和中国人对本草的看法不同。他解释说，许多从中国带到欧洲的药物被欧洲医学界认为具有"非常优秀的品质"，而在中国几乎被所有人忽视。与此同时，一些被欧洲医生认为无效的药物却在中国受到高度重视。尽管在欧洲医学和中国医学中使用"废物或垃圾"有一定的共同点，但唐宁肯定了欧洲（而不是中国）本草学的最新进展，称："几年前，我们自己的本草学包含了最荒谬的文章，不过还好，现在这些文章被我们更开明的医生完全忽视了。"[2] 大约十年后，美国传教士兼汉学家卫三畏批评中国人的"所有学科"都不科学，对医学中"酸和试剂的使用"一无所知，这突出了欧洲人"比中国人拥有更多的化学知识"。[3] 《本草纲目》

---

[1] Melvin P. Earles, *Studies in the Development of Experimental Pharmacology in the Eighteenth and Early Nineteenth Centuries* (PhD Dissertation), London: University College, London, 1961, pp. 110 – 320; Glenn Sonnedecker (ed.), *Kremers and Urdang's History of Pharmacy*, Madison: American Institute of the History of Pharmacy, 1986, pp. 353 – 364; William F. Bynum, *Science and the Practice of Medicine in the Nineteenth Century*, Cambridge: Cambridge University Press, 1994, pp. 119 – 123; Paula De Vos, ' European Materia Medica in Historical Texts: Longevity of a Tradition and Implications for Future Use', *Journal of Ethnopharmacology*, 2010, 132(1): 28 – 47; Alan W. Jones, ' Early Drug Discovery and the Rise of Pharmaceutical Chemistry', *Drug Testing and Analysis*, 2011, 3(6): 337 – 344; Bob Zebroski, *A Brief History of Pharmacy: Humanity's Search for Wellness*, London: Routledge, 2016, pp. 104 – 111.

[2] Charles T. Downing, *The Fan-Qui in China, in 1836 – 7* (Vol. 2), London: Henry Colburn, 1838, pp. 144 – 145, 149 – 150.

[3] Samuel W. Williams, *The Middle Kingdom* (Vol. 2), New York: Wiley and Putnam, 1848, pp. 186, 192.

在他的心目中包含了"许多不正确和无用的东西"。^① 然而在 19 世纪末，卫三畏将他对中医药方潜在价值的认可附到了"外国学生"身上。^②

在 19 世纪欧洲关于本草的著作中，乔纳森·佩雷拉的专著《本草元素和治疗学》最初于 1839—1840 年以《基础药物学》（*The Elements of Materia Medica*）为名出版。该书以广泛整合了博物学、化学、生理学和治疗学中最重要的现代药理学发现及它按照博物学关系的顺序对主题的编排而闻名。例如，关于"Sphaeria Sinensis, Berk."的条目，在 1854 年的美国第三版中隶属于"Pyrenomycetes"亚目，这是一组具有子囊壳的真菌。条目中的信息主要来源于佩雷拉 1843 年发表的关于虫草的文章，也包含了伯克利的具体鉴定内容。^③ 将虫草和许多其他物质按物种分类，而不是按其药用特性分类，这就破坏了该专著在药物方面的实用性，也破坏了关于这些物质作为药物时存在的差异性和相同性的教学，但它有助于人们从大自然或贸易市场获得真正的药材。

自 19 世纪中期开始，经常有欧洲医学作者试图将有关虫草的信息整合到他们关于区域或全球本草的著作中。例如，威尔士药剂师西奥菲勒斯·瑞德伍德（Theophilus Red-wood）在 1857 年出版的《药典补编》（*A Supplement to the Pharmacopoeia*）一书中介绍了虫草的科学名称和中文名称，

---

① Samuel W. Williams, *The Middle Kingdom* (Vol. 1), New York: Wiley and Putnam, 1848, p. 288.

② Samuel W. Williams, *The Middle Kingdom* (Vol. 2), London: W. H. Allen & Co. , 1883, p. 128.

③ Jonathan Pereira, *The Elements of Materia Medica and Therapeutics* (Vol. 2), Philadelphia: Blanchard and Lea, 1854, pp. 90—91.

其"强身健体的功效"及将其与鸭子一起制备和食用的方法。英国药理学家萨缪尔·格雷（Samuel Gray）对《伦敦药典》（*the Pharmacopoeia Londinensis*）进行了补充。在此基础上，瑞德伍德又推出了新的修订版，即上述的《药典补编》，该书将药物按分类排序。出乎意料的是，瑞德伍德只记录了西藏是虫草的产区。[①] 在法国，让·苏贝然（Jean Soubeiran）和菲利贝特·达布里·德蒂尔桑（Philibert Dabry de Thiersant）1874 年在巴黎出版了他们关于中国本草的专著。该书记录了虫草对"黄疸"（jaunisse）和"肺结核"（phthisie）的作用，以及用虫草烹饪的鸭子赋予人们"最强大的繁殖能力"的功效。[②] 1907 年，埃米尔·佩罗（Emile Perrot）和保罗·哈瑞尔（Paul Hurrier）在巴黎出版了一本关于中越（Sino-Annamese）本草的法语专著。他们从当时的出版物中收集了一些关于虫草的医学知识，并补充说，它在亚美尼亚语中被称为"Trung-thao"，尝起来和欧洲的"块菌"（truffes）一样美味。[③] 在德国，药剂师格奥尔格·德拉根多夫（Georg Dragendorff）在 1898 年对来自不同国家和年代的 12700 多种药用植物进行了研究，其中就有虫草 [caterpillar fungus，或叫"蚕真菌"（Seidenraupenpilz）]。但他只是简单地记录了它的科学名称和中文名称，以及中国是它

① Theophilus Redwood, *A Supplement to the Pharmacopoeia*, London: Longman and Co. , 1857, pp. 565–566.

② Jean L. Soubeiran and Philibert Dabry de Thiersant, *La Matière Médicale chez les Chinois*, Paris: G. Masson, 1874, pp. 88–89.

③ Emile Perrot and Paul Hurrier, *Matière Médicale et Pharmacopée Sino-Annamites*, Paris: Vigot Frères, 1907, pp. 70–71.

的产区。① 这些欧洲作者都将虫草和其他药用物种纳入了双名制的分类系统。

对于那些希望了解虫草药用特性的人来说，更详细、更新的参考资料来自前面提到的英国医学传教士师惟善。他的《中国药物学和博物学新释》（以下简称《新释》）在赫德的协助下，1871 年分别在上海和伦敦出版。赫德 1863—1911 年担任清朝海关总税务司。师惟善主要致力于扩充合信的《医学英华字释》②。他在湖北汉口闲暇时查阅了中国、欧美关于本草和博物的文献资料，并收集了“最好的本土药物”。师惟善将欧美人和中国人的药物知识糅合在一起，写成了《新释》一书。该书最初的标题是“英中本草新释——供医学传教士和本土学生使用”。师惟善希望这部著作能为“内地的旅行者、军营、炮艇、教会医院及在外国居住的中国人劳工营（Coolie-depôts）”所用，并希望它“具有一定的实践价值，可以根据需要或经济情况提供最佳的补救措施或外国药物的替代品”。③ 在他位于汉口的医院里，一些中药材是按照他建议的方式使用的。④ 这种寻找有效药物的全球背景也适用于上文提到的爱尔兰医生奥肖内西，他在孟加拉期

① Georg Dragendorff, *Die Heilpflanzen der Verschiedenen Völker und Zeiten*, Stuttgart: Verlag von Ferdinand Enke, 1898, p. 32.

② Benjamin Hobson, *A Medical Vocabulary in English and Chinese*, Shanghai: Shanghai Mission Press, 1858.

③ Frederick P. Smith, *Contributions Towards the Materia Medica & Natural History of China*, pp. v–vii.

④ Frederick P. Smith, *The Five Annual Reports of the Hankow Medical Mission Hospital, in Connection with the Wesleyan Missionary Society*, p. 28; Frederick P. Smith, *Contributions Towards the Materia Medica & Natural History of China*, pp. 10, 42, 122, 149.

间就试图寻找并记录欧洲药物的替代品。①

师惟善重视中国的药物，但声称"西方的化学科学"优于中国的本草学。② 师惟善的文章也用英语撰写，并根据拉丁名称或英文名称的首字母排序。他的这部作品实际上是针对英国受众而不是中国受众的。也许是为了让英国人或西方人更容易获得虫草并进一步将其用作其他药物替代品，师惟善特别关注相关的商业和地理信息。他不仅描述了虫草的商品出售形式（捆），还指出，尽管"据说它在西藏南部很常见"，但"目前的供应来自四川的嘉定府"。在他眼里，虫草已经不像杜赫德时代那么罕见了。这可以归因于他那个时代对虫草自然资源的进一步开发。至于虫草的药用功能，师惟善写道："（它用于治疗）黄疸、肺结核和任何严重的损伤。"③ 使用虫草治疗黄疸和肺结核在他之前的中国和欧美文献中没有提到，因此可以合理地推测，师惟善是通过自己的医疗实践或与中国人的接触知道这一点的。1911 年，美国美以美会医疗传教士斯图尔（George A. Stuart）对师惟善的著作进行了修订。斯图尔并没有大量改编师惟善对虫草的描述，而是主要在鸭-虫草的食谱上添加了一些文字。④

---

① William B. O'Shaughnessy, *The Bengal Dispensatory and Companion to the Pharmacopoeia*, pp. x, 209, 219, 224, 240, 383, 490–491.

② Frederick P. Smith, *The Sixth Annual Report of the Hankow Medical Mission Hospital, in Connection with the Wesleyan Missionary Society*, Shanghai: Printed at the 'North-China Herald' Office, 1870, p. 15.

③ Frederick P. Smith, *Contributions Towards the Materia Medica & Natural History of China*, p. 73.

④ George A. Stuart, *Chinese Materia Medica*, Shanghai: American Presbyterian Mission Press, 1911, pp. 126–127.

海关出版物里的中药信息

师惟善和斯图尔都查阅过中国海关的出版物。[①] 除了赫德的协助，师惟善的论著还得益于汉口海关好博逊（Herbert E. Hobson）转交给他的药物标本。[②] 师惟善希望通过参考他的文章，"那些有中国人到访或居住的国家的药物检查员在核定过关药物的性质时，会发现有点帮助"。[③] 对于中国海关来说，进出口管理的实际需要不可避免地引起了人们对中药材作为重要流通商品类别的担忧。1884 年 2 月 7 日，宜昌海关的弗兰克·摩根（Frank Morgan）写信给赫德，说他去年编制了一份中药清单，以消除未来的麻烦，即什么可以被归类为药物（以及什么不是药物）。八个月后，即 1884 年 10 月 6 日，赫德发布了一则通告，指示海关专员记录 1884 年 11 月 1 日至 1885 年 10 月 31 日进出口的药品名称、数量、价值和生产地点，并于 1885 年 11 月将这些清单副本发送给统计司。基于此，《中国药品清单》1889 年在上海出版。[④] 此前一年，海关已经印制了一份从汉口和长江其他港口出口

---

① 例见 Frederick P. Smith, *Contributions Towards the Materia Medica & Natural History of China*, pp. v, 116, 170, 201, 207; George A. Stuart, *Chinese Materia Medica*, pp. 4-5, 7, 9。

② Frederick P. Smith, *Contributions Towards the Materia Medica & Natural History of China*, p. v; Herbert E. Hobson, ' Hankow Trade Report, for the Year 1869', in Order of the Inspector General of Customs, *Reports on Trade at the Treaty Ports in China, for the Year 1869*, Shanghai: Printed at the Customs Press, 1870, pp. 17-35.

③ Frederick P. Smith, *Contributions Towards the Materia Medica & Natural History of China*, p. vii.

④ Order of the Inspector General of Customs, *List of Chinese Medicines*, pp. v - vii.

的中药清单，这份清单又长又详细。该清单参考文献列表中的第一条文献就是帅惟善的《新释》。师惟善的书强调的是收集医学和博物学知识，而海关要求提供关于药品"精简而方便的"信息，所以师惟善的书"作为海关官员的参考书不是很方便"。① 那份简便的中药清单后来在 1909 年和 1917 年进行了两次修订再版。

这些清单都记录了虫草主要用于商业和行政目的，而不是医疗目的。② 然而，中国海关的医务人员更关心的是虫草和其他中药的使用情况。1884 年，他们医学报告的精华版在伦敦出版，其中有一长串中药名录，它们的科学名称已被邱园的约瑟夫·胡克（Joseph Hooker）和丹尼尔·奥利弗（Daniel Oliver）部分验证。有人说："虽然中国的医学正在衰落，但……药学似乎处于更好的状态。"③ 医疗官员和海关专员都注意到了中药的学名。根据贝勒的说法，《中国药品清单》（1889）的第二部分已送交爱尔兰植物学家韩尔礼（Augustine Henry）进行修订。韩尔礼 1881 年 7 月获得外科

---

① R. Braun, *List of Medicines Exported from Hankow and the Other Yangtze Ports*, Shanghai: Statistical Department of the Inspectorate General of Customs, 1888, pp. v–vi.

② 例见 R. Braun, *List of Medicines Exported from Hankow and the Other Yangtze Ports*, p. 11; Order of the Inspector General of Customs, *List of Chinese Medicines*, p. 64; R. Braun, *List of Medicines Exported from Hankow and the Other Yangtze Ports*, James A. Tipp（ed.）, Shanghai: Statistical Department of the Inspectorate General of Customs, 1909, p. 11; R. Braun, *List of Medicines Exported from Hankow and the Other Yangtze Ports*, W. J. Lye（ed.）, Shanghai: Statistical Department of the Inspectorate General of Customs, 1917, p. 11。

③ Charles A. Gordon, *An Epitome of the Reports of the Medical Officers to the Chinese Imperial Maritime Customs Service, from 1871 to 1882*, London: Baillière, Tindall, and Cox, 1884, pp. 226, 248. 虫草被记录在第 261 页的例子中。

医生和海关第四助理的职位，他去掉了清单里错误的鉴定，并统一了药品的中文名称。① 在中国的职业生涯中，韩尔礼进行了植物学研究，收集了大量的植物标本和种子。1885 年 3 月 20 日，他在宜昌写了封信给邱园园长胡克。他在信中说，那里种植了"大量药物"，然而植物学家对这些植物的了解还不够。② 1902 年，韩尔礼发表了一篇关于中国药物和药用植物的文章。这些都是未来科学在中国探索的一部分。③

值得注意的是，这些在上海印刷但在中国内外发行的中药清单，实际上是介绍、获取中药材或天然产物的实用指南。例如，1889 年清单上的物品可以通过上海、香港、横滨、新加坡和伦敦的代理商购买。④ 英国博物学家欧内斯特·威尔逊 1899—1911 年在中国西部进行了植物采集考察。他在关于中国航海的回忆录中，描述中国本草时提到了这份清单。根据威尔逊的说法，虫草或冬虫夏草是"西部高地的珍贵产品"，也是一种被用于"多种目的"的受人推崇的药物："与猪肉一起煮，可以作为鸦片中毒的解药和治疗吸食

---

① Order of the Inspector General of Customs, *Service List*, Shanghai: Statistical Department of the Inspectorate General, 1883, pp. 13, 17; Emil Bretschneider, 'Botanicon Sinicum: Notes on Chinese Botany from Native and Western Sources', p. 12.

② Letter from Augustine Henry to Sir Joseph Dalton Hooker, from Ichang (Yichang), 20 March 1885, Archives of the Royal Botanic Gardens, Kew, Directors' Correspondence 151/578.

③ Augustine Henry, 'Chinese Drugs and Medicinal Plants', *The Pharmaceutical Journal*, 1902, 68: 315 – 319, 322 – 324. 另见 Augustine Henry, 'Chinese Drugs and Medicinal Plants', *Scientific American*, 1902, 54 (1391): 22294 – 22296。

④ 销售信息可在此列表的封面上找到。Order of the Inspector General of Customs, *List of Chinese Medicines*, p. i.

鸦片（上瘾）的方法；将它和猪肉、鸡肉一起煮，对康复中的人来说是温和的补品，可以迅速恢复他们的健康和体力。"[1] 除中文清单外，中国海关还印制了一些英文和法文清单，在 19 世纪末至 20 世纪初的国际博览会上推广中国产品，其中一些清单包含虫草的信息。[2] 贝勒曾经评论其中一份清单，称其为"非常有价值的一份清单，尤其是关于中国的药品和植物产品"。[3] 随着这类海关出版物在全球范围内的发行，西方大众得以深入了解当时中国社会使用的药物。此外，华人移民海外也促进了中药的跨国流通和消费。到 1910 年代末，虫草已经出现在美国丹佛的"一家中药房"。[4]

虫草的顺势疗法应用

19 世纪欧洲对虫草的关注度上升，在虫草对人体的医疗作用领域进行了新的探索。在这方面，最令人印象深刻的例子是上文提到的都柏林的哈罗德·伊瓦茨。受 1877 年一篇关于冬虫夏草（Torrubia sinensis）文章的启发，伊瓦茨假设，由于黑麦中的麦角菌（一种寄生真菌）和槲寄生（一种寄生植物）对雌性生殖系统有特定的作用，大多数寄生植

① Ernest H. Wilson, *A Naturalist in Western China* (Vol. 2), London: Methuen & Co. , 1913, pp. 38–39.

② Di Lu, 'The Imperial Maritime Customs and Sino-British Exchange of Materia Medica, 1850s–1900s', *Historical Research*, 2022, 95(269): 370–398.

③ Emil Bretschneider, *Notes on Some Botanical Questions Connected with the Export Trade of China*, Shanghai: North-China Herald, 1881, p. 2.

④ Curtis G. Lloyd and Nathaniel Gist Gee, 'Cordyceps sinensis, from N. Gist Gee, China', *Mycological Notes*, 1918, (54): 766–768.

物也可能 "对雄性或雌性生殖系统具有特殊的亲和力"。①
他提出这一推测的部分原因是，在欧洲，关于麦角对分娩和
槲寄生对雌性繁殖能力的影响已经有过报道；麦角的真菌性
和寄生性也在 18 世纪至 19 世纪中期被描述过。② 为了确定
寄生性的虫草是否 "有任何此类作用"，伊瓦茨与亨利·弗
雷温进行了通信，弗雷温应伊瓦茨的要求给他寄送了虫草。
收到虫草后，伊瓦茨用自己的身体做了试验。1886 年，伊瓦
茨在都柏林哲学俱乐部（Dublin Philosophy Club）宣读了一
篇关于他的身体对虫草反应的文章。他首先引用了师惟善和
英国植物学家詹姆斯·布里顿（James Britten）对虫草的两
项记载，③ 然后说：

> 我进行了第一次分成一百份的研制（centesimal tritu-
> ration），在几天内每天服用两次药物，发现效果如下：
> 在最初的四天里，对生殖系统产生了最明显的春药效

① E. B. Ivatts, 'Torrubia Sinensis', *The New York Medical Times*, 1886, 14(5): 137–138, 137.

② Geoffrey C. Ainsworth, *Introduction to the History of Mycology*, pp. 186–188; Juanita Evans, 'Mistletoe: Good for More than Free Kisses', Herbalgram, 2005, (68): 50–59; Michael R. Lee, 'The History of Ergot of Rye (*Claviceps purpurea*) I: From Antiquity to 1900', *The Journal of the Royal College of Physicians of Edinburgh*, 2009, 39(2): 179–184.

③ 在文章中，伊瓦茨没有提到他在 1877 年读到的那篇文章的作者。但在 1909 年，他透露作者实际上是詹姆斯·布里顿。E. B. Ivatts, 'Sphaeria of Tasmania', *The British Homoeopathic Review*, 1909, 3(2): 98–101, 99. 伊瓦茨引用了布里顿的话，但没有提及他出版时的标题。伊瓦茨的名言可以在布里顿 1876 年的一篇文章中找到。James Britten, 'Chapters on Fungi: Chapter 25 Sphaeria', *The Bazaar, Exchange and Mart, and Journal of the Household*, 1876, 15: 228–229.

果，但在四天后，相反的作用开始了，生殖系统（功能）变得惊人的低下，器官缩小到婴儿的大小。大约在第五天，我出现了头钝痛，然后剧烈地打喷嚏。第六天开始流鼻涕，并持续了几天。鼻孔内的黏膜持续干燥发炎；上唇出现小泡，在六天内破裂并愈合；身上到处都是奇怪的红斑；牙齿和牙龈疼了好几天；便秘，偶尔会排出一节一节的、黑色又带绿色金属色调的单个硬块，与显微镜下观察到的冬虫夏草（the Torrubia Sinensis）粉末的色调相同。该药物对鼻腔的作用类似于碘化钾。[①]

最后，伊瓦茨补充说，他偶尔也会给那些患有"普通感冒"的人开虫草。从他们的反馈来看，伊瓦茨认为这似乎能够缓解症状和减轻感染。此外，他表示虫草可能对"肝病、便秘和阳痿"也有用。1909 年，他在《英国顺势疗法评论》（*The British Homoeopathic Review*）上再次讲述了这一自我实验。除了上述信息，伊瓦茨还透露，他从汕头的一位朋友（即亨利·弗雷温）那里得到了"一小捆"虫草，其中一些他还保留着。自我实验在 1877 年 1 月进行，他摄入了"2 号研磨品，早晚各 1—3 粒"；对于"任何希望测试药物的学生"，他会通过编辑转交"一小瓶 1 号研磨品，2 德拉克马（drachm）装"。[②]

除了伊瓦茨在杂志上发表的这个医疗案例的题目，他叙述中的"一百份的研制"也表明了顺势疗法的影响。顺势疗

---

① E. B. Ivatts, 'Torrubia Sinensis', *The New York Medical Times*, 1886, 14(5): 137–138.

② E. B. Ivatts, 'Sphaeria of Tasmania', *The British Homoeopathic Review*, 1909, 3(2): 98–101.

法是由德国医生塞缪尔·哈内曼（Samuel Hahnemann）在 1690 年代发展起来的。① 它在 19 世纪上半叶进入美国和印度，19 世纪末进入中国。② 1830 年代，顺势疗法传播到了英国。③ 1843 年，《英国顺势疗法杂志》（*The British Journal of Homoeopathy*）首次出版。④ 1844 年 4 月 10 日，英国顺势疗法协会（the British Homoeopathic Society）成立。⑤ 在 19 世纪末伊瓦茨活跃的时候，顺势疗法从业者经常采用百份制，通过用奶糖或水/酒精稀释后的液剂来研制药物。⑥ 有趣的

---

① Irvine Loudon, ' A Brief History of Homeopathy' , *Journal of the Royal Society of Medicine*, 2006, 99(12): 607-610.

② Stephen Lock et al. (eds.), *The Oxford Illustrated Companion to Medicine*, Oxford: Oxford University Press, 2001, p. 421; John S. Haller, *The History of American Homeopathy: The Academic Years, 1820-1935*, New York: Pharmaceutical Products Press, 2005, pp. 39 - 41; Ajoy K. Ghosh, ' A Short History of the Development of Homeopathy in India' , *Homeopathy*, 2010, 99(2): 130-136; Di Lu, ' ' Homoeopathy Flourishes in the Far East' : A Forgotten History of Homeopathy in Late Nineteenth-Century China' , *Notes and Records*, 2019, 73(3): 329-351.

③ Janet Oppenheim, *The Other World: Spiritualism and Psychical Research in England, 1850-1914*, Cambridge: Cambridge University Press, 1985, p. 230.

④ Anonymous, ' Introduction' , *The British Journal of Homoeopathy*, 1843, 1(1): iii-vii.

⑤ Anonymous, ' Prefatory Notice to the First Volume of the ' Annals' ' , *Annals and Transactions of the British Homoeopathic Society, and of the London Homoeopathic Hospital*, 1862, 1(1): 1-2; Frederic H. F. Quin, ' Address of the President, Dr. Quin' , *Annals and Transactions of the British Homoeopathic Society, and of the London Homoeopathic Hospital*, 1862, 1(1): 14-46, 15.

⑥ British Homoeopathic Society, *British Homoeopathic Pharmacopoeia*, London: Printed for the British Homoeopathic Society, 1870, pp. 20 - 30; William Boericke, *A Compend of the Principles of Homoeopathy as Taught by Hahnemann, and Verified by a Century of Clinical Application*, San Francisco: Boericke & Runyon, 1896, pp. 104-107.

是，伊瓦茨并不是第一个在顺势疗法背景下端详虫草的欧洲人。1875 年 3 月，迈尔斯·伯克利在宣读莫斯利 1874 年 12 月 31 日的信件时，提到了莫斯利的一篇笔记，称："它（虫草）被认为是一种非常强效的药物，因此我们向顺势疗法从业者推荐此物。"[①] 但迄今为止，已知的最早使用虫草顺势疗法的案例是由伊瓦茨提供的。因此，他的自我实验可以被视为不同于一些中国人对自己进行的类似实验，那些实验是为了测试人们对虫草功效的普遍看法。伊瓦茨是在欧洲顺势疗法的理论框架内进行实验的，不过那时他已通过一些渠道了解到了相关的中国知识，即师惟善关于本草的著作。伊瓦茨使用虫草的方式显然不同于常见的中国方法，正如他引用詹姆斯·布里顿所描述的文字，常见的中国方法是用虫草炖鸭子。

伊瓦茨的自我实验可能会引起人们对其可信度和医疗意义的担忧。自 19 世纪开始，顺势疗法一直存在，但已失宠于主流或正统医学，并被批评为不科学和不道德。[②] 在他的自我实验中，缺乏受控条件和统计记录。[③] 因此，如果合理

① Anonymous, 'The Annual Meeting of the Royal Horticultural Society', *The Gardeners' Chronicle*, 1875, 3: 340–342, 342.

② Edzard Ernst, 'The Heresy of Homoeopathy: A Brief History of 200 Years of Criticism', *British Homoeopathic Journal*, 1998, 87(1): 28–32; Stow Persons, 'The Decline of Homeopathy—The University of Iowa, 1876–1919', *Bulletin of the History of Medicine*, 1991, 65(1), pp. 74–87; Roberta Bivins, *Alternative Medicine? A History*, Oxford: Oxford University Press, 2007, pp. 89–106; Kevin Smith, 'Homeopathy Is Unscientific and Unethical', *Bioethics*, 2012, 26 (9): 508–512.

③ 统计方法最早应用于 19 世纪的医学研究，但直到 20 世纪中期才在临床医学中流行起来。Martin Bland, *An Introduction to Medical Statistics*, Oxford: Oxford University Press, 2015, p. 1.

地施加这些实证主义但又过时的价值标准，伊瓦茨的观察和建议就不可能比 19 世纪前欧洲和中国医学实践中的观察和建议更有效。例如，他流鼻涕不能完全归因于吃了虫草，还可能是由感冒引起的。然而伊瓦茨对虫草药用特性的探索符合经验主义的精神，即便结果并不完全符合他的假设。通过伊瓦茨的推理、自我实验、观察和宣传，虫草这个声称被博物学家解构的中国自然奇迹转变成了一个新的医学奇迹。伊瓦茨在病人和读者中的推广，为虫草在英国的传播建立起了网络。正如他的报告所述，药用物质碘化钾的微观样子和化学成分代表了 19 世纪欧洲医学新的探索方式，但在同时期的中国医学中是不存在的，或者至少是罕见的。

虫草在 19 世纪欧洲关于区域或全球本草著作中的出现，是欧洲寻求有效外来药物和替代品，以及收集世界各地相关自然知识努力的一部分。欧洲分类学和博物学在这些著作中的融合，明确了这些物质在新的自然分类中的位置，同时促进了欧洲对外来物种的获取和非正式帝国的运作。英国影响下的中国海关，是英国在华非正式帝国的重要组成部分，从事虫草等中药材的调查和推广。通过跨国网络的药物交流，欧洲医生遇到了一些外来药物，因此有可能在他们自己的科学和医学框架内进行探索。伊瓦茨在顺势疗法的背景下对虫草进行的自我实验就是这方面的一个例子。无论如何，这为由中国人开发并由伊瓦茨收集的知识增添了新的医学解释。传播到欧洲的中国关于虫草的医学知识并没有受到重大批评，这与中、欧对其性质和形成的不同理解形成了鲜明对比。

四　日本人的新认知

　　考虑到日本明治时期对中国现代科学发展和医学改革的深刻影响，尤其是从 19 世纪末开始，日本人对虫草的看法在 19 世纪的转变值得特别研究。[①] 事实上，20 世纪初中国社会对虫草的新认识最初是由日本的科学研究引起的。日本获得欧洲的科学标准在很大程度上得益于兰学。兰学源自日本与荷兰的商业交流，在日本知识分子圈传播。从 1639 年葡萄牙人被驱逐出日本到 1854 年美日《神奈川条约》开放两个日本港口进行有限的贸易，荷兰是唯一被允许与日本进行贸易的西方国家。[②] 在荷兰商人和学者的穿针引线下，各种荷兰和欧洲其他国家的文献流入日本，其中一些文献被翻译成日语。例如，日本医学文献《解剖学新书》（『解体新书』、1774）是从《解剖学表》（*Ontleedkundige Tafelen*，1734）翻译而来的，后者是德语书籍《解剖学表》（*Anato-*

---

① Benjamin A. Elman, ‘Toward a History of Modern Science in Republican China’, in Jing Tsu and Benjamin A. Elman（eds.）, *Science and Technology in Modern China, 1880s - 1940s*, Leiden: Brill, 2014, pp. 15 - 38; Bridie Andrews, *The Making of Modern Chinese Medicine, 1850-1960*, Vancouver: University of British Columbia Press, 2014, pp. 69-88.

② Grant K. Goodman, *Japan and the Dutch*, *1600-1853*, London: Routledge Curzon, 2000, pp. 13-24; Christopher Joby, ‘Recording the History of Dutch in Japan’, *Dutch Crossing: Journal of Low Countries Studies*, 2016, 40(3): 219-238; Alexis Dudden, ‘Matthew Perry in Japan, 1852-1854’, in Stephan Haggard and David C. Kang（eds.）, *East Asia in the World: Twelve Events That Shaped the Modern International Order*, Cambridge: Cambridge University Press, 2020, pp. 188-205.

mische Tabellen，1722 年首次出版）1732 年拉丁版的荷兰译本。① 虽然这部著作不是荷兰医学文献最早的日语翻译版，② 但它的出版常常被视为兰学史上的一个重要里程碑。③ 这反过来又突出了欧洲医学在兰学中的重要地位。④ 除了解剖学，欧洲关于本草和植物学等其他学科的知识也渗透到了日本的学术界，例如野吕元丈的《荷兰本草和解》（『阿蘭陀本草和解』、1742-1750）和广川獬的《荷兰药物博览》（『蘭療

① Alex Sakula, 'Kaitai Shinsho: The Historic Japanese Translation of a Dutch Anatomical Text', *Journal of the Royal Society of Medicine*, 1985, 78(7): 582-587; Michael Sachs, 'Die „Anatomischen Tabellen" (1722) des Johann Adam Kulmus (1689-1745): Ein Lehrbuch für die (wund-)ärztliche Ausbildung im deutschen Sprachraum und in Japan', *Sudhoffs Archiv*, 2002, 86(1): 69-85.

② 更早的版本有本木良意訳『和蘭全軀内外分合圖』西村源六、1772。这部日文译本完成于 1682 年，出版于 1772 年。Teizo Ogawa, 'The Beginnings of Anatomy in Japan', *Okajimas Folia Anatomica Japonica*, 1975, 52(2-3): 59-71; Willem J. Boot, 'The Transfer of Learning: The Import of Chinese and Dutch Books in Togukawa Japan', *Itinerario*, 2013, 37(3): 188-206.

③ William Theodore de Bary et al. (eds.), *Sources of Japanese Tradition* (Vol. 2), New York: Columbia University Press, 2005, pp. 367-369; Noboru Yamashita, 'A Short Introduction to the History of Dutch Studies in Japan', *Journal of Center for Language Studies, Nagasaki University*, 2015, (3): 57-77; Rebekah Clements, *A Cultural History of Translation in Early Modern Japan*, Cambridge: Cambridge University Press, 2015, pp. 146-149.

④ Gordon E. Mestler, 'Introduction to Western Influences in Pre-Meiji Japanese Medicine', *Proceedings of the Royal Society of Medicine*, 1957, 50(12): 1005-1013; William D. Jonston「18 世紀日本の医学における科学革命：蘭方の発展のための思想的な前提」『日本醫史學雜誌』第 27 巻第 1 期、1981 年、6-20 頁; Jayant S. Joshi and Rajesh Kumar, 'The Dutch Physicians at Dejima or Deshima and the Rise of Western Medicine in Japan', *Proceedings of the Indian History Congress*, 2002, 63: 1062-1072。

葉解』、1806)。

　　欧洲人对自然和身体的认识，在中日长期的知识互动之外又增加了一个维度。由于政治和意识形态问题，它没能顺利进行，[①] 不过却在日本社会引发了新的医学和博物潮流。[②] 开创性的《解剖学新书》的日文译者熟悉中国古典解剖学，在观察了人体解剖后，他们受到了荷兰原文中更高解剖精度的启发。[③] 该书的翻译版是用中文写成的，兰学的翻译作品经常涉及日语、中文和荷兰语三种语言。[④]

　　1853 年 7 月 8 日，美国准将马修·佩里（Matthew Perry）率领的一支舰队抵达日本江户湾（即东京湾），声称有意在美国和日本之间建立贸易关系。被拒绝后，佩里离开了日本，但他第二年又回来了。这一次，德川幕府在军事压力下被迫于

①　Marius B. Jansen, ' Rangaku and Westernization ', *Modern Asian Studies*, 1984, 18 (4): 541 – 553; Grant K. Goodman, *Japan and the Dutch, 1600 – 1853*, pp. 190–222.

②　Daniel Trambaiolo, ' Ancient Texts and New Medical Ideas in Eighteenth-Century Japan ', in Benjamin A. Elman (ed.), *Antiquarianism, Language, and Medical Philology: From Early Modern to Modern Sino-Japanese Medical Discourses*, pp. 81–104; Federico Marcon, *The Knowledge of Nature and the Nature of Knowledge in Early Modern Japan*, Chicago: The University of Chicago Press, 2015, pp. 127–139; Terrence Jackson, *Network of Knowledge: Western Science and the Tokugawa Information Revolution*, Honolulu: University of Hawai'i Press, 2016.

③　杉田玄白『蘭學事始』天真楼、1869、36–49 頁。

④　Martin J. Heijdra, ' Polyglot Translators: Chinese, Dutch, and Japanese in the Introduction of Western Learning in Tokugawa Japan ', in Paul W. Kroll and Jonathan A. Silk (eds.), *"At the Shores of the Sky": Asian Studies for Albert Hoffstädt*, Leiden: Brill, 2020, pp. 62–75.

1854 年 3 月 31 日签订了《神奈川条约》。① 随着日本进一步对外开放，荷兰不再是日本与西方世界交往的唯一媒介。这与其说是兰学的衰落，不如说是西方知识更广泛地在日本传播。

　　一系列国际和国内事件，包括清朝在两次鸦片战争中战败，以及《神奈川条约》的签订，引发了日本对民族命运和现代化的反思，促使日本政府接受西方科学技术。② 明治时期，日本兴起了科学共同体和制度化的科学研究。③ 根据水野宏美的说法，日本渴望"被西方承认为一个像西方列强一样的现代文明国家，并庆祝这个国家能建立一个拥有本国特征的身份"，现代科学与其"国家身份的绝对核心"帝国神话联系在一起。④ 莫里斯·劳（Morris Low）

---

① Matthew C. Perry, *The Japan Expedition, 1852-1854: The Personal Journal of Commodore Matthew C. Perry*, Roger Pineau (ed.), Washington: Smithsonian Institution Press, 1968, pp. 89-92, 189-200, 220-221; Marius B. Jansen, *The Making of Modern Japan*, Cambridge, MA: The Belknap Press of Harvard University Press, 2002, pp. 274 - 279; Jeffrey A. Keith, ' Civilization, Race, and the Japan Expedition's Cultural Diplomacy, 1853-1854', *Diplomatic History*, 2011, 35(2): 179-202.

② Robert Hans van Gulik, ' Kakkaron: A Japanese Echo of the Opium War', *Monumenta Serica*, 1940, 4 (2): 478 - 545; Masayoshi Sugimoto and David L. Swain, *Science and Culture in Traditional Japan*, Rutland: Charles E. Tuttle Company, 1989, pp. 291 - 346; Bob Tadashi Wakabayashi, ' Opium, Expulsion, Sovereignty: China's Lessons for Bakumatsu Japan', *Monumenta Nipponica*, 1992, 47 (1): 1 - 25; Marius B. Jansen, *The Making of Modern Japan*, pp. 279-293.

③ Mitsutomo Yuasa, ' The Growth of Scientific Communities in Japan', *Japanese Studies in the History of Science*, 1970, (9): 137-158; James R. Bartholomew, *The Formation of Science in Japan: Building a Research Tradition*, New Haven: Yale University Press, 1989, pp. 49-67.

④ Hiromi Mizuno, *Science for the Empire: Scientific Nationalism in Modern Japan*, Stanford: Stanford University Press, 2009, p. 2.

指出，日本明治时期的科学与"追求国家利益和金钱"联系在一起，并"在旨在建立民族国家的意识形态下运筹起来"。[①] 此外，在成立后不久，明治政府就开始推广其认可的德国医学。[②] 与德国医学或现代科学的蓬勃发展相反，日本本土的汉方医学逐渐受到官方的压制，陷入合法性的困境。[③] 同时，尽管在明治时代虫草还没有受到药理学领域的关注，但中药和汉方医学中使用的天然物质已经成为生物、化学和药理学研究的对象，例如日本药学会。[④]

[①] Morris Low, *Science and the Building of a New Japan*, New York: Palgrave Macmillan, 2005, pp. 7-8.

[②] Yoshio Izumi and Kazuo Isozumi, 'Modern Japanese Medical History and the European Influence', *The Keio Journal of Medicine*, 2001, 50(2): 91-99; Hoi-eun Kim, *Doctors of Empire: Medical and Cultural Encounters Between Imperial Germany and Meiji Japan*, Toronto: University of Toronto Press, 2014, pp. 19-25.

[③] Margaret Lock, 'The Organization and Practice of East Asian Medicine in Japan: Continuity and Change', *Social Science & Medicine, Part B: Medical Anthropology*, 1980, 14 (4): 245-253; Shigeo Sugiyama, 'Traditional Kampo Medicine: Unauthenticated in the Meiji Era', *Historia Scientiarum*, 2004, 13 (3): 209-223.

[④] 矢数道明「明治時代における漢薬の薬理学的研究業績とその史的考察:主として猪子吉人氏の漢薬研究をめぐって」『日本東洋醫學雜誌』第 13 巻第 3 号、1962 年、111-119 頁；Yasuo Otsuka, 'Chinese Traditional Medicine in Japan', in Charles Leslie (ed.), *Asian Medical Systems: A Comparative Study*, Berkeley: University of California Press, 1976, pp. 322-340; Federico Marcon, '*Honzōgaku after Seibutsugaku*: Traditional Pharmacology as Antiquarianism After the Institutionalization of Modern Biology in Early Meiji Japan', in Benjamin A. Elman (ed.), *Antiquarianism, Language, and Medical Philology: From Early Modern to Modern Sino-Japanese Medical Discourses*, pp. 148-162。

寻找冬虫夏草，发现类似生物

日本江户和明治时期欧洲博物学的繁荣，激发了人们对观察、描述和收集本土或外来自然产物的新热情。[①] 19 世纪初开始在日本扎根的林奈分类系统，也促使一些当地物种的东亚名称和欧洲科学（拉丁）名称联系起来。[②] 一些当地的博物学家和医生不再满足于从以前的中国和日本记录中了解虫草。尽管虫草并不生长在日本，也从未在日本被真正发现过，但到了 19 世纪初，那些人试图在自己的国家（日本）发现这种自然珍品。这一趋势在东亚和欧洲学术传统的相遇中引发了新的博物学发现和思考。在柚木常盘医生 1801 年出版的绘画集中，他将来自中国的虫草与生长在日本的一些类似的昆虫–真菌（insect-fungi）归为夏草冬虫；他举例说

[①] 西村三郎『文明のなかの博物学：西欧と日本』上、紀伊國屋書店、1999、129–135 頁；伊藤真実子「19 世紀日本の知の潮流：江戸後期~明治初期の百科事典、博物学、博覧会」『19 世紀学研究』第 6 期、2012 年、59–78 頁；Jung Lee, ' Provincialising Global Botany', in Helen A. Curry et al. (eds.), *Worlds of Natural History*, Cambridge: Cambridge University Press, 2018, pp. 433–446。

[②] 伊藤篤太郎「東洋植物學ノ一大改革ヲナサバ可カラズ」『植物学雑誌』第 2 卷第 19 期、1888 年、173–177 頁；Siro Kitamura, 'The Japanese Studies on the Chinese Plants', *Acta Phytotaxonomica et Geobotanica*, 1989, 40(1–4): 119–122; Ayako Wada, ' *Flora Japonica*: Linnaean Connections between Britain and Japan During the Romantic Period', in Alex Watson and Laurence Williams (eds.), *British Romanticism in Asia: The Reception, Translation, and Transformation of Romantic Literature in India and East Asia*, Singapore: Palgrave Macmillan, 2019, pp. 67–91; Thomas R. H. Havens, *Land of Plants in Motion: Japanese Botany and the World*, Honolulu: University of Hawai'i Press, 2020, pp. 54–56。

明了它们不同的形态特征，并特别将前者记录为舶来品。[①]
费德里柯·马孔（Federico Marcon）指出，到了江户时代后
期，"准确而细致的动植物绘图发展成为一种新的认知工具，
通过它们可以识别物种，解决中文名称与实际动植物之间匹
配的老问题"。[②] 柚木的绘图和他对日语术语夏草冬虫的使
用，也有助于解决中文名称与实际生物匹配的"老问题"。
但对日本人来说，夏草冬虫被扩大到包括在日本发现的某
些昆虫-真菌。

柚木常盘的记录引起了草药医生小原桃洞的注意，他从
一些日本和中国的记述中了解了虫草的地理起源和药用特性。
小原同意柚木的观点，即类似的生物也在日本生长。因为一
些日本出版物报道了1805、1808、1824年在一些沟渠和庭院
的周围发现了此类生物。在遗稿中，小原怀疑在日本发现的
一些昆虫-真菌是半花（即中文的"蝉花"），他知道这是一
种在中国被长期使用的药材。[③] 另一位名叫水谷豊文的草药
医生曾在他的昆虫和动物绘画中，绘制了11个这种昆虫-真
菌的标本，或者确切地说是蝉花。[④] 这些标本的主要区别是
子实体的形态特征。从19世纪初到20世纪初，在日本偶尔
会发现昆虫-真菌。[⑤] 同时，在相关的日本出版物中，"夏草

① 柚木常盤『舶來夏草冬蟲圖』、1801、2-13頁。

② Federico Marcon, *The Knowledge of Nature and the Nature of Knowledge in Early Modern Japan*, p. 228.

③ 小原桃洞『桃洞遺筆』卷3、阪本屋喜一郎、1833、29-36頁。

④ 水谷豊文『虫豸写真』、1833、88-90頁。水谷的昆虫-真菌画没有说明文字。

⑤ 江崎悌三「福岡縣八女郡産夏蟲冬草に就て」『九州帝國大學農學部學藝雜誌』第3卷第3期、1929年、221-231頁。

冬虫"一词，或其源自中国的倒置形式——"冬虫夏草"，也经常被用于表示昆虫-真菌。[①] 为了将其与中文同音异义词区分开来，一些日本作者在使用这些术语时强调了这些生物的地理起源。例如，藤井关西描述了日本药店出售的中国虫草和日本本土的类似生物。在他 1823 年出版的关于本草的著作中，冬虫夏草条目下明确指出了两种此类生物，一种是进口（舶来），另一种是日本生产（和产）。[②]

然而，"进口"是一个模糊的表达，因为它没有具体说明虫草是从哪里进口的。19 世纪末和 20 世纪初，一些日本博物学家开始使用更具体的术语"漢産"或"支那産"来表示产于中国的虫草。[③] 显然，寻找"日本"虫草的尝试与对名称和实体之间新关系的思考不谋而合。在日本发现的类似生物也为昆虫-真菌的地理分布提供了新的发现。从中文术语"夏草冬虫"或"冬虫夏草"到日语术语"夏草冬虫"或"冬虫夏草"的转变（这两组术语的中文、日文写法一样），再加上其识别意义的扩展（包括日语语境中其他类型的昆虫-真菌标本），指出了同一单词的语义边界，并表明了中国虫草类别的日语化。这与艾尔曼对 19 世纪末以前中国

---

① 例见小野蘭山等『重修本草綱目啓蒙』第 28 册、菱屋吉兵衞、1844、17-20 頁；小田勢助「冬蟲夏草」『昆蟲世界』第 2 卷第 12 册、1898年、465 頁。

② 藤井咸齋『增補手板發蒙』山城屋佐兵衞、1823、347-348 頁。

③ 栗田萬次郎「續支那博物彙攷（承前）」『東京地學協會報告』第 11卷第 9 期、1889 年、29-32 頁；白井光太郎『植物妖異考』甲寅叢書刊行所、1914、156-158 頁。在 21 世纪初，日本学者奥泽康正使用广义作为冬虫夏草一词的补充，以消除歧义。奥沢康正「冬虫夏草（広義）渡来の歴史と薬物としての受容」『日本医史学雑誌』第 53 卷第 1 期、2007 年、178-179 頁。

医学在日本的适应和日本挪用中国思想、学术的分析是一致的。① 就像邦达将虫草与其他类似物种分在一组一样，分类的改变在一定程度上使虫草在异国他乡的存在变得正常了。

关于虫草的新认识

昆虫-真菌科学信息的引入，证明了欧洲的影响及 19 世纪日本对昆虫-真菌的多元化理解。即使在 19 世纪末，一些日本人仍然支持虫草的转化理论，一些人将该理论应用于本土的昆虫-真菌。② 自 19 世纪初开始，中国关于虫草的一些知识就成了批评的对象。博物学家增岛兰园在 1811 年出版的关于真菌的书中提到了这种生物。虽然增岛将虫草最初到达日本的时间错误地定在了宽政时代（1789—1801），这可能是因为他误解了多纪元简的说法，但他提供了对虫草外观的描述，并进一步将"草"与菌联系起来，并强调冬虫夏草的形成（仅仅是蝉上花朵中的一朵）绝对不是因为那极其荒谬的转化理论，而是由地下死虫身上真菌的生长引起的。尽管如此，增岛还是很重视中国关于虫草的医学知识，并建议不要把这些知识和错误的转化理论一起抛弃。这种对医学效用的关注，解释了他为什么要特别引用一份与之相关的清代病历。③

19 世纪末的一些日本植物学和昆虫学文章，有时也会让

---

① Benjamin A. Elman, 'Sinophiles and Sinophobes in Tokugawa Japan: Politics, Classicism, and Medicine During the Eighteenth Century', *East Asian Science, Technology and Society*, 2008, 2(1): 93-121.

② 例见梅野多喜藏・三谷有信『筑後地誌略』金文堂、1879、57 頁。

③ 增岛蘭園『菌史』第 5 册、1811、90-95 頁。

读者了解虫草和类似生物的真实性质。例如，在虫草及其转化研究的刺激下，当时在东京帝国大学（今东京大学）学习植物学的三好学 1888 年在《植物学杂志》上发表了一篇评论文章。[①] 他旨在帮助读者放弃对错误思想的信仰。在引用了小原桃洞的叙述后，他提到了一些中英文出版物，其中包括库克的真菌学专著。[②] 三好学将冬虫夏草视为一个准分类学的生物群，并列举了属于托鲁比亚属的九种真菌（鞘翅目，子囊菌科）。这篇文章说，已经发现了 25 种此类真菌生长的宿主，如绿叶蛾，宿主和真菌分布在世界各地。此论断一出，虫草不仅失去了神奇的转化能力，还失去了作为稀有真菌的价值。

几年后的 1894 年，当时在东京帝国大学学习植物学的安田笃报告了他对两种寄生真菌的鉴定。一种是 "Isaria arachnophila, Ditm."，生长在活盖蜘蛛上；另一种是 "Torrubia milita, Fr."，生长在鳞翅目的一些物种上。安田笃在日本发现了它们，通常称它们为冬虫夏草。安田笃文章的重点是对标本的宏观和微观描述，这些描述是为了支持他的鉴定。和三好学一样，他批评转化理论是一种谬论。安田笃用真菌学术语来描述它们的形态结构，如子座（子实体，stroma）、孢子（胞子，spore）、菌丝（菌丝，mycelium）和子

---

① 三好學「冬蟲夏草ノ辨」『植物学雑誌』第 2 卷第 13 期、1888 年、36-40 頁。

② 这本专著是《真菌：它们的性质、影响和用途》，在 1888 年之前该书已经出版了不同的版本。有关第 1 版的原始描述，请参阅 Mordecai C. Cooke, *Fungi: Their Nature, Influence, and Uses*, Miles J. Berkeley (ed.), London: Henry S. King, 1875, pp. 246-247。

囊孢子（八裂系，ascospore）。[1] 此外，他还用科、属、种等字来描述它们的分类等级。物种和分类层次的概念，以及显微镜观察在识别物种中的应用，无疑起源于现代欧洲生物学。在安田笃的文章中，这两个物种的标本形成过程是：真菌孢子感染地下宿主，在宿主体内发育成菌丝体，最终杀死宿主；在占据宿主尸体的内部后，菌丝体从宿主身体中生长出来，形成可见的子实体。安田笃对真菌形成的鉴定和理论解释，体现了东亚和欧洲自然观念的对立关系。特别是显微镜代表了洛兰·达斯顿和皮特·加里森所说的"机械客观性"的认知德性，使日本生物学家能够"看到"无法接近和看不见的自然领域。[2] 新科学仪器（如显微镜和望远镜）的力量，被现代欧洲人视为"他们的时代比古代优越的证据"，并有助于"即时而真实的观察"，也被视为日本现代科学的权威话语。[3]

　　和三好学、安田笃一样，在农业学校接受过训练的小田势助也在他关于本地昆虫-真菌多样性的文章中批评了旧的转化理论。这篇文章 1898 年发表在《昆虫世界》杂志上，

---

[1]　安田笃「螳螂ニ寄生スル冬虫夏草ニ就テ」『植物學雜誌』第 8 卷第 90 期、1894 年、337-304 頁；安田笃「「きさなぎたけ」（冬虫夏草ノ一種）」『植物學雜誌』第 8 卷第 92 期、1894 年、410-411 頁。安田笃 1895 年从东京帝国大学毕业。*Imperial University of Tōkyō: The Calendar*, Tokyo: Published by the University, 1898, p. 333. 英文术语"子座"和"子囊孢子"直接引自安田笃的文章。

[2]　Lorraine Daston and Peter Galison, *Objectivity*, pp. 115-190.

[3]　Albert Van Helden, 'The Birth of the Modern Scientific Instrument, 1550-1700', in John G. Burke (ed.), *The Uses of Science in the Age of Newton*, Berkeley: University of California Press, 1983, pp. 49-84, 65; Jennifer Tucker, *Nature Exposed: Photography as Eyewitness in Victorian Science*, Baltimore: The Johns Hopkins University Press, 2013, p. 187.

标题直截了当的就是"冬虫夏草"，内容简短而通俗，介绍了昆虫-真菌的生物学性质、分类归属和生长地，并对其形成进行了科学解释。[①] 相比之下，博物学家栗田万次郎在1889 年发表的一篇文章中，主要关注了在中国生长的虫草。但栗田也将其与类似的日本昆虫-真菌联系在一起，并仍将后者称为夏草冬虫。[②] 栗田第一次提到了虫草的真菌性质、作为著名中药材的身份和学名，这些都参考了约翰·林德利的《植物界》。然后，他分别引用了英、中、日三种本草文献中的相关记载。[③] 流行的转化理论没有受到栗田万次郎的直接批评，他似乎要避免对真实或谬误的知识进行评判，并且努力包容并汇集来自不同文化的知识。然而，他在文章开头引入的术语"Sphaeria Sinensis, Berk."和"真菌（菌属）"已经表明，在他鉴定虫草的自然特性时，优先参考了欧洲学术界的观点。随着时间的推移，日本学者越来越多地从事昆虫-真菌的科学研究。[④]

寻找、观察、鉴定和描述 19 世纪日本的虫草和类似生物的努力，是在中日自然文化之间互动及它们与欧洲博物学相遇的背景下进行的。东亚和欧洲对这种生物的性质和形成

① 小田勢助「冬蟲夏草」『昆蟲世界』第 2 卷第 12 册、1898 年、465 頁。关于小田的教育背景，见「第一回全国害虫驱除修业生姓名」『昆蟲世界』第 3 卷第 10 册、1899 年、397-399 頁。

② 栗田萬次郎「續支那博物彙攷（承前）」『東京地學協會報告』第 11卷第 9 期、1889 年、29-32 頁。

③ 这三部著作分别是师惟善《中国药物学和博物学新释》、赵学敏《本草纲目拾遗》和藤井咸斋『增補手板發蒙』。

④ 例见原攝祐「岐阜縣産蟲生菌及ビ其寄生菌ニ就テ」『植物学雑誌』第 28 卷第 332 期、1914 年、339-351 頁；今井三子「日本産土団子菌と菌生冬虫夏草」『植物分類・地理』第 13 卷、1943、75-83 頁。

的理解之间出现了分歧。欧洲科学之于东亚本土自然知识体系的优越性（部分是由明治政府建立的），促使日本出现了感知和研究自然物体的新模式，这可以从研究昆虫-真菌的新方法中看出来。显微镜，林奈的等级分类法、双名制命名法，以及化学和药理学的理论、方法在 19 世纪日本科学界的应用，体现了日本人对探索东亚药物或物种的态度发生了重大变化。一些欧洲作者重视的中国关于虫草的经验主义医学知识，在日本受到了相对积极的关注。这些知识并不是简单地与欧洲博物学相矛盾或证明自己与之兼容，而是为医学或药物科学研究提供了重要的参考。

* * *

　　随着虫草到达法国和英国，它作为一种跨类别的存在对一系列博物学家来说很有吸引力。许多学者开始在新兴的欧洲学术和科学网络的范围内解构这种"大自然的奇迹"或令人困惑的昆虫-真菌混合物。从 18 世纪初开始，虫草成为在欧洲第一种受到科学调查的昆虫生真菌，关于其种间转化的想法被批评为对奇迹或奇观这种落后的原始崇拜。在激发人们关于真菌与动物相互作用和自然分类新见解的同时，虫草实际上也转变为一个科学奇迹。这个奇迹由两个结合在一起但不可相互转化的物种组成。虫草-真菌性质和寄生机制的揭示，导致在 19 世纪出现了新的具体鉴定和分类范畴。同时，虫草的科学命名趋于稳定，有助于欧洲人将其在中国和欧洲自然分类中的地位联系起来。这是欧洲在全球范围内对物种进行客观编目计划的一部分。该计划与欧洲的本草企业进行了磋商，部分目的是对潜在有用的外来药物和相关知识的研究及采购。中国关于虫草的医学、地理和命名信息在欧洲的传播不均衡，所以没有造成明显的分歧。然而，19世纪末关于虫草顺势疗法的自我实验，在他们自己的理论框架内提出了新的医学理解。

毫无疑问，虫草的特殊性质引起了科学界和医学界的广泛关注，它在新世界中的表现证明了在充满活力的知识网络中产生的认识纠缠（epistemic entanglements）。科学知识和虫草在日本的传播，也使日本人对这一点的看法及对昆虫-真菌标本的好奇心发生了重大变化。在整个19世纪，虫草被认为是在日本和世界其他地方发现的昆虫-真菌之一。它也被重新发现，属于中医"蝉花"这个老的分类。中文对虫草的称呼进入了日语，其含义被扩展到包括其他类似的昆虫-真菌，这表明了共享词汇语义边界的灵活性。这一新学术在日本社会盛行，20世纪初开始传播到中国，并影响了现代中国人的自然观和本草观。

第四章　身不变，意不同

19世纪和20世纪初，由于一系列的中外条约，中国与欧洲、美国、日本及其他国家之间的物质交流和跨文化互动进一步加强。这些条约使中国进入了国际法体系，参与了全球权力关系的重构。西方对中国的看法、中国对西方的印象，都发生了重大的变化。[①] 现代科学经常在修辞学上使文明的刻板印象合理化。这个刻板印象是，西方是强大而开明的，而有着几千年历史的中国却是衰弱的和落后的。法国遣使会传教士古伯察（Evariste Régis Huc）曾在中国旅行，他声称中国人很难取得任何进步，他们在许多方面的颓废在很多年前就开始显现了，自然科学与他们的教育体系完全无关。古伯察认为，中国人所拥有的丰富知识，虽然珍贵但仍然分散，这些知识通过与欧洲的密切接触，可能会被保存下

---

① David M. Jones, *The Image of China in Western Social and Political Thought*, New York: Palgrave Macmillan, 2001, pp. 67-98; John S. Gregory, *The West and China Since 1500*, New York: Palgrave Macmillan, 2002, pp. 116-128; Jessie G. Lutz, ' China's View of the West, a Comparison of the Historical Geographies of Wei Yuan and Xu Jiyu', *Social Sciences and Missions*, 2012, 25(1-2): 35-52.

来，因而可以避免消亡，并有一天在现代科学的影响下得到发展。[①] 1897 年，在古伯察抵达北京大约三年后，法国医生马丁荣（Jean-Jacques Matignon）将中国描述为"循规蹈矩的天堂"，而中国人则是"肤浅的看客"，他们"并不比最原始的人类更先进"。对他来说，中医是"一门推测性的科学"，甚至"不如希波克拉底医学先进、智慧和科学"。[②] 这种声音在整个 19 世纪盛行，加强了与新认识论独特实践相一致的知识层次体系。

现代科学与中医本草学和博物学的相遇，在知识界引发了关于相同标本和药物的一种或另一种知识有效性的争论。这场争论一直持续到 21 世纪，现代科学方面的政治干预，从未在根本上自上而下地统一过核心学术和认识论问题。不出所料，虫草与科学倡导者、传统医生和其他群体的交叉，在中国现代社会自然知识的转变中留下了很多断裂和连续的痕迹。本章首先考察虫草的科学性事实在近代中国的传播和产生，这一过程涉及现代科学及其话语权在当地知识传统中的介入。然后，在中医生死存亡的背景下，考察对本土药材的新理解及其学术意义，特别关注陈存仁医生关于虫草的医学思想和对它的定性。科学实践及其言论破坏了中医药的合法性，但它们倾向于保留很多中药的经验知识，作为探索新的有效药物或药物替代品的宝贵来源。随着虫草以新、旧身份继续其社会生活，它参与了一种新的中药的研制，以追求

---

① Evariste Régis Huc, *L'Empire Chinois*（Tome 1），Paris: L'Imprimerie Impériale, 1854, pp. 300-301.

② Jean-Jacques Matignon, 'The Anatomy and Surgery of the Chinese', *Medical Record*, 1898, 53(13): 466-467, 466.

其科学性。

一 寻找科学的虫草

1858 年，上海的墨海书馆（London Mission Press）出版了《植物学》。这是第一本关于欧洲近代植物学的中文书，部分取材于英国植物学家约翰·林德利等人的著作。[①] 在该书的第二章中，以虫草作为动植物结合的例子（虫草被描述为从春夏的一片草叶转化为秋后的一条蠕虫），讨论了动植物的相对连续性。[②] 在那本书中，虫草的身份仍然徘徊在动物和植物之间，与真菌无关。在林德利的作品中，也找不到其转化的例证。到 19 世纪末，一些关于虫草的相对较新的信息已经传到中国，但由于预期的读者定位失误和语言障碍，这些信息没能在中国社会中广泛传播。1877 年，德国传教士欧德理（Ernest J. Eitel）在伦敦和香港出版了他的汉语词典。欧德理收录了"夏草冬虫"一词，并标注了其广东话发音"há ts'ò tung ch'ung"及其学名"Cordyceps Sinensis"。[③] 由于这部词典主要是为学习广东话和中国通用书面语的外国人编写的，欧德理提到的科学名称被同时代的中国学者忽视

---

① Alexander Wylie, *Memorials of Protestant Missionaries to the Chinese*, Shanghae: American Presbyterian Mission Press, 1867, p. 239; 中国植物学会编《中国植物学史》，科学出版社，1994，第 122—123 页。这本中国植物学图书包含了许多来自约翰·林德利出版物以外的信息。例见 Richard Owen, *On Parthenogenesis*, London: John Van Voorst, 1849, p. i; 韦廉臣等：《植物学》，上海：墨海书馆，1858，第 7 页。

② 韦廉臣等：《植物学》，第 4 页。

③ Ernest J. Eitel, *A Chinese Dictionary in the Cantonese Dialect*, London and Hong Kong: Trübner and Co., and Lane, Crawford & Co., 1877, p. 871.

了。在那之前，欧洲科学的新语言还没有对中文关于虫草的描述产生任何影响；而在日本，新语言有着相当的影响力。

认知的变化

大约从 20 世纪初开始，中文世界开始出现对以前虫草叙述的质疑。由于在甲午战争中战败，清朝中央和省级政府"在金融、科学、教育和工程等与现代化有关的主题上寻求日本方面的专业知识"，"对大多数中国人来说，日本的帝国主义还没有被视作一个忧患"。[①] 20 世纪，中国的教育经历了深刻的变革。正如艾尔曼所指出的，到 1905 年，"新成立的清朝学部坚定地支持以日本科学体系为基础的科学教育和教科书"。1897—1906 年，在上海出版的《农学报》是为中国人提供"日本式科学技术"的众多报刊和书籍之一。[②] 1900 年 8 月，日本汉学家藤田丰八在该杂志上发表了小田势助 1898 年发表的关于冬虫夏草的文章的中译本。[③] 这篇文章传达了关于日本昆虫–真菌的新自然知识，并批评了种间转化的旧观念，但没有涉及中国社会消费的虫草。翻译中的"冬虫夏草"一词，以及文章标题，并不是专门指"Sphaeria sinensis"，而是广义的"Sphaeria"属物种。[④] 乍一看，这样

---

① June T. Dreyer, *Middle Kingdom and Empire of the Rising Sun: Sino-Japanese Relations, Past and Present*, Oxford: Oxford University Press, 2016, p. 53.

② Benjamin A. Elman, *On Their Own Terms: Science in China, 1550–1900*, Cambridge, MA: Harvard University Press, 2005, pp. 412–414.

③ 小田势助：《冬虫夏草》，藤田丰八译，《农学报》第 114 册，1900 年，第 6—7 页。

④ 日文原文提到，冬虫夏草属于"スベィリァ"，这是属名"Sphaeria"的日语音译。然而，"Sphaeri sinensis"或"Cordyceps sinensis"不在日本分布，也不生长在蝉上。

的标题会让中国读者将文章与虫草联系起来，但阅读全文后会发现，这篇文章是对日本发现的昆虫-真菌的概括分析。

　　藤田在上海受雇于《农学报》的创始人罗振玉，为该杂志翻译日语资料。《农学报》在一场旨在实现中国农业现代化的社会运动的背景下创刊，内容强调中国传统农业知识、新的欧美和日本的农业科学和应用科学。[①] 藤田的翻译似乎偏离了该杂志的目的，在以下的两个翻译中，他重点关注了寄生昆虫和蟾蜍，它们都与作物保护高度相关。[②] 我们无法猜测藤田当时的意图，但他的新解释通过传播一些关于昆虫-真菌的科学事实，打破了人们对虫草神奇转化的幻想。他的翻译从一个叫中泽（Nakazawa）的人开始。中泽曾经在日本看到过两个标本。一个是从一只蝉的头上长出的两根茎，另一个则是从一种未知昆虫的背部长出的一根茎。然后，译文批判性地解释了冬虫夏草实际上是属于簷菌的一个不同物种；[③] 而茎实际上是由菌类（真菌）的种子发育而来，这些种子在秋天渗入或附着在地下昆虫的身体上，并从死去的昆虫尸体上吸收营养以供自身生长。显然，这里的"种子"指的是后来被鉴定为真菌孢子的物质。

---

① 章楷：《务农会、〈农学报〉、〈农学丛书〉及罗振玉其人》，《中国农史》1985 年第 1 期；Douglas R. Reynolds, *China, 1898-1912: TheXinzheng Revolution and Japan*, Cambridge, MA: Harvard University Press, 1993, pp. 115-116；李永芳：《藤田丰八：清末西方农学引进的先行者》，《社会科学》2012 年第 8 期。

② 《寄生虫保护器》，藤田丰八译，《农学报》第 114 册，1900 年，第 7 页；《记蟾蜍》，藤田丰八译，《农学报》第 114 册，1900 年，第 7—8 页。

③ "簷"这个词的结构与担子菌门中的"擔"几乎相同，见三好学『隐花植物大意』敬业社、1889、50 页。据推测，这里的簷菌指的是担子菌门，尽管虫草和其他类似的物种属于子囊菌门而不是担子菌门。

　　三年后的 1903 年，《农学报》发表了一篇名为《冬虫夏草说》的相对较长的译文，原文由日本植物学家伊藤笃太郎撰写。① 译文中首先说到了佛教僧侣河口慧海从西藏带到日本的十多个虫草标本，后来河口将它们赠送给了伊藤笃太郎。② 文章描述了这些标本的外观，将生命周期解释为真菌感染的不可逆过程，然后简要回顾了欧洲对该物种的研究历史。但伊藤进一步强调，全世界已经发现了 62 种这样的真菌。与小田或藤田一样，伊藤将冬虫夏草视为一组昆虫-真菌，而不是一个单一的物种，并声称在日本生长着类似的物种。除了虫草，河口还向伊藤介绍了在喜马拉雅采集的一些植物。③ 伊藤似乎对虫草更感兴趣，因为他专门写了一篇关于虫草的文章，还提供了河口的标本绘图。正如文章中所指出的，伊藤的意图是揭露旧的但却流行的关于虫草形成的错误理论。他做出了这样的解释后，关于虫草生命周期的科学理论已经变得清晰，人们就不应该再继续相信错误的理论。

　　一些认为中国缺乏科学的中国知识分子，也宣传了关于虫草的新知识。1905 年，一位名叫陈志群的译者在《女子世界》的科学专栏里发表了他翻译的日本植物学家三好学关

---

① 伊藤笃太郎：《冬虫夏草说》，《农学报》第 231 册，1903 年，第 4—8 页。

② 河口曾两次前往西藏，并于 1900—1902 年和 1914—1915 年在那里停留。关于他的两次旅行，请参阅河口慧海『西藏旅行記』；河口慧海『第二回チベット 旅行記』河口慧海の会、1966。这些虫草的标本一定是他第一次去西藏时采集的。

③ Itō Tokutarō, ' Notes on Some Himalayan Plants Collected by the Rev. Keikai Kawaguchi in 1902', *The Botanical Magazine*, 1903, 17(200): 157-159.

于植物园创建的论述。这份杂志致力于女性教育和女性权利。译文的主要内容概述了 19 世纪欧洲对有花、无花和无籽植物的分类，其中虫草被列为子囊菌门真菌的代表物种之一。在翻译的前言中，陈志群抱怨科学是中国最不存在的学科。他强烈批评中国本土植物知识的落后，并进一步突出中国只有观赏性花园，缺乏像西方那样用于植物科学研究的植物园。因此，陈志群建议无法上学的中国女性在家里创建植物园，并购买植物学书籍，以便与朋友一起研究植物。① 三年后，刘大绅明确地将"著名动物"虫草和类似生物的形成归因于真菌感染了昆虫，并写道：这种真菌的一个常见物种是"Isaria Aracknophila"。②

　　1913 年，一系列短文出现在《大同周报》的科学专栏。这些文章是亚波从东京帝国大学农学院寄来的，其中第一篇就是关于虫草的真相。③ 亚波驳斥了中国本草文献中关于虫草转化的观点，指出地下幼虫的真菌感染是虫草和金蝉花形成的原因，金蝉花现在被认为是另一种昆虫-真菌。为了加强这一科学解释的真实性，亚波推荐了显微镜，并鼓励对博物感兴趣的读者用显微镜进行观察。这一说法符合他关于普通观察是无用功的观点，而且赋予了显微镜观察权威性。20

① 三好学：《植物园构设法》，志群译，《女子世界》第 2 卷第 3 期，1905年，第 21—26 页；三好学：《植物园构设法》，志群译补，《女子世界》第 2 卷第 6 期，1905 年，第 31—46 页。关于该杂志的宗旨，见金松岑《女子世界发刊词》，《女子世界》第 1 卷第 1 期，1904 年，第 1—3 页。

② 刘大绅：《生物界动物篇》，北京：京华印书局，1908，第 50 页。"Isaria Aracknophila" 原文如此，没有中文翻译或解释。

③ 亚波：《冬虫夏草之真相》，《大同周报》第 2 期，1913 年，第 1 页。

世纪初，通过此类文本媒介，相关的新科学信息在日本、西方和中国文化之间跨越地理和语言的界限进行了传播，撒下了认知变化的种子。虫草的去神秘化违背了中国人的传统思维，与此同时引发了包括科学界在内的、不同领域团体的新兴趣。

对话虫草科学

民国时期，科学话语对中国知识分子的影响越来越大。著名学者胡适曾于 1910—1917 年在康奈尔大学和哥伦比亚大学学习。他在 1923 年写道："这三十年来，有一个名词在国内几乎做到了无上尊严的地位；无论懂与不懂的人，无论守旧和维新的人，都不敢公然对他表示轻视或戏侮的态度。那个名词就是'科学'。"此外，他指出，"科学"在全国范围内几乎得到了一致的赞赏。[1] 在这股"科学"风潮的影响下，正如胡适所强调的那样，围绕虫草的知识正在重建。

《辞源》（1915）是中国近代第一部综合性百科全书，其第 1 版"冬虫夏草"的条目中，只涉及了真菌、昆虫和寄生，完全忽略了中国近代以前的记载。[2] 这与编纂该书的主要原则之一相一致，即存在于自然物体和现象的概念化中的科学主义。[3] 该条目中的插图，显示了真菌从成熟的昆虫而不是幼虫中生长出来。这表明，条目中的冬虫夏草并非指中

---

① 胡适：《科学与人生观·序》，《科学与人生观》，上海：亚东图书馆，1923，第 2 页。

② 陆尔逵等编《辞源》，上海：商务印书馆，1915，第 302 页。

③ 王家熔：《〈辞源〉、〈辞海〉的开创性》，《辞书研究》2001 年第 4 期。

华虫草，而是指其他一些昆虫-真菌，这也反映了日本学术的影响。[①] 两年后，在一本关于清代趣闻的书中，与植物相关的内容出现了对冬虫夏草的相同文字描述。[②] 在其他地方，1924 年 4 月 4 日，一位作者在《申报》上评论说：过去中国人认为虫草是一种能够转化的神奇生物，但现在知道，它只是一种寄生的真菌-动物的结合体。[③] 正如这一评论所表明的那样，科学知识不仅提供了新的事实，而且使作者及许多其他面向现代的学者能够与过去（错误的知识）说再见。

然而，产生新事实的学术环境并不总是喜人的。1910—1920 年代，一些报刊上关于虫草的文章就缺乏科学性，如《通俗教育报》（上海）、《新民报》（上海）、《大公报》（天津）和《大世界》（上海）等。[④] 1924 年，画家朱凤竹在上海《红杂志》上发表了《不可思议之虫类》一文，在他从四川观察到虫草这一奇珍的基础上，积极推广了虫草的转化理论。朱凤竹认为，虫草超越了动植物的范畴，与蝙蝠这种跨越鸟兽界限的生物相比，虫草就不再显得那么不可思议了。为了引导读者接受他的观点，他自信地建议读者从药店购买样品，并用自己的眼睛进行观察。[⑤] 即使在 13 年后，上

---

① 该词条还说，受感染的昆虫包括蝼蛄，中华虫草实际上不会感染蝼蛄。

② 徐珂编《清稗类钞》，第 5947 页。

③ 理：《记捕虫草》，《申报》1924 年 4 月 4 日，第 8 版。

④ 《冬虫夏草》，《通俗教育报》第 1 期，1913 年，第 1 页；柴紫芳：《冬虫夏草》，《新民报》第 2 卷第 11 期，1915 年，第 33—34 页；青城子：《冬虫夏草》，天津《大公报》1925 年 6 月 20 日，第 6 版；月旦：《冬虫夏草》，《大世界》1926 年 7 月 31 日，第 2 版。

⑤ 朱凤竹：《不可思议之虫类》，《红杂志》第 2 卷第 34 期，1924 年，第 1—6 页。

海一家报纸上的简要描述也建议读者去药店亲眼看看虫草，感受它既不是植物也不是动物的神奇魅力。[1] 人们对虫草的看法是不同的，这是由于他们成长过程中认识论的假设不同。朱凤竹的观点基本上可以通过观察来验证，因为根据洛兰·达斯顿和皮特·加里森的说法，人们所看到的，在很大程度上取决于"主观自我希望看到什么"。[2] 此外，在寒冷的高山环境或实验室中连续一年或更长时间的实地观察，还是没能直接证实虫草生命周期的科学理论，这也有助于转化理论在中国社会的存在。

尽管如此，仍有许多中国人普及关于更科学地理解虫草的说法，不过这些人所信仰的观点又不尽相同。1914年，上海的一本中国博物学杂志的发刊号刊登了对虫草这种生物的简要科学描述，并补充了来自 18 世纪末作者李心衡的一些关于地理、形态、环境、医学和时间的信息。[3] 此处信息的融合，揭示了现代科学与当地自然知识之间的协调，它们并非绝对不可相容。1919 年，《昆明教育月刊》发表了一篇关于虫草分类、形态和形成的科学简报。[4] 作者是云南人，他推崇科学昌盛，并声称自己有志于研究云南物产的博物学。为了进一步了解虫草，他特意从一位同行的

① 泉：《冬虫夏草》，《上海报》1937 年 3 月 12 日，第 8 版。

② Lorraine Daston and Peter Galison, *Objectivity*, p. 34.

③ 吴冰心：《冬虫夏草》，《博物学杂志》第 1 期，1914 年，第 8 页。这篇文章在其他地方再版，见寒山《冬虫夏草》，《大公报》1923 年 9 月 3 日，第 10 版。

④ 张禄：《冬虫夏草之研究》，《昆明教育月刊》第 3 卷第 5 期，1919 年，第 116—117 页。还可参阅张禄《冬虫夏草之研究》，《博物学会杂志》第 3 期，1919 年，第 22—24 页。

医药商人那里买了几根虫草。有时，科学战胜神话也可能是乐事一桩。娱乐性报纸《新世界》就曾在 1922 年发表过一篇此类关于虫草的短文。[①] 同年，作家、学者郑振铎在上海创办了《儿童世界》周刊。正如他所宣布的，从第 3 卷第 1 期开始，该杂志除了发表文学文章，还会发表科普文章。[②]六年后，一篇关于虫草的图文并茂的科普文章出现在该刊小科学专栏。[③]

在进入主题之前，该文作者首先指出，关于蠕虫草转化和其他一些现象的流行说法（如从腐烂的草转化为萤火虫，或从变质的肉转化为蛆），都犯了灾难性的错误。为了让读者相信一个物种绝不可能变成另外一个物种，作者建议他们用网盖住一块肉，然后观察它变质后是否长出了蛆。不限于虫草，作者还广泛地谈论了昆虫-真菌，不过他仍然称之为冬虫夏草。然而，他列举的昆虫宿主仅包括蝼蛄、蝗虫和蝉，而虫草并不生长在这些昆虫身上。此外，配图中的虫草似乎也不太令人满意。图中的虫草与现实中常见的不太一样，但体现了想象力的再现和艺术的表现手法：图中的根基，尤其是与蠕虫头部相连的根基，有点太薄、太均匀；根基与蠕虫的长度之比（约 2∶1）似乎有些不寻常，这可能是为了便于排版；此外，根基和蠕虫几乎以整齐的直角交叉。尽管该文中冬虫夏草的概念代表了一个广泛的物种类别，但

① 丐鱼：《冬虫夏草》，《新世界》1922 年 2 月 1 日，第 2 版。

② 郑振铎：《第三卷的本志》，《儿童世界》第 2 卷第 13 期，1922 年，第 46—47 页。

③ 仁寿：《冬虫夏草》，《儿童世界》第 22 卷第 14 期，1928 年，第 33—36 页。

无论画的是虫草还是昆虫-真菌，这幅图都很难被视为一幅理想的图像。不过，这幅图同时出现在一本关于被误解的日常生物学的畅销书中。作者在书中辩称，长期以来被误解为由昆虫转化而来的虫草，实际上是由真菌寄生在一种昆虫上长出来的。[1]

消费者对虫草的持续需求加快了其从生产地区输出，从而促进了虫草与科学界的接触。到1930年代中期，虫草作为补品已经成为西藏东部和四川西部的主要产品，尽管价格很高，但仍然深受广东、福建、南京和上海富人们的青睐。根据海关的统计，1930、1931、1932年康定出口的虫草数量分别高达24941、13467、13267斤。[2] 曾在法国留学并得到官方资助的广东人潘敬，在1931年印制的笔记集中描述了三种著名的四川食品，其中之一就是虫草。关于虫草是一种美味的补品，他没有提出任何反对意见，进而根据当时最新的生物学研究又简要地补充了一些科学知识：虫草被鉴定为子囊菌门真菌；它寄生在幼虫身上，然后从幼虫身上发芽；其性质与酿造啤酒和葡萄酒的酵母（真菌）相同；它被科学地命名为虫草。[3] 潘敬查阅的科学信息很可能来自法国，因为他写下了法语术语"Ascomyceètes"。

对博物学兴趣浓厚的陆文郁，在天津的公共教育机构——

① 刘丕基：《人间误解的生物》，上海：商务印书馆，1928，第7—9页。

② 《西康出口虫草统计》，《康藏前锋》第2卷第8期，1935年，第72页。此处的1斤等于500克。

③ 潘敬：《樵山杂著》，1931，第131页。关于潘敬的生平和海外经历，请参阅 Di Lu, ' Buttocks, Science, and Emotions: The Pains of Modernity and the Mental Struggles of an Insignificant French-Trained Chinese Intellectual, 1900s-1930s', *Archiv Orientálnt*, 2020, 88(1): 95-132。

广智馆工作并兼任那里的画家，于1932年在该机构出版的周刊上发表了一篇关于虫草的笔记。[①] 陆文郁首先提到一个人，是他将从四川获得的这种奇特生物赠送给了广智馆，但陆文郁不接受其关于虫草奇特和稀有的描述。为了让读者了解一些常识，陆文郁写了这篇笔记，参考了松村任三的《植物名汇》和西村醉梦的《蝉的研究》，以及阿道夫·恩格勒的植物分类系统。[②] 除了虫草的分类归属和学名（Cordyceps sinensis Sacc.），陆文郁还介绍了其他几个属和科的真菌物种，并表示日本人也将某些类似物种称为冬虫夏草。最后，他提到了虫草在中国的医疗和烹饪用途，并进一步回忆了他哥哥在四川宴席上吃蒸虫草的经历，特别提到了刚由食品公司冠生园推出的虫草鸭食品。显然，陆文郁承认科学知识的权威性。然而和潘敬一样，他对科学的偏爱并没有使他批判虫草在食品和药物中的作用。相反，他记录了此类用途。

20世纪三四十年代，很多报刊文章体现了认知虫草的科学权威性。这些文章出现在《华北日报》（北京）、《小朋友》（上海）、《知识画报》（上海）、《国讯》（上海）、《华字晚报》（香港中文晚报）、《晶报》（上海）、《社会日报》（上海）、《时报》（北京）、《觉群周报》（上海）、《农之友》

① 陆文郁：《辛农见闻随笔》，《广智馆星期报》第154期，1932年，第4—6页。广智馆1925年1月在天津成立。刘翔：《天津广智馆的创建》，《博物院》2018年第3期。

② 陆文郁没有给出这些文献的具体版本。松村任三的『植物名彙』1884年首次出版，这本书1895年出版了修订版。西村醉梦的『蝉の研究』出版于1909年。

（上海）、《科学时代》（上海）及其他报刊上。^① 1930 年在上海出版的《中华百科辞典》将虫草与"Cordyceps sinensis"对应起来。^② 七年后，一本流行的昆虫学图书提到了虫草在中国作为药物的使用，并将其与蝉和其他昆虫联系在一起。^③ 1949 年，虫草的形成甚至成为日常生活中有趣的生物学话题之一。^④ 这些对虫草科学研究的重新发现，一定符合编辑或作家吸引读者新兴趣的考虑。在日本和西方的影响下，中国社会给虫草起的学名也经常是昆虫-真菌。相关的通俗科学知识的传播与围绕其生物学性质和形成的认知虽不统一，但结伴出现。尽管如此，科学的术语并没有延伸到虫草的可食用性、烹饪制备和药用特性等方面。对虫草的科学关注，也表明了当地食物、医学或物质文化对科学传播的影响。

① 旭君：《萤和冬虫草》，《华北日报》1931 年 9 月 5 日，第 11 版；《儿童植物园冬虫夏草究竟是甚么东西》，《小朋友》第 569 期，1933 年，第 39 页；《冬虫夏草》，《知识画报》第 4 期，1937 年，第 26—27 页；朱沛然：《冬虫夏草与毛燕》，《国讯》第 156 期，1937 年，第 100 页；白虹：《冬虫夏草》，《华字晚报》1937 年 3 月 22 日，第 3 版；栖椿：《冬虫夏草》，《晶报》1937 年 6 月 14 日，第 3 版；胡叔惠：《冬虫夏草》，《社会日报》1941 年 9 月 30 日，第 2 版；裴：《冬虫夏草》，《时报》1943 年 5 月 28 日，第 3 版；治人：《冬虫夏草：动物乎，植物乎》，《觉群周报》第 1 卷第 3 期，1946 年，第 9 页；竹均：《炎夏话虫草》，《农之友》第 10 期，1947 年，第 11—12 页；黄宗甄：《生活圈里：冬虫夏草、夏凉冬暖的井水、梅雨》，《科学时代》第 3 卷第 4 期，1948 年，第 37 页。
② 舒新城主编《中华百科辞典》，上海：中华书局，1930，第 175 页。
③ 陶秉珍：《昆虫漫话》，上海：开明书店，1937，第 63—64 页。
④ 冯志鹏：《趣味的生物问题》，上海：开明书店，1949，第 77 页。

二 邀请科学探究

中国对虫草的科学研究始于民国时期。这一时期的特点是，科学专业化和制度化的发展，以及科学民族主义的兴起。科学民族主义恰恰与通过科学来创造一个充满活力的现代中华民族的时代背景相违背。[①] 许多中外科学家为生物学和中国科学事业其他方面的空前发展做出了贡献。[②] 尽管目标受众不同，但他们的研究成果有助于提高人们的科学素养。

真菌学研究

地方记录本地真菌物种的生物学工作在中国始于 1910 年代末，通常与农作物病原体的研究有关。[③] 后来，中国生

[①] Zuoyue Wang, 'Saving China through Science: The Science Society of China, Scientific Nationalism, and Civil Society in Republican China', *Osiris*, 2002, 17(1): 291–322.

[②] 关于民国时期中国生物学的发展，可参阅 Laurence Schneider, *Biology and Revolution in Twentieth-Century China*, Lanham: Rowman & Littlefield Publishers, 2003, pp. 1–113; 罗桂环《中国近代生物学的发展》，中国科学技术出版社，2014; Lijing Jiang, 'Retouching the Past with Living Things: Indigenous Species, Tradition, and Biological Research in Republican China, 1918–1937', *Historical Studies in the Natural Sciences*, 2016, 46(2): 154–206; Li-Chuan Tai, 'Shanghai's Zikawei Museum (1868–1952): Jesuit Contributions to the Study of Natural History in China', *Asia Major*, 2017, 30 (1): 109–141。

[③] 例见章祖纯《北京附近发生最盛之植物病害调查表》，《农商部中央农事试验场成绩报告》第 3 期，1917 年，第 1—6 页。

物学家开始格外注意研究不同地区的真菌多样性。① 此类真菌多样性的区域调查，推进了 1930 年代分类真菌学的发展。邓叔群，福州人，是这一领域的开拓者。他 1923 年入读康奈尔大学农学院，1926 年起攻读植物病理学博士学位，两年后在没有完成博士学位论文的情况下回到了中国。② 1932年，时任中国文教基金会研究员、在南京中国科学社工作的邓叔群，报告了他在中国东南部地区发现的一些真菌，其中包括"冬虫夏草"［Cordyceps sinensis（Berk.）Sacc.］，这些是在 1928 年从四川一家药店购得的。有趣的是，他没有描述这些虫草的形态特征，而是说"这种真菌在中国被称为'冬虫夏草'，与本草有关"，"全国各地的药店中，这种真菌的主要供应来源显然是四川"。③ 在这些话的字里行间，隐藏着当地本草文化对邓叔群科学思想的影响。

　　尽管如此，邓叔群还是将这种虫草归入了肉座菌科（the family Hypocreaceae）。他给出的科学名称包括属的名称"Cordyceps"、特定称谓"sinensis"、基原异名命名人（basionym author）"Berk."，以及代表新组合权威性的"Sacc."。

---

① 例见胡先骕《浙江菌类采集杂记》，《科学》第 6 卷第 11 期，1921 年，第 1137—1143 页；胡先骕《江西菌类采集杂记》，《科学》第 8 卷第 3 期，1923 年，第 311—314 页；戴芳澜《江苏真菌名录》，《农学杂志》第 3 卷第 6 期，1927 年，第 1—13 页。

② 邓叔群：《自传》（约 1956 年），第 3-4 页，中国科学院微生物研究所藏；Di Lu, 'Recording Fungal Diversity in Republican China: Deng Shuqun's Research in the 1930s', *Archives of Natural History*, 2019, 46(1): 139-152。

③ Shu Chun Teng, 'Additional Fungi from Southwestern China', *Contributions from the Biological Laboratory of the Science Society of China: Botanical Series*, 1932, 8(1): 1-4, 1；程光胜编著《邓叔群传（1902—1970）》，2008，第 25—26 页。

在这里，所谓的科学名称是一个物种的双名制名称的同义词，这表明了拉丁语与科学性的联系。"Berk."和"Sacc."指的就是 Miles J. Berkeley 和 Pier A. Saccardo，他们都给虫草命名过。因此，新的生物科学显示了自身与欧洲科学家的历史联系，从而将其修辞上的权威纳入了欧洲传统。他的文章发表在英文版《中国科学社生物研究所植物部论文丛刊》（*Contributions from the Biological Laboratory of the Science Society of China：Botanical Series*）上，这有助于将他对虫草的发现传达给国际同行。

　　1931 年底前，邓叔群的研究在私立岭南大学、私立金陵大学、国立中央大学、中央农业实验所等机构进行。[①] 1934年，他在英文生物学杂志《国立中央研究院自然历史博物馆丛刊》（*Sinensia*）上又发表了一篇文章，文中记述了他对从药店购买的虫草和其他 41 种真菌的鉴定和描述。[②] 这次他制作了一幅子实体图片，并补充了其子座（stromata）、子囊壳和孢子的宏观和微观结构特征。图片没有显示任何微观结构，但黑白的点和线很好地呈现了子实体的立体外观。为了让观众对标本的实际尺寸有一个大概印象，邓叔群在图上加了一个比例尺。在他 1939 年出版的英文专著中引用了这篇文章。[③] 该专著共记录了 1400 余种真菌物种和变种，是第一部涵盖中国科学家自己检查和鉴定的所有已知本土真菌的真

① 邓叔群：《自传》，第 4—7 页。

② Shu Chun Teng, 'Notes on Hypocreales from China', *Sinensia*, 1934, 4(10)：269-298, 292, 297.

③ Shu Chun Teng, *A Contribution to Our Knowledge of the Higher Fungi of China*, [Chongqing?]: National Institute of Zoology & Botany, Academia Sinica, 1939, p. 41.

菌学专著。他在这本专著中对四川虫草进行了新的形态鉴定，但没有提及药店和本草。尽管抗战仍在继续，但这本专著还是穿越战火流传到了海外，成为他国际同行的可靠参考文献。[①] 战争还迫使邓叔群将 2000 多个中国真菌标本送往美国进行安全保管和科学研究，其中包括他 1939 年 7 月 1 日在四川九龙县采集的一个虫草标本，被送往他的母校康奈尔大学。[②]

1947 年，中央研究院植物研究所研究员裴鉴根据邓叔群1930 年代的工作，在科普杂志《科学世界》（上海）上发表了一篇介绍虫草和银耳科学知识的中文文章。[③] 用他自己的话来说，当中国人谈到适合所有人的滋补品时，几乎都会同时提到虫草和银耳。写到虫草时，裴鉴引用了清代赵学敏的药用记录，并参考了邓叔群的相关书籍，以及他自己掌握的知识。他还提供了新标本的绘图，与邓叔群的标本相比，这些标本还显示了解剖和微观结构，如横截面和子囊。奇怪的是，图中的比例尺是准确的，但在他的文字描述中，虫草不同部位的测量值都比实际情况大十倍。例如，子座的长度据

---

① 例见 John P. Chilton et al., *Fungi Reported on Species of Medicago, Melilotus, and Trifolium*, Washington: United States Government Printing Office, 1943, pp. 65, 142。

② John A. Stevenson, Letter to Herbert H. Whetzel, 21 June 1941, File of H. H. Whetzel Correspondence, Cornell Plant Pathology Herbarium; Kathie T. Hodge, 'Cornell's Fungi of China Collection Has Had an Interesting Journey', *Alumni Newsletter*, 2005, 48: 3. 邓叔群在康奈尔大学的虫草标本信息取自康奈尔植物病理标本馆保存的标本标签；CUP-CH-001650 是该植物标本馆标本的官方目录编号，由工作人员（非邓叔群）指定。

③ 裴鉴：《银耳和夏草冬虫》，《科学世界》第 16 卷第 3 期，1947 年，第 102—104 页。裴鉴 1931 年在斯坦福大学获得植物学博士学位。

说是 4—11 分米，而实际上应该是 4—11 厘米。不过，从科学图像制作的角度来看，裴鉴和邓叔群的绘图都提高了中国虫草形态表现的准确性。

值得注意的是，裴鉴和邓叔群在对当地草药和食物的科学关注方面有一些共同点。这支持了这样一种观点：通常来说，现代科学的全球化融入了基于当地文化和知识阶层的考量。[1] 进一步的证据，可以在中国作者撰写的最早的两篇真菌学文章中找到——1909 年王焕文对真菌茯苓的生物学和药物化学研究，以及 1914 年吴冰心关于银耳的生物学和实验栽培论文。[2] 两人文章的开头都介绍了这两种真菌在中国本草和饮食文化中的使用（他们二人好像也接受这种使用），这促使两人将它们与新的认识方式及术语和语言联系起来。这些术语和语言都是为现代科学中普遍存在的权力的修辞服务的。这里再次揭示了中国科学界在理解中药材物种方面的地方和全球协调。

化学和药理学研究

上述由王焕文在日本发表的真菌茯苓报告，通常被认为

---

[1] Fa-ti Fan, ' Redrawing the Map: Science in Twentieth-Century China', *Isis*, 2007, 98 (3): 524–538; Marwa S. Elshakry, ' Knowledge in Motion: The Cultural Politics of Modern Science Translations in Arabic', *Isis*, 2008, 99 (4): 701–730; Dhruv Raina, ' The Naturalization of Modern Science in South Asia: A Historical Overview of the Processes of Domestication and Globalization', in Jürgen Renn (ed.), *The Globalization of Knowledge in History*, Berlin: Max Planck Institute, 2012, pp. 305–322.

[2] 王焕文「茯苓の成分に就て」『藥學雜志』第 327 期、1909 年、461–472 頁；吴冰心：《滋养品白木耳之研究》，《博物学杂志》第 1 期，1914 年，第 48—51 页。

是第一篇由中国作者完成的药理学文章。① 在东京学习了几年药理学后，王焕文 1909 年回到中国。② 在日本和西方学习药理学、生物医学和化学等相关学科的中国留学生回国后，促进了中国在药物科学方面的研究。这类研究大多是在重新考察本土药物的基础上发展起来的。③ 虫草也启发了相关的化学或药物学研究，这些研究比茯苓、贝母及其他一些在中国长期使用的药用真菌和植物的研究出现得晚一些。④

　　1947 年，汤腾汉等人在《中国药学会会志》上报道了他们对虫草化学成分的初步分析。汤腾汉 1929 年在柏林大学完成了麻黄素生药学方向的研究。⑤ 十年后，他来到成都，在华西协和大学工作，直到 1946 年转到上海的另一所大学。⑥ 在那篇分析报告里，汤腾汉等人测定了真菌中的水、

① 陈新谦编著《中华药史纪年》，中国医药科技出版社，1994，第 224 页；郝近大：《第十届全国药学史本草学术研讨会论文综述》，《中国中医药信息杂志》2000 年第 11 期；吴晓明主编《中国药学教育史》，中国医药科技出版社，2016，第 260 页。

② 曹晖：《中国药学会创始人及首任会长：王焕文先生生平简略》，《中国药学杂志》2002 年第 5 期。

③ 陈新谦、张天禄编著《中国近代药学史》，人民卫生出版社，1992，第 120—137 页；邓铁涛、程之范主编《中国医学通史·近代卷》，人民卫生出版社，1999，第 453—455 页；赵际勋：《近代中药药理研究与传统中医药学》，《中华医史杂志》2012 年第 2 期。关于 20 世纪在日本学习药理学的中国学生，见医药学会《留学日本医药学校同人姓名调查录》，《医药学报》第 6 期，1907 年，第 1—4 页；牛亚华《清末留日医学生及其对中国近代医学事业的贡献》，《中国科技史料》2003 年第 3 期。

④ 刘寿山主编《中药研究文献摘要（1820—1961）》，科学出版社，1963，第 98—104、173—174、460—463、557—564 页。

⑤ Tang Tenghan, *Beiträge zur Pharmakognosie der Ephedrin-Drogen* (Doctoral Dissertation), Berlin: Paul Funk, 1929.

⑥ 苏熹：《药物化学家汤腾汉》，《中华医史杂志》2020 年第 1 期。

脂肪、粗蛋白、粗纤维、碳水化合物和灰分的含量，并研究了从脂肪中提取的针状晶体的物理和化学性质、水解蛋白中的氨基酸范围，以及饱和与不饱和脂肪酸的含量。[①] 他们没有进一步测试这些成分的生理学功能，但他们的成分分析可能有助于进一步探索用于医疗的生物活性化学物质。同年 5 月 9 日，在重庆、上海、宁波、香港等城市的一些报纸上，都出现了一则简明扼要的消息——郑藻杰正在进行从虫草中提取淡黄色抗生素晶体的研究。[②] 他当时是设在贵州安顺的陆军兽医学校的药理学家。[③] 但直到 1949 年中华人民共和国成立，他都没有发表过关于这种物质的正式科学报告。[④]

1948 年，陆军兽医学校校长杨守绅在《国防科学简报》上发表了对"虫草素"的初步研究。他推测，冬虫夏草一定产生了某种物质，抑制了特定微生物的生长，而这种微生物恰恰是幼虫发育所必需的。这一假设促使他进行了一些实验，最终从云南丽江产的虫草中提取了一种脂溶性淡黄色晶体。当时，被命名为虫草素的晶体在 96°C 下融化。此外，杨守绅还进行了体外实验，以确定其抗生素特性。结果表

① 汤腾汉等：《冬虫夏草（虫草）之初步研究》，《中国药学会会志》第 1 期，1947 年，第 1—4 页。

② 《冬虫夏草》，重庆《益世报》1947 年 5 月 9 日，第 2 版；《抗菌新药剂：冬虫夏草菌素》，上海《益世报》1947 年 5 月 9 日，第 2 版；《郑藻杰提研冬虫夏草菌素》，《时事公报》1947 年 5 月 9 日，第 2 版；《冬虫草：新效发现》，《华侨日报》1947 年 5 月 9 日，第 2 版。

③ 相关新闻提供了这些信息。有关郑藻杰的生平简介，见牛玺廷《长春市志·军事志》，吉林人民出版社，1999，第 741 页。

④ 关于这种抗生素的信息可以在郑藻杰 1950 年代出版的著作中找到。郑藻杰编著《兽医国药及处方》，畜牧兽医图书出版社，1957，第 142 页。

明，虫草素对链球菌、锤状伯克霍尔德菌、炭疽杆菌、多杀性巴氏杆菌和葡萄球菌表现出不同程度的耐药性。然后，他给两只兔子和一条狗注射了不同剂量的虫草素水溶液。注射剂未发生异常反应，初步证明了虫草素的无毒性。根据杨守绅的结论，这项研究关注的是马鼻疽的治疗。尽管存在某些不足，但研究结果提供了一些关于这种可能性的有趣信息；特别是虫草素的化学式尚未确定，也没有进行任何体内抗生素动物实验。[①] 考虑到马对人类生活多方面的重要性，杨守绅的研究实际上具有兽医和社会意义。

除了这些中国本土的活动，许多外国学者也为中国药理学及相关学科的发展做出了贡献，其中之一是英国药理学家伊博恩（Bernard E. Read）。他来到中国，并于 1909 年成为北京协和医学院的化学和药学讲师。[②] 在 1932 年转到上海雷士德医学研究院之前，伊博恩已经在研究中药的科学价值上花了很多精力。[③] 他还被选为中华民国第一部国家药典——《中华药典》（1930）的九名审查人之一，专门负责科学医学方面的内容。[④] 正如玛丽·布洛克（Mary Bullock）所说：

---

① 杨守绅：《冬虫夏草菌素（Cordycepin）之初步研究报告》，《国防科学简报》第 2 卷第 9 期，1948 年，第 711—717 页。文章中没有提供这种细菌的学名，是笔者添加的。

② 关于伊博恩的生平和出版物，见 Kurt L. Schwarz, ‘Bernard Emms Read, May 17, 1887–June 13, 1949’, *Journal of the History of Medicine and Allied Sciences*, 1950, 5 (2): 216–217; Hartmut Walravens, ‘Bernard Emms Read (1887–1949), a List of His Publications’, *Monumenta Serica*, 2012, 60 (1): 481–516。

③ 关于伊博恩对中国本草研究的简介，见范延妮《伦敦会传教士伊博恩在华中医药研究活动特征及影响》，《中医药导报》2019 年第 9 期。

④ 刘瑞恒：《中华药典》，南京：内政部卫生署，1930，第 i 页；刘瑞恒：《中华药典·序》，《医药学》第 9 期，1931 年，第 78 页。

"北京协和医学院的一些人一直积极评估中药的化学性质，也许在 1950 年之前，没有人比药学教授伊博恩对他们的理解贡献更大。"① 伊博恩最有名的出版物之一，是关于 16 世纪中医李时珍的代表作——《本草纲目》中所记载的药用植物。② 在这里，伊博恩所做的和他在其他地方不一样——不是翻译或解释古代文献，而是重建了对这些植物的现代知识。他主要是在当时丰富的欧洲、美国和亚洲二手文献的基础上，列出了它们的物种鉴定、中文名称、化学成分和生活环境。这些植物也以现代分类法来重新排列。1940 年，他发表了一篇关于昆虫在中国医学中的应用的文章。文中他提供了一张含有六个"非凡"药物，即"冬虫夏草"（Cordyceps sinensis）的标本照片，"这是一种寄生真菌，生长在广受欢迎的毛虫蝙蝠蛾（Hepiyalus virescens）上，可以作为结核病和黄疸患者的补药"。③

　　毫无疑问，现代药理学要在中国扎稳根基，必须要有中国人的参与。早在 1909 年，王焕文就写道：日本药理学家长井长义曾说，本国人对本国出产的天然产品进行（科学）研究是合理的。④ 上述及其他学术和教育机构，为这一层面的知识创新和传播提供了重要的舞台。在整个民国时期，不

---

① Mary B. Bullock, *An American Transplant: The Rockefeller Foundation and Peking Union Medical College*, Berkeley: University of California Press, 1980, pp. 223-224.

② Bernard E. Read, *Chinese Medicinal Plants from the Pen Ts'ao Kang Mu*, Beijing: Peking Natural History Bulletin, 1936.

③ Bernard E. Read, 'Insects used in Chinese Medicine', *Journal of the North China Branch of the Royal Asiatic Society*, 1940, 71: 22-32, 31.

④ 王焕文「茯苓の成分に就て」『藥學雜志』第 327 期、1909 年、472 頁。

乏专门研究科学医学的医学院，① 其中一些甚至是专门的药学学校。② 1936年，国立药学专科学校在南京成立，这是中国近代第一所也是唯一国立的此类学校。③ 孟目的被教育部任命为该校第一任校长。④ 孟目的曾就读于北京协和医学院，并于1920年代初在伦敦大学接受药物化学的培训，回国后1929年参与编纂《国家药典》，1948年当选为中国药学会会长。⑤ 在该校成立之前，中国药学会曾要求教育部设立一个独立的药学教育机构。⑥ 孟目的还向卫生部表达了他关于药学及相关教育和工业在经济、国防和人道主义方面重要性的

---

① 周邦道编《第一次中国教育年鉴》丙编，上海：开明书店，1934，第16、18、86、132、134、137、143—146页；陈东原编《第二次中国教育年鉴》第5编，上海：商务印书馆，1948，第89—99页。参照阮湘编《第一回中国年鉴》，上海：商务印书馆，1924，第1843—1848页；《全国职业大学校及专门学校一览》，《学生杂志》第12卷第8期，1925年，第126—128页；《中西医药》杂志社《全国中西医药学校调查报告》，《中西医药》第1卷第4期，1935年，第361—370页；《中西医药》杂志社《全国中西医药学校调查报告（续）》，《中西医药》第2卷第1期，1936年，第55—68页；《中西医药》杂志社《全国中西医药学校调查报告（续）》，《中西医药》第2卷第5期，1936年，第362—371页。

② 又村：《全国药学校课程调查表》，《药报》第46期，1935年，第73—75页；陈新谦、张天禄编著《中国近代药学史》，第102—111页。

③ 戴立春：《中国第一所独立高等药科学校：国立药学专科学校》，《中国药学杂志》1990年第12期。

④ 教育部：《教育部聘任书》，《教育部公报》第8卷第22期，1936年，第20页。

⑤ 黄宜等：《孟目的传略》，《中华医史杂志》2020年第3期。此外，还可参阅中国药学会编著《中国药学会史》，上海交通大学出版社，2008，第32—24、223—224页。

⑥ 中华民国药学会：《本会呈请教育部设立药学教育专门委员会文》，《中华药学杂志》第1卷第1期，1936年，第95—96页。

主张。① 由于抗战，1938 年国立药学专科学校西迁至重庆。抗战胜利后，教师和学生开始回迁南京。② 1947 年，新任校长孟心如为学校提出了四个任务。

> （一）探求我国特产药材之有效成分，提取、精炼、证定其生理及病理上之效用，介绍于全球医药界；（二）研究合成药物之仿制及发明；（三）刊行专门论文及通俗药学智识之丛书，以期提起国人对于药学之认识，及灌输一般常识于全国各界人士；（四）与世界著名药学机构取得联系，俾能互相沟通，求得切磋之功效。③

孟心如 1925 年在柏林获得化学博士学位。④ 实际上，他提出了重新发现中药的化学和生物医学方法。正如他所展

---

① 孟目的：《呈教育部长论药学之重要及药科药厂之亟宜筹设》，《中华药学杂志》第 1 卷第 1 期，1936 年，第 75—78 页。

② 教育部：《全国专科以上学校要览》，上海：商务印书馆，1942，第 329—338 页；陈东原编《第二次中国教育年鉴》第 5 编，第 257—258 页。

③ 孟心如：《药物科学之过去及国立药学专科学校之使命》，《药讯期刊》第 5 期，1947 年，第 4 页。孟心如 1946 年被任命为这所学校的校长，并担任这一职务直到第二年去世。中共南京市委党史工作办公室、南京市档案馆编《南京调查资料校注》，南京出版社，2019，第 863 页。

④ Hsin-Yü Mong, *Zur Kenntnis der Salze und Komplexverbindungen des Vierwertigen Vanadiums* (Doctoral Dissertation), Berlin: Friedrich-Wilhelms-Universität zu Berlin, 1925; Arthur Rosenheim and Hsin-Yü Mong, 'Über Salze und Komplexverbindungen des Vierwertigen Vanadiums', *Zeitschrift für Anorganische und Allgemeine Chemie*, 1925, 148 (1): 25 - 36. 关于孟心如的生平，见《国立药专校长孟心如病故》，《申报》1947 年 10 月 21 日，第 6 版；黄元裕主编《常州市志》第 3 册，中国社会科学出版社，1995，第 981 页。

望的，中药是全球药学事业的重要组成部分。孟心如对前沿研究和科学传播的重视，体现了他作为科学家和教育家的双重角色。当时，他领导的国立药学专科学校提供专业和职业培训，分别面向高中和初中毕业生。① 这所学校的建立和运营，反映了政府对药学和相关专业教育的支持。国立药学专科学校在解放战争中幸存下来，成为今天中国药科大学的前身。1950 年，学校更名为华东药学专科学校；1956年更名为南京药学院；1986 年，南京药学院与筹建中的南京中药学院合并，成立中国药科大学。② 从某种意义上说，国立药学专科学校至今仍然存在，并继续以自己的方式承担研究中药的使命。

总的来说，在 20 世纪上半叶，随着科学事业在中国的兴起，虫草与科学普及和新的科学努力纠缠在一起。从显微镜观察到化学和药理学分析，中国科学家对虫草的内部进行了更深入的研究，从而创造了超出本土经验知识范围的新知识。与此同时，在国家赞助的意义深远的科学现代化项目中，科学的修辞力量引发了围绕虫草生物学性质和形成的认知矛盾，同时引发了新旧认知之间的断裂。关于虫草的新研究表明，在科学实践中被物化的自然和由社会规范塑造的主观文化之间存在概念上的分歧。然而在现实中，科学努力往往多少会与文化或社会因素交织在一起，形成了布鲁诺·拉图尔

---

① 《国立药学专科学校概况》（1947），《中华民国史档案资料汇编》第 5 辑第 3 编教育，江苏古籍出版社，2000，第 307—309 页。

② 陈奇：《中国药科大学在南京成立》，《中国药学杂志》1987 年第 7 期，第 439 页；季啸风主编《中国高等学校变迁》，华东师范大学出版社，1992，第 530—534 页。

所说的"混合物"（hybrids）或"乱局"（imbroglios）。① 虫草的物质品质引起了科学界的关注，而现代科学也不一定与源自中国文化的相关经验知识相冲突。即便如此，在关于自然和文化的形而上学假设中，虫草仍然是被质疑的，并在与中国科学倡导者的互动中表现出一定的连续性，形成了新的自我。如下文将要说到的，科学界对虫草的祛魅并没有阻止它在中国社会长期被用作药物、补品或食品。

三 国内流通与消费

民国时期，中央政府颁布了一些法律法规和一部国家药典专门用于监管药品商人和药材。② 这些呼应了全球统一药物和配方标准的大趋势，③ 而制定法律法规和药典的内部动因则是国内混乱的药品生产、销售和使用。④ 然而，与西药

① Bruno Latour, *We Have Never Been Modern*, Catherine Porter（trans.），Cambridge, MA: Harvard University Press, 1993, pp. 1–3.

② 芦笛：《民国时期药商和普通药品管理法规的制定与推行》，《近代中国》第 27 辑，上海社会科学院出版社，2017。

③ Frederick B. Power, *The International Conference for the Unification of the Formulae of Potent Medicaments*, London: The Wellcome Chemical Research Laboratories, 1903; Anonymous, *International Agreement Revising the Agreement of 1906 Respecting the Unification of Pharmacopoeial Formulas for Potent Drugs*, London: His Majesty's Stationery Office, 1931; George Urdang, 'Pharmacopoeias as Witnesses of World History', *Journal of the History of Medicine and Allied Sciences*, 1946, 1(1): 46–70; George Urdang, 'The Development of Pharmacopoeias: A Review with Special Reference to the Pharmacopoeia Internationalis', *Bulletin of the World Health Organization*, 1951, 4(4): 577–603.

④ 卫生部：《呈行政院呈送管理药商规则草案请鉴核令遵文（八月六日）》，《卫生公报》第 9 期，1929 年，第 63 页；卫生部：《呈行政院呈送拟订管理成药规则草案请鉴核令遵由（九月三日）》，《卫生公报》第 10 期，1929 年，第 49—50 页。

相比，中药或旧药在不同程度上被相对边缘化或遭受不平等对待。[①] 尽管国民政府对中药的销售和使用施加了一定的法律限制，但在 1937 年抗战全面爆发前，由于药商的抵制和地方政府的失职等原因，理想和现实之间存在巨大的差距。战争期间，国民政府暂时放宽了限制，部分原因是药品短缺。[②] 与此同时，中共在与日军和国民政府的斗争中，鼓励同时使用本土和进口药物。[③] 在这些背景下，再加上传统的力量，中药的持续使用就有了保障。中医医生继续在他们的医疗实践中使用虫草。[④] 特别是许多药用材料，如虫草，可以用作食品或烹饪原料，因此它们的使用和销售就有可能规避政府对药物的监管。

如前所述，随着 20 世纪的开始，生长在今天青藏高原的虫草作为一种药用产品开始出现在地方志的简要记录里。

---

① 关于这 3 个术语的使用，见卫生部《管理药商规则》，《卫生公报》第 9 期，1929 年，第 59 页；于达望等《中华药典编纂经过》，《医药学》第 7 卷第 2 期，1930 年，第 34 页。

② 文庠：《移植与超越：民国中医医政》，中国中医药出版社，2007，第 102—108 页。

③ 杨立三：《第十八集团军野战后勤部杨立三部长在药品材料厂工作会议上的总结》（1941），何正清主编《刘邓大军卫生史料选编》，成都科技大学出版社，1991，第 27—30 页；金进编《中国人民解放军药材工作史》，总后勤部卫生部，1997，第 29—32、66—67、119、151 页；John R. Watt, *Saving Lives in Wartime China: How Medical Reformers Built Modern Healthcare Systems amid War and Epidemics, 1928 – 1945*, Leiden: Brill, 2013, pp. 77‒95。

④ 例见陆锦燧《景景医话》，沈洪瑞、梁秀清主编《中国历代名医医话大观》，山西科学技术出版社，1996，第 1382 页；丁甘仁《丁甘仁医案》，上海科学技术出版社，1960，第 106 页；秦伯未《谦斋膏方案》，《秦伯未膏方集》，张玉萍、鲍健欣点校，福建科学技术出版社，2007，第 43 页；祝谌予选注《祝选施今墨医案》，化学工业出版社，2010，第 46—47 页。

这表明当地越来越重视虫草的药用或商业价值。1913 年 9 月 9 日，英国探险家弗雷德里克·贝利（Frederick Bailey）穿越了西藏坎巴山口。他的笔记写道："在山口上，苦力们发现了头上长着寄生真菌中华虫草菌（Cordiceps sinensis）的毛虫（caterpillars）。"此外，他还回忆说："我以前在巴塘（四川西部）附近见过它们一次。这种寄生虫及其宿主的藏语描述性名称是 Yartsa Gumbu，意思是'夏草冬虫'。"① 1916—1917 年，英国驻打箭炉领事奥利弗·科尔斯（Oliver Coales）前往今西藏东部的昌都。② 正如他所观察到的，在从西藏出口到汉人市场的药品中，"最有趣的就是奇怪的虫草，一种大约 2 英寸长的毛毛虫干，毛毛虫被一种从其体中长出的一段大约相同长度的真菌给杀死了"。他补充说："虫草应该是对恢复虚弱的体质有极好的作用。"③

　　从地理位置上考虑，当这种来自西藏的物品向东运输时，它必须首先经过四川、云南、青海，它同时生长在四川、云南和青海的野外。1919 年的一项调查显示：当时虫草已经是青海玉树一种特殊的出口产品。许多人在那里采集虫草并与商人进行交易。这些采集活动甚至引发了当地官员的

---

① Frederick M. Bailey, *No Passport to Tibet*, London: Rupert Hart-Davis, 1957, p. 196. 另见 Henry T. Morshead, *Report on an Exploration on the North East Frontier, 1913*, Dehra Dun: Printed at the Office of the Trigonometrical Survey, 1914, p. 68。

② Oliver R. Coales, 'Eastern Tibet', *The Geographical Journal*, 1919, 53 (4): 228-249.

③ Oliver R. Coales, 'Economic Notes on Eastern Tibet', *The Geographical Journal*, 1919, 54 (4): 242-247, 244.

不满。据说，官员援引一位高僧的推断，由于挖掘虫草，地"脉"被切断了，许多牛群因此死亡。[①] 到 1930 年代中期，虫草仍然是玉树出产的药材或特产之一。[②] 毫无疑问，尽管当地的官员和商人之间的关系很紧张，但这种产品的贸易为玉树当地的经济做出了贡献。然而与西藏和青海相比，四川和云南是更为人所知的虫草的自然生长地。

交通部邮政总局在 1934—1936 年对中国邮政投递地区的产品进行了广泛的调查，从而获得了 1930 年代中期虫草的生产和全国传播的概况。随着这项调查的进行，1937 年出版了一本书，其序言表明，调查的目的是对现有的中国产品有一个大致的了解，以便于采购。调查的动因是，政府相信，土特产在全国市场上的繁荣有助于将陷入战争困境的国民经济从短缺和危机中解救出来，并同时改善邮政服务。[③] 事实上，那时中国的经济正在向资本主义发展。[④] 然而，当时中国的东北正处于日本的占领之下，而中共的发展经常让

---

① 周希武：《玉树调察记》，《中国方志丛书·西部地方》第 37 册，第 149—150、180 页。还可见周希武《玉树县志稿》，《中国西藏及甘青川滇藏区方志汇编》第 35 册，第 393、401 页。

② 邓承伟、基生兰：《西宁府续志》，《中国西藏及甘青川滇藏区方志汇编》第 34 册，第 145 页；黎小苏：《青海之经济概况》，《新亚细亚》第 8 卷第 1 期，1934 年，第 49 页；马鹤天：《甘青藏边区考察记》，上海：商务印书馆，1947，第 374—375、386—388 页。

③ 交通部邮政总局编辑《中国通邮地方物产志》，上海：商务印书馆，1937，第 5—8 页。

④ Kenneth S. Chan, 'The Late Qing Dynasty to the Early Republic of China: A Period of Great Institutional Transformation', in Gregory C. Chow and Dwight H. Perkins (eds.), *Routledge Handbook of the Chinese Economy*, London: Routledge, 2015, pp. 21-40.

国民党政府感到紧张。① 在这种背景下，产品的生产和消费具有特殊的意义。

虽然不包括今天西藏西部的少数地区，但该项调查表明，作为药材的虫草主要产于今天的四川省和云南省。② 懋功（四川）、康定（四川）和丽江（云南）产的虫草被视为具有代表性的地方产品，并被拍照保存，以进行调查。③ 总的来说，调查表明，这种药物向东流入汉口、上海、广东甚至香港。正如艾米丽·叶和昆咖·拉玛所说，虫草产区地理信息的重要性植根于"幼虫真菌复合体无法人工培养，这意味着这种非人类可控的属性决定了它在哪里可以被找到，在哪里无法被找到"这一说法。④ 1936 年，在一项对四川松潘、里番、茂县、汶川和懋功的社会调查报告中，作者抱怨了人工种植虫草的难度，同时指出那些地方出产这种药用产品。⑤

20 世纪三四十年代，各种其他来源的信息都证实了四川

---

① John K. Fairbank and Albert Feuerwerker (eds.), *The Cambridge History of China* (Vol. 13, Part 2), Cambridge: Cambridge University Press, 1986, pp. 99-116, 492-518; Immanuel C. Y. Hsü, *The Rise of Modern China*, Oxford: Oxford University Press, 2000, pp. 514-518, 553-563.

② 交通部邮政总局编辑《中国通邮地方物产志》，第 529—543、607、655—665、1089 页。在该次调查中，虫草被归入药用物质类别。交通部邮政总局编辑《中国通邮地方物产志》，第 1211—1212、1214 页。

③ 交通部邮政总局编辑《中国通邮地方物产志》，第 527、609、651 页。其他地方也有来自懋功的虫草的图片，见『新修支那省別全志』第 2 卷、東亜同文会、1941、383 頁。

④ Emily T. Yeh and Kunga T. Lama, 'Following the Caterpillar Fungus: Nature, Commodity Chains, and the Place of Tibet in China's Uneven Geographies', *Social & Cultural Geography*, 2013, 14(3): 318-340, 322.

⑤ 邓锡侯辑《四川松理懋茂汶屯区屯政纪要》，1936，第 133—139 页。

和云南在持续开采药用虫草，并表明虫草在上海、香港和其他地方的销售良好。[①] 例如，四川因其丰富的医药产品而备受赞誉，[②] 虫草是其主要的出口医药产品之一。[③] 1947 年，据报道，重庆的医药产品出口量和价格最近都有显著的增长，一些来自广东的商人甚至愿意比以前多花 140 万元来购买虫草。[④] 同年又有报道称，产于四川西部藏民居住区的虫草先是被聚集到康定、冠县，后又转到成都、重庆，后来在江苏、浙江、福建、广东、香港乃至东南亚等地卖出了高价。[⑤] 1948 年 11 月，昌都噶伦发布公告，其中一项就是要求开放山区。此前，当地喇嘛禁止开放山区。这一变化将允

---

① 例见李炳臣等《维西县志》，《中国地方志集成·云南府县志辑》第 83 册，凤凰出版社，2009，第 262、268 页；庄学本《羌戎考察记》，上海：良友图书印刷公司，1937，第 127—128 页；冯克书《理番县视察述要》，《中国稀见地方史料集成》第 43 册，第 239 页；髯《虫草》，《戍声周报》第 51 期，1937 年，第 16 页；大学生暑期边疆服务团《川西调查记》，《中国边疆社会调查报告集成》第 1 辑第 5 册，广西师范大学出版社，2010，第 494—495 页；龙云等《新纂云南通志》，第 108、126—129 页。

② 《四川考察报告书》，《中国边疆社会调查报告集成》第 1 辑第 5 册，第 59 页。

③ 吕平登编著《四川农村经济》，上海：商务印书馆，1936，第 313—314、319 页；四川省政府：《四川省概况》第 3 卷，四川省政府秘书处，1939，第 14—15 页；李寅恭：《四川林业副产之一斑》，《东方杂志》第 36 卷第 13 期，1939 年，第 41—42 页。

④ 联合征信所：《本市国药涨潮泛滥》，《征信新闻》第 646 期，1947 年，第 7 页。

⑤ 《冬虫夏草产在川康边区》，《大众夜报》1947 年 10 月 29 日，第 1 版；《冬虫夏草产销现状》，《时事新报晚刊》1947 年 10 月 29 日，第 1 版；《川康特产滋补品虫草产销概况》，上海《益世报》1947 年 10 月 30 日，第 2 版；《川康虫草产销概况》，《金融日报》1947 年 10 月 30 日，第 2 版。

许人们在那里收集虫草和其他天然产品。① 这一开放无疑将有助于采集虫草这种获利颇丰的东西，从而促进当地经济的增长。

医药产品在国内的流通和中国社会对医药产品的消费需求彼此促进，这种消费文化绝不局限于医疗保健。在很多情况下，医药产品和食品之间没有明显的界线，用于改善健康而不是治疗疾病的滋补品遍布全国，并在药店、药房、食品公司和餐馆出售。如前所述，在晚清中医医生使用虫草来治病的同时，商人也通过开发新产品来探索其商业价值。② 民国时期，虫草继续在苏州等国内外城市的药店里销售。③ 虫草的价值在中国商业之都——上海得到了极大开发。例如，食品公司冠生园曾在1925年元旦为其新的滋补食品冬虫草鸭做广告。④ 一些精明的餐馆老板也提供了使用虫草的滋补菜肴，如虫草乳鸽。⑤ 这些菜肴是巴多明在大约两个世纪前描述的虫草鸭组合的变体。一些美食家还积极向公众介绍这些菜肴的食谱。其中一人就在上海《长寿》杂志上推广了这样一种配方，并进一步提到了虫草的神奇转化及其功效的近

---

① 《昌都噶伦拉鲁告示消除藏康两族界限》，《申报》1948年11月23日，第2版。
② 例见留余堂主人《寄售虫草膏》，《申报》1881年12月19日，第6版；留余堂顾氏《参漆虫草膏》，《申报》1884年11月7日，第6版。
③ Curtis G. Lloyd and Nathaniel Gist Gee, ' Cordyceps sinensis, from N. Gist Gee, China', *Mycological Notes*, 1918, (54): 766-768；《徐重道国药总分号十家联合今天大减价》，《申报》1932年9月30日，第17版。
④ 冠生园：《新发明冬虫草鸭上市》，《申报》1925年1月1日，第19版。
⑤ 例见《南园酒家》，《申报》1928年11月16日，第21版；《味雅酒楼信丰鸡上市》，《申报》1929年9月21日，第16版；《燕华楼酒家之滋补炖品》，《申报》1929年11月1日，第25版。

代医学记录。① 即使到了 1946 年，最新版的上海旅游指南也将虫草炖鸭列为四川风味餐馆的著名滋补菜，据称只卖给熟客。②

虫草是如此有利可图和受欢迎，以至于一些投机商人在超出他们最初业务范围的情况下出售虫草。1928 年 1 月 4 日，上海一家银耳公司发布广告称，该公司不仅销售银耳，还销售虫草等药材和滋补品。③ 同年 9 月 23 日，上海的四川商店在关于银耳的广告中还提到了虫草和其他四川产品。④ 此外，该店还在关于银耳的广告手册中为虫草做广告。⑤ 康定和丽江 1930 年代中期的医药产品价格表显示，虫草比大多数药用植物和真菌都要贵，但比熊胆等药用动物产品便宜。大约在 1935 年，上海一家有名的药店以 52.8 元/斤的价格出售虫草，这大约是康定 6—9 元/斤的 8.8—5.9 倍。⑥ 1935 年在上海出售的一种普通大米的价格和虫草售价相比，真是一个地下一个天上，大米的售价为 0.066—0.085

---

① 沈希：《冬虫夏草煨鸭》，《长寿》第 144 期，1935 年，第 350 页。

② 冷省吾：《最新上海指南》，上海文化研究社，1946，第 107 页。

③ 《蜀通森银耳庄减价展期》，《申报》1928 年 1 月 4 日，第 21 版。

④ 《四川商店（一周纪念）银耳大减价》，《申报》1928 年 9 月 23 日，第 13 版。

⑤ 李勋甫：《银耳之研究》，上海：四川商店，1936，第 29 页；李勋甫：《银耳之研究》，上海：四川商店，1948，第 30 页。

⑥ 交通部邮政总局编辑《中国通邮地方物产志》，第 607、662 页；胡安邦编《实用药性辞典》，上海：中央书店，1935，第 40 页。目前尚不清楚这里的 1 斤是等于 596.8 克还是 500 克，因为作者没有说明他们是否使用公制度量衡。交通部邮政总局的调查人员还指出，不同地区使用的度量衡并不统一。交通部邮政总局编辑《中国通邮地方物产志》，第 9 页。

元/斤。①

　　高家龙（Sherman Cochran）认为，科学在中国现代消费文化中具有战略意义。② 然而，推广本土食品、药物或补品不一定会用到科学的力量。例如，对虫草的功效和转化能力的传统描述，就能为这种产品的消费提供动力。同时，即使有对其神奇转化的科学解释，似乎也不会损害其销量。在上海杂志《良友》的一期特刊中，特别是在关于战时中国西部新省西康的宣传中，简要地介绍了几种具有代表性的地方药材，虫草被描述为生长在高山上的"昆虫-草"和"最受欢迎的中国补品"。③ 虫草的经济与政治价值在民族主义和反帝国主义声浪下进行的国货运动中得到大幅提升。该运动充斥着消费国货有利于国家经济利益的宣传。④ 在这样的背景下，展览会成为推广民族产品的重要平台。1928 年 11 月 1 日至 1929 年 1 月 3 日，上海举办了当时中国最大的此类展览会。四川和云南的两位代表在会上将虫草宣传为当地最珍

---

① 中国科学院上海经济研究所、上海社会科学院经济研究所编《上海解放前后物价资料汇编（1921 年—1957 年）》，上海人民出版社，1958，第 217 页。一种普通品种的价格最初记录为 10.350—13.300 元/156 斤。根据这个信息，此处的 1 斤相当于 500 克。

② Sherman Cochran, *Chinese Medicine Men: Consumer Culture in China and Southeast Asia*, Cambridge, MA: Harvard University Press, 2006, pp. 109 - 115.

③ 《道地药材》第 157 期，1940 年，第 12 页。西康省成立于 1939 年元旦，大致是今天的西藏东部和四川西部。Alvin Barber and Norman D. Hanwell, ' The Emergence of China's Far West', *Far Eastern Survey*, 1939, 8(9): 99-106.

④ Karl Gerth, *China Made: Consumer Culture and the Creation of the Nation*, Cambridge, MA: Harvard University Press, 2003, pp. 125-202.

贵的药材之一。① 由于虫草的消费市场并不局限于中国，希望扩大海外市场的公司 1946 年在上海的国际贸易咨询所的周刊上为其虫草现货和期货做广告。②

虫草在社会传播和消费的同时，也丰富了中国人的精神生活。1899 年冬，上海求志书院出了几个考试题目，以评估学生在文学科目上的学习情况，其中一个题目要求学生为虫草写一篇颂词。③ 也许这个话题的灵感来自 18、19 世纪的相关诗歌。浙江文人沈曾植也在他的一首诗中提到虫草及其转化。④ 全面抗战爆发前夕，一位作家甚至用虫草作为笔名，讽刺国民党统治下汕头市内所谓的新生活。⑤ 也许这个笔名呼应了其对短暂的新生活的失望，而新生活很快就变成了以前的样子。全面抗战爆发后不久，另一位作者嘲笑了当时政府在饥荒期间的糟糕表现，并写道：尽管一些地区的草根早在春天就被饥饿的人们吃掉了，但虫草仍然可以在即将到来

---

① 董绍舒：《中华国货展览会：董绍舒之演辞》，《申报》1928 年 12 月 26 日，第 14 版；李奎安：《中华国货展览会报告：四川代表李奎安之报告》，《申报》1928 年 12 月 29 日，第 13 版。超过一万名受邀嘉宾和五万名游客参观了展览。洪振强：《1928 年中华国货展览会论述》，《华中师范大学学报》2006 年第 3 期。

② 国际贸易咨询所：《出口消息》，《进出口贸易消息》第 122 期，1946 年，第 1 页。

③ 《求志书院己亥冬季课题》，《申报》1899 年 12 月 27 日，第 3 版。该书院 1876 年在上海成立，1905 年停办。马学新等主编《上海文化源流辞典》，上海社会科学院出版社，1992，第 342 页。

④ 钱仲联校注《沈曾植集校注》，中华书局，2001，第 699 页。章梫在给沈曾植的回信中写了一首诗，也提到了虫草。沈曾植：《沈曾植集校注》，第 1239 页。

⑤ 冬虫夏草：《从北平到汕头》，《燕大周刊》第 7 卷第 13 期，1936 年，第 10—13 页。

的夏天长出草来供他们食用；然而，这种生物的价格太高
了，很难成为三千万饥民的救星。① 对于中国医生来说，虫
草不仅是一种药物。在那个急剧变化的年代，他们对中医药
的前景深感担忧。不幸的是，虫草也在这个令人担忧的前景
之中。

四　吸引医学改革的聚光灯

药用虫草的生产和消费动态，表明了本土医学文化的
社会影响。与此同时，现代科学与中药被国有化的遭遇和
质疑，使中医医生和科学家或代表新科学医学的医生对药
物的兴趣越来越大。有人支持他们所理解的西方医学或科
学医学，也有人提议废除过时的中医，② 还有人建议把中医
学和科学医学结合起来，③ 或废除中医但保留中药的使用。④
在某些情况下，这种不同医学观点背后的原因至少部分源
于个人或其家庭成员的医疗经历。例如，儒家学者俞樾因
其妻儿的疾病和死亡，就为废除中医火上浇油。⑤ 尽管中

---

① 胡明树：《荒年备忘录》，《国民》新 5 期，1946 年，第 28—30 页。

② 汪维真：《清人吴汝纶医学观的转变及原因分析》，《安徽史学》2006
年第 2 期；冯尔康：《晚清学者吴汝纶的西医观——兼论文化反思的方
法论》，《天津社会科学》2007 年第 3 期。

③ 田峰、王咪咪：《从"洋务运动"到"中西医汇通"》，《中医文献杂
志》2007 年第 1 期。

④ 郝先中：《俞樾"废医存药"论及其历史影响》，《中医文献杂志》
2004 年第 3 期。

⑤ 赵洪钧编著《近代中西医论争史》，安徽科学技术出版社，1989，第
52—54 页；刘泽生：《俞樾废止中医思想根源探索》，《中华医史杂志》
2001 年第 3 期；章原：《俞樾废中医之谜》，《读书》2014 年第 2 期。

医为其父提供了一些治疗，但著名作家鲁迅对中医的反对还是与他年轻时父亲的去世有着密切的关系。[1] 这种对立在他的短篇小说集《呐喊》的自序中很明显，部分体现了他在追求革命的过程中反对中国封建主义。[2]

面对科学医学的宣传和竞争，中医学及其支持者正在寻求应对策略和自我转变。融合两种医疗体系逐渐演变成一种在中医界有影响力的意识。在这方面，历史学者经常援引李鸿章在1890年提出的观点，即中西医汇通。[3] 中医唐宗海撰写的一套医书的书名直接表达了"中西医汇通"的理念。[4] 他是最早在知识生产过程中采取汇通方法的中医医生之一。[5] 汇通学派的医生基本上既重视中医，又认识到科学医学具有一些优点，可以补充中医，使其更合理。不过在实践中，他

---

[1] 皮国立：《医疗与近代社会：试析鲁迅的反中医情结》，《中国社会历史评论》第13卷，天津古籍出版社，2012。鲁迅的儿子回忆说，家里也用过中药，鲁迅也不是绝对反对用中药。许广平：《追忆萧红》，张毓茂、阎志宏编《萧红文集》第3卷，安徽文艺出版社，1997，第375—382、379—380页；周海婴：《鲁迅与我七十年》，南海出版公司，2001，第247—278页；周海婴：《鲁迅并不反对中医》，《知识就是力量》2008年第5期，第12页。

[2] 鲁迅：《呐喊》，《鲁迅全集》第1卷，人民文学出版社，1973，第269—462、269—270页。

[3] Volker Scheid, *Currents of Tradition in Chinese Medicine, 1626-2006*, p. 204. 参照李鸿章《万国药方序》，洪士提反：《万国药方》，上海：美华书馆，1890，第11—14页；李鸿章《敬录李少荃伯相万国药方序》，《万国公报》第2卷第23期，1890年，第24—25页。有观点认为，徐寿早于李鸿章提出中西医汇通的思想。吴文清：《徐寿与"中西医汇通"主张的由来》，《中华医史杂志》2001年第4期。

[4] 唐宗海：《中西汇通医书五种》，上海：千顷堂书局，1892。

[5] 张燕洁：《清代中医丛书研究》，硕士学位论文，中国中医科学院，2009，第49—55页。

们缺乏统一的规范操作。① 随着这股学术思潮的发展，尤其是在上海，② 20 世纪初出现了一个有点激进的中医科学化的主张并流行起来，这使本草学成为人们关注的焦点。丁福保开创了这一适应中医方法论的传播先河。③ 虫草是如何被对待的，反映了中药的重塑及其与中医（理论）的关系。

日益重要的本草

1899 年，由于自身健康问题，丁福保开始大量购买和阅读中西医学书籍，④ 不过他获得的新医学知识实际上来自日本。⑤ 在 1909 年定稿的《化学实验新本草》一书的序言中，丁福保提到了中国的西医及其对中药材的蔑视。他强调：

> 吾国之医虽退化至于极点，而药物未尝不可用。……盖东西洋之药物学家以化学分析其成分而实验之，故能穷源竟委，力辟流传虚妄之习。而吾国业医者，苟由是

① 王振瑞：《"中西医结合"与"中西医汇通"的本质区别》，《中华医史杂志》2002 年第 2 期。例见唐宗海《本草问答》，王咪咪、李林主编《唐容川医学全书》，第 533—534 页；张锡纯《医学衷中参西录》，王云凯等校点，河北科学技术出版社，1985，第 174—181 页。

② 毕丽娟等：《近代上海中西医汇通运动的发展及其意义》，《中国中医药图书情报杂志》2014 年第 5 期。

③ 赵洪钧编著《近代中西医论争史》，第 177—180 页；Bridie Andrews, 'Ding Fubao and the Morals of Medical Modernization', *East Asian Science, Technology, and Medicine*, 2015, 42: 7-37。

④ 丁福保：《卫生学问答》，无锡：畴隐庐，1901，第 4 页；丁福保：《畴隐居士自订年谱》，《北京图书馆藏珍本年谱丛刊》第 197 册，第 55—188、76—77 页。

⑤ 丁福保：《畴隐居士七十自叙》，《稀见上海史志资料丛书》第 3 册，上海书店出版社，2012，第 497 页。

而治病，由是而上合古方，必有中西汇通之一日。①

　　尽管总体上丁福保对中医感到失望，但他还是把希望寄托在中药上，不过他认为中药必须脱离中医理论和其他谬误的观念，与化学分析和药理实验相结合才行。这本书的翻译来源于日本的相关文献，一定是那些日本文献激发了他对这种新型本草的信心。② 事实上，丁福保自己就生产了两种补血化痰的中药，并在 1910 年南京举办的南洋工业博览会上获得了一等奖。③ 但目前尚不清楚这些药是否按照了他建议的程序生产。丁福保在晚年肯定了中医实证医学知识和药材的价值，但他 1909 年对日本明治维新时期医疗改革的考察，④ 强化了他对中医的批判态度。

　　　　详细调查国医最大之缺点，在于无解剖学、生理学、组织学、胎生学、细菌学、病理学等基础医学之智识，又无传染病及内科学等之世界新智识。故政府开医学大会或国际开防疫大会等，国医皆不克列席。甚至与

① 丁福保：《新本草序》，《医学世界》第 13 期，1909 年。也可见丁福保《化学实验新本草》，上海：文明书局，1912，第 1—2 页；丁福保《二十世纪新本草序》，《医学世界》第 7 期，1908 年。

② 在书中，丁福保没有提及他查阅的原始文献。但版权页显示，这本书是由他翻译和编辑的。真柳诚认为这本书是从日本生药学文献翻译而来。真柳誠「日韓越の医学と中国医書」『日本医史学雑誌』第 56 巻第 2 号、2010 年、151—159 頁。

③ 丁福保：《畴隐居士自订年谱》，《北京图书馆藏珍本年谱丛刊》第 197 册，第 94 页。

④ 关于他在日本的游历，见丁福保《畴隐居士自订年谱》，《北京图书馆藏珍本年谱丛刊》第 197 册，第 90—93 页；丁福保《畴隐居士学术史》，上海：诂林精舍出版部，1949，第 167—189 页。

西医在病家会诊，凡论说病原、症候、病理等，皆不合于科学之原则，而且昧于各国医学日新之趋势。[①]

丁福保对中医的批判，表明在医学领域，他倡导现代科学的认识论。他重视中医学的实证知识和有效药材，因为它们应该是通过了科学方法得到真实的验证，甚至重新发现，从而为中西医学增添了新的知识。20世纪二三十年代，中医科学化的思想越来越流行。[②] 与此同时，尤其是当一些接受过科学医学或生物医学培训的人在积极反思现代科学与中医之间关系的情况下，本草学就变得更加重要。余云岫曾赴日本学习科学医学，1916年在上海开始其医学生涯，1920年发表了两篇关于中医学的批评性文章。在文章中，他建议将丰富的用药经验知识与植根于阴阳、五行等谬误学说的医学理论相分离。此外，他还呼吁中药的科学研究应遵循西方药理学的方法，采用科学的方法来确定药物的作用。正如他所建议的，第一步就是通过咨询老中医或有价值的经方来选择一些目标药物。他选择的是附子。[③] 三年后，他明确制定了

① 丁福保：《畴隐居士自传》，上海：诂林精舍出版部，1948，第18—19页。

② 何霜梅：《中国药物学史纲》，上海：中医书局，1930，第85—97页；顾植山、李荣：《近代医学史上的"中医科学化"运动》，《南京中医学院学报》1989年第2期；刘卫东：《20世纪30年代"中医科学化"思潮论析》，《齐鲁学刊》2008年第2期；李秉奎：《民国医界"国医科学化"论争》，《历史研究》2017年第2期。

③ 余云岫：《科学的国产药物研究之第一步》，《学艺》第2卷第4期，1920年；余云岫：《科学的国产药物研究之第一步（续前）》，《学艺》第2卷第5期，1920年。关于余云岫的生平，见中华医学会上海分会医史学会《余云岫先生传略和年谱》，《中华医史杂志》1954年第2期，第81页。

一个完整的三步程序。除了上述第一步，其他两步是动物实验和化学分析。①

余云岫批判所用之词，反映了他对中医的三重划分："理论、中药和经验。"② 雷祥麟指出，余云岫受日本重视实践和实证知识而非理论框架的"古方派"影响，借鉴了经验的概念，重新组合了中医的经验。受日本药学的启发，在现代东亚"将中药作为有前途的科学研究对象"的背景下，他还"积极推动中药研究"。③ 尽管经验为探索新的有效药物提供了宝贵的参考，但它并不等于客观真实的知识，必须通过化学和生物医学分析来将其客观化。尽管方法发生了变化，但鉴于余云岫对本土经验知识的重大依赖，他研究中药的程序不能简单地被视为一种范式转变。与丁福保相比，余云岫主张废除中医而不是科学化中医，并因此成为 1929 年游说政府废除中医的关键人物。④ 然而，余云岫和丁福保在中医药的划分、对药材的重视等方面有一定的相似之处。

现代科学与中医理论之间的对立关系，以及对中医本草

① 余云岫：《研究国产药物刍议》，《同德医药学》第 5 卷第 5 期，1923 年。也可见余云岫《研究国产药物刍议》，《医药学》第 3 卷第 5 期，1926 年；余云岫《研究国产药物刍议》，上海医师公会编辑《新医与社会汇刊》第 1 集，1928。

② Sean Hsiang-Lin Lei, *Neither Donkey nor Horse*, p. 94.

③ Sean Hsiang-Lin Lei, *Neither Donkey nor Horse*, pp. 92 - 95. 也可见 Sean Hsiang-Lin Lei, 'How Did Chinese Medicine Become Experiential? The Political Epistemology of *Jingyan*', *Positions*, 2002, 10(2): 333 - 364。

④ 余岩：《废止旧医以扫除医事卫生之障碍案》，全国医药总会：《全国医药团体代表大会特刊》，1929；余云岫：《医学革命的过去工作现在形势和未来的策略》，《中华医学杂志》第 20 卷第 1 期，1934 年。也可见郝先中《废止中医派的领袖：余云岫其人其事》，《自然辩证法通讯》2004 年第 6 期。

的科学兴趣，一起为中西医汇通派指明了一个潜在的、更可行的方向。陈存仁就是这样一位医生，他发现自己与余云岫废除中医的建议直接冲突，不过他也提倡对中药材进行科学研究。陈存仁承认丁福保是他的老师，并认识到科学化的重要性。1929 年，他与全国四位中医代表一起前往南京，抗议政府对中医的压制。[①] 此外，陈存仁的医学思想和知识实践在一定程度上反映在他使用虫草的治疗中，从而为了解汇通派医生如何具体科学化中药以振兴中医提供了一个重要窗口。

以辞典形式改革的中医本草

陈存仁出生于上海一个经营丝绸和布料生意的商人家庭。[②] 中学毕业后，他进入上海南洋医科大学学习西医。经过一年的本科学习，在暑假期间，他患上了困扰西医的伤寒，但最终被著名的孟河医派医生丁甘仁治愈。这一事件让他终止了在南洋医科大学的学习，并于 1923 年进入上海中医专门学校。4 年后，陈存仁毕业。[③]

上海中医专门学校是由丁甘仁等中医医生自筹经费 1916

---

① Bridie Andrews, *The Making of Modern Chinese Medicine, 1850-1960*, pp. 138-139; 中华中医药学会编《中国中医药学史》，中国科学技术出版社，2014，第 193 页。

② 张汝伟：《介绍国大候选人陈存仁君小史》，《现代医药杂志》第 2 卷第 23、24 期合刊，1947 年，第 47 页；陈存仁：《银元时代生活史》，上海人民出版社，2000，第 5 页。

③ 陈存仁：《银元时代生活史》，第 15—16、60 页；杨杏林：《医林怪杰陈存仁》，《中医文献杂志》1995 年第 3 期；《名医摇篮：上海中医学院（上海中医专门学校）校史》，上海中医药大学出版社，1998，第 145 页。

年开办的教育机构。① 虽然这所学校不是最早的新式中医学校，但它对中医教育产生了深远的影响。② 丁甘仁和他的同事强调教育在中医药未来发展中的作用，同时意识到西方医学教育正在中国兴起。然而，他们并没有盲目拒绝或诋毁西方医学，而是认为中西医这两种医学体系各有优点和局限。他们表示，医学是一门人道主义艺术，无论其起源如何，人们都应该学习良好的医学知识。有了这个想法之后，他们计划聘请一位精通西医尤其是解剖学的中国人。③ 在学校最初开设的课程中，就已经涉及了一些西方医学专业知识，不过比例很低。④ 从陈存仁在这两所学校接受的教育来看，即使后来他开始其中医生涯，但也不能认为他不懂西医。⑤

在 1949 年从上海移居香港之前，⑥ 陈存仁逐渐在上海中

---

① 杨杏林、楼绍来：《有关上海中医专门学校创立的考证说明》，《中华医史杂志》1998 年第 4 期，第 225 页。

② 有学者认为第一所新式中医学校创建于 1885 年。林乾良：《我国近代早期的中医学校》，《中华医史杂志》1980 年第 2 期；吴丹彤：《我国近代第一所新型中医学堂兴衰原因初探》，《自然辩证法研究》2011 年第 11 期。

③ 丁甘仁等：《呈各部文》，《绍兴医药学报》第 6 卷第 2 期，1916 年；内务部：《内务部批准政事堂交丁泽周等禀请开设中医学校》，《绍兴医药学报》第 6 卷第 2 期，1916 年；丁甘仁等：《为筹设上海中医学校呈大总统文》，《中西医药》第 3 卷第 6 期，1937 年。

④ 《名医摇篮：上海中医学院（上海中医专门学校）校史》，第 10—12、27 页。

⑤ 陈存仁：《银元时代生活史》，第 51、56—57、76—77 页；陈存仁：《我的医务生涯》，广西师范大学出版社，2007，第 7—8 页。

⑥ 陈存仁：《银元时代生活史》，第 201、208 页。也可见邓玉海、朱生樑《陈存仁早期（1949 年前）医事活动初考》，《中医文献杂志》2016 年第 4 期。陈存仁在其他地方也提到他在 1948 年搬到香港。陈存仁：《银元时代生活史》，第 261 页；陈存仁：《我的医务生涯》，第 131 页。

医界崭露头角。1947 年，陈存仁在竞选国民大会代表时表示，他一直致力于为中医界服务，努力提高中医的地位，谋求中医的进步。① 陈存仁当时所做的相关工作包括编纂 1935 年在上海出版的巨著《中国药学大辞典》。雷祥麟称赞这项工作是用科学方法重组中医"最突出的例子"。② 了解了虫草词条中的信息是如何组织的，我们就能更深入地观察该辞典中所体现的学术和方法论转变。当时在日本的影响下，中文术语"辞典"的意义也从一个文学辞藻变为一本工具书。③ 尽管汉语辞典通常被认为起源于古代文献《尔雅》，④ 但它们的来源、目的及知识的分类和组织在近代受到日本和西方的影响，发生了重大变化，同时与中国古代的写作传统相差甚远。⑤ 从这个意义上说，陈存仁的这部辞典实际上提供了一种新的中医本草的表现形式。

---

① 陈存仁：《陈存仁之竞选宣言》，《中医药情报》第 6 期，1947 年，第 8 页。另见《中医师选举国大代表陈存仁已由上海签署推出》，《中医药情报》第 5 期，1947 年，第 2 页。

② Sean Hsiang-Lin Lei, ' From *Changshan* to a New Anti-Malarial Drug: Re-Net-working Chinese Drugs and Excluding Traditional Doctors', p. 331.

③ 《辞源》，商务印书馆，1998，第 3042 页；潘钧：《日本辞书研究》，上海人民出版社，2008，第 1—12 页；黄河清编著《近现代辞源》，上海辞书出版社，2010，第 112 页。

④ 雍和明：《关于中国辞典史研究的思考》，《辞书研究》2004 年第 2 期；Hongyuan Dong, *A History of the Chinese Language*, London: Routledge, 2014, p. 35。

⑤ 钟少华：《人类知识的新工具——中日近代百科全书研究》，北京图书馆出版社，1996，第 49—87 页；潘钧：《日本辞书研究》，第 249—256 页；Milena Doleželová-Velingerová and Rudolf G. Wagner, ' Chinese Ency-clopaedias of New Global Knowledge (1870 – 1930): Changing Ways of Thought', in Milena Doleželová-Velingerová and Rudolf G. Wagner (eds.), *Chinese Encyclopaedias of New Global Knowledge (1870 – 1930): Changing Ways of Thought*, Berlin: Springer, 2014, pp. 1–27。

　　1921 年，时任上海中医专门学校校长的谢观出版了第一部现代中医综合辞典。[①] 谢观强烈推崇辞典这种形式，他认为辞典是简化复杂性和提供基本信息最适当的工具。[②] 谢观编纂的辞典不仅涉及本草。此后，专门的本草辞典层出不穷。陈存仁的《中国药学大辞典》虽不是第一部，但却是民国时期影响最大的一部中医本草辞典。[③] 它于 1933 年 6 月最终定稿，包含约 14000 个条目，共 320 万字。[④] 陈存仁将手稿和 800 幅彩色图片提交给了上海的世界书局，希望后者能出版成一册。当这些材料最终于 1935 年 4 月出版时，该书局在没有跟作者商量的情况下，将其编为两册，一册为文本，另一册为图片，题为《中国药物标本图影》。尽管陈存仁对世界书局的做法感到不满，但这本图影还是广受欢迎，并且经常重印。根据陈存仁的说法，它的删节本于 1937 年问世，后来几乎中国各省所有县一级的中医医生都购买了这部书。[⑤] 尽管

① 《名医摇篮：上海中医学院（上海中医专门学校）校史》，第 141 页；张效霞：《首部中医药辞典：〈中国医学大辞典〉》，《中国中医药报》2015 年 1 月 23 日，第 8 版。

② 谢观编纂《中国医学大辞典》，上海：商务印书馆，1921，第 ii 页。

③ 李楠等：《陈存仁〈中国药学大辞典〉学术评析》，《中国中医基础医学杂志》2014 年第 3 期。有关现代汉语中国本草辞典的简评，请参阅陈新谦《中国近代药学书刊的出版工作》，《中国科技史料》1988 年第 1 期；李楠、万芳《民国时期中药辞典的编纂及其对中药学发展的影响》，《北京中医药大学学报》2013 年第 9 期。

④ 《中国药学大辞典》，《申报》1935 年 2 月 12 日，第 2 版；陈存仁主编《中国药学大辞典》，上海：世界书局，1935，第 1982 页。关于陈存仁与商务印书馆交涉该辞典出版一事失败的插曲，请参阅陈存仁《银元时代生活史》，第 227—230 页。

⑤ 陈存仁：《银元时代生活史》，第 253—265 页；陈存仁：《我的医务生涯》，第 127—140 页。

受到一些同行的批评，① 但得益于未删减版所提供的信息，该书经修订后于 1956 年在北京重新出版。②

为了编纂这部辞典，陈存仁从 222 本中文书、40 本日文书、159 篇中文文章和 3 篇日文文章中提取了大量信息。③ 在这些中文书中，超过 3/4 是在清朝和清朝之前写的。日文书虽然数量不多，但提供了许多新的分类学、解剖学、化学和生理学知识。当辞典的手稿完成时，陈存仁获得了日本生药学家中尾万三关于 142 种中药材化学成分的报告。他认为这份报告很有价值，但没能及时将其中的化学信息添加到辞典的不同条目中。因此，该报告被附在了辞典的末尾。④ 陈存仁的辞典并不排斥新学说，这与他的前任谢观出版的辞典明显不同。不过，谢观也没有完全排斥新学说，他的辞典中关于虫草的词条吸收了《辞源》中的一些科学信息。⑤ 再说到陈存仁，虽然他在废除中医的问题上反对科学医学医生，但他实际上是站在后者一边的，因为他支持科学知识。

陈存仁认为阴阳五行说是"意象空论"，它们被中医采纳后，"中医学术上大受浩劫，而为近世科学家所诟病"。他还对中国古典本草学深感不满，批评《本草纲目》中写了过多的药材和方剂，但却对形态特征、剂量等关注不足。通过编纂这部辞典，陈存仁希望能制作出一部内容丰富的参考

① 叶三多：《评〈中国药学大辞典〉》，《中药通报》1955 年第 2 期；黄胜白：《再评〈中国药学大辞典〉》，《中药通报》1956 年第 1 期。

② 前世界书局编（陈存仁主编）《中国药学大辞典》，人民卫生出版社，1956。

③ 陈存仁主编《中国药学大辞典》，第 2030—2039 页。

④ 陈存仁主编《中国药学大辞典》，第 1982—2009 页。

⑤ 谢观编纂《中国医学大辞典》，第 668—669 页。

书。此外，他还希望能引起科学家、西药学专家和药理学专家对中药的兴趣，以便他们"进而做中药科学化之真实工作"。① 这种期望，与他在介绍中尾万三的报告时所表达的关于他对中药材的重视、对中药材考据的建议及对空洞辞藻的批评是一致的。② 这里，他将中医学分为药用物质、经验知识和医学理论。这让人想起了余云岫对待中医的态度。

据陈存仁介绍，他的辞典是通过"科学方法"完成的——"所有旧有药学上之科学材料及近世化验发明之新学说，尽量采入，而以辞典之方式编纂而成"。③ 很显然，陈存仁承认旧的中医本草学中既有不科学的地方，也有科学的地方。这有助于揭示辞典标题中的"药学"一词实际上是指一种由新旧、中外知识组成的科学化的本草。为了证明他对科学方法的提倡和支持他对中药改革的宣传，陈存仁特别谈到了德国、英国、日本和美国对中药材的科学关注。④ 1970年代初，陈存仁在香港写回忆录时，说到他仍然对自己编纂辞典的程序感到满意，即摒弃了旧的中医理论。"从前有一部分本草书，讲不出药物主治作用时，就用五行六气来解释"；然而，"我对这点认为不科学，所以全书三百二十万字，五行六气是矢口不提的"；因此，它代表了"一种革新的精神，也算对中国医药书籍掀起了一种革命"。⑤

陈存仁对现代科学的热情并不是凭空产生的。民国时期

---

① 陈存仁主编《中国药学大辞典》，"例言"，第1页；"序"，第7—8页。
② 陈存仁主编《中国药学大辞典》，第1982页。
③ 陈存仁主编《中国药学大辞典》，"序"，第10页。
④ 陈存仁主编《中国药学大辞典》，"序"，第2—5页。
⑤ 陈存仁：《银元时代生活史》，第262页。

的上海走在现代化的最前沿，始终是中西医争鸣的中心，具有强大的生命力。[①] 陈存仁第一次读的是南洋医科大学，这在某种程度上反映了科学医学在上海的社会影响。虽然后来他转向了中医，但他之前的一些老师和朋友，例如丁福保，与他保持着密切的联系，[②] 在中医学界汇通思潮的兴起过程中发挥了重要的作用。[③] 陈存仁本人也没有拒绝科学医学，在前往香港之前，他聘请了一位科学医学医生，用了大约两年的时间指导他学习内科学。[④] 当然，陈存仁重视的中药材化学分析在古代中医学中并不存在，但这并不妨碍他对中药的实用价值和科学性抱有坚定的信念，相关方面体现在他关于中国古代医学史的札记中。陈存仁写这些是为了证明西方医学和药理学的一些伟大发现实际上受到了中医学和中药学的影响。在这种背景下，他列举了某些古代中药是"被忽视的发明"，因为它们可以用相关的现代科学知识来解释，但在后者产生之前就已经被使用了。[⑤]

辞典中被科学化的虫草

《中国药学大辞典》中的虫草词条内容，集中体现了陈存仁是如何通过现代科学方法来改革中药辞典编写的。该词

---

① 上海市医药公司等编著《上海近代西药行业史》，上海社会科学院出版社，1988；季伟苹主编《上海中医药发展史略》，上海科学技术出版社，2017，第107—188页。

② 陈存仁：《银元时代生活史》，第202—221页。

③ 上海市中医文献馆、上海中医药大学医史博物馆编著《海派中医学术流派精粹》，上海交通大学出版社，2008，第502—503页。

④ 陈存仁：《银元时代生活史》，第502—503页。

⑤ 陈存仁：《被忽视的发明：中国早期医药史话》，广西师范大学出版社，2008，第1、11—78页。

条的内容由九个部分组成，它们是命名、古籍别名、外国名词、产地、形态、采取、性质、主治，以及近人学说。[①] 由于可用信息的数量不同，不同词条中的组成部分可能会有所不同。在这里，虫草词条中科学知识的相关内容列在"外国名词"和"近人学说"部分，而其他方面的知识则可以在赵学敏的《本草纲目拾遗》中找到。[②] "外国名词"下只给出了拉丁名称"Cordyceps sinensis"，这就是陈存仁在其例言中所说的"学名"。[③] 至于"近人学说"里的内容，则摘自中医医生曹炳章1917年关于虫草的文章。[④]

在曹炳章的原始文章和该辞典条目中的"近人学说"部分，首先写道：日本和西方的博物学家已经发现虫草是一种寄生真菌，但与中国人不同，他们没有将其用作药物。然后，陈存仁介绍了欧洲和日本的一些现代发现，这些都是从前面提到的三篇中文文章中摘录出来的，其中两篇发表在1900年和1903年的《农学报》上，另一篇1914年发表在《博物学杂志》上。[⑤] 此后，他又从赵学敏等人的著作中摘

①　陈存仁主编《中国药学大辞典》，第303—306页。
②　赵学敏：《本草纲目拾遗》，第139—141页。这本书的简称是《纲目拾遗》，出现在这个条目的"古代文献的其他名称"。
③　陈存仁主编《中国药学大辞典》，"序"，第11页。
④　曹炳章：《讨论冬虫夏草之种类及效用》，《绍兴医药学报》第7卷第3号，1917年。也可见曹炳章《曹氏医药论文集》，上海科学技术出版社，2013，第181—187页。
⑤　关于中文原文，见小田势助《冬虫夏草》，藤田丰八译，《农学报》第114册，1900年；伊藤笃太郎《冬虫夏草说》，《农学报》第231册，1903年；吴冰心《冬虫夏草》，《博物学杂志》第1期，1914年。曹炳章文章中关于虫草的插图摘自1903年《农学报》上伊藤笃太郎的文章，但插图的元素被重新组织了。陈存仁辞典中关于虫草的词条没有采用曹炳章的插图。

录了一些中国的自然知识。总的来说，辞典里科学语境下对虫草的形态特征、生命周期、分类和学名的描述几乎都是逐字逐句地取自前两篇文章，而这两篇文章实际上是从日本同行那里翻译过来的。

然而在"命名"部分，陈存仁仍然解释说，虫草之所以被称为冬虫夏草，是因为它从冬天的蠕虫变成了夏天的草叶。这可能被理解为保留了虫草的古老价值，这个古老价值需要传统的解释。但在"形态"部分，他将虫草归入山草范畴，再次用流行的季节变化理论来解释其外观和生命周期。在"近人学说"部分，陈存仁保留了曹炳章的评论："其为虫菌递变已无疑义；而科学家但就其标本观之，谓为寄生菌，恐非确论。"曹炳章，可能还有陈存仁，似乎接受了虫草的"草"部分实际上是一种真菌的说法，但陈存仁仍然相信虫草的转化能力。因此，词条中的相关描述不禁让人怀疑陈存仁的科学素养和科学方法。此外，在"性质"和"主治"部分，还有来自经典中医概念体系的术语，如温、平、诸虚百损。也许陈存仁将这些概念视为不言自明的科学概念，或者视为迟早要通过中药科学研究被证明为合理的部分，不过在现代科学术语中无法找到直接对应的概念。

陈存仁和合作者绘制、拍摄的中药材标本被分为28组，从金玉、石、山草到禽、兽、土。[①] 这些分类并非陈存仁首创，在更早的中国医学文献中就能找到，如《本草纲目》和《本草从新》。然而，它们与隐藏在上述拉丁双名制名称后面

---

① 陈存仁主编《中国药物标本图影》，上海：世界书局，1935，"目次及索引"，第1—8页。

的现代生物分类学不一致。陈存仁非常重视根据实际标本画出的图像。在编纂辞典时，他与四名助理编辑、四名文案、两名插画家、两名摄影师和四名学生合作。除了文本编辑，他还委托学生从医药市场借来中药材，照着它们来绘制图像，并委托不同地区的人收集当地药用植物的标本。陈存仁本人也曾到湖北蕲春、广东等地进行实地考察。通过这些共同努力，他获得了 500 多个药用标本。[①] 用陈存仁自己的话来说，常用的和重要的药物都是用彩色画的；次要药物和那些需要三维表现的药物被拍摄下来，并通过单色干点蚀刻来呈现；那些稀有并很少使用的药物则是用钢笔画的。[②] 辞典中属于山草的虫草是彩绘的，这说明陈存仁明确地将虫草视为常用的重要药材之一。[③] 这幅画逼真地展示了 8 个不同的标本，包括背侧、腹侧和外侧。可能是为了增强三维效果，画像甚至呈现了标本的投影。

近代中医本草著作中文字与图片的结合，可能对陈存仁在辞典中使用插图产生了一定的影响。现存最早的这种图文并茂的完稿著作是《经史证类备急本草》。[④] 这类宋代及后来的图文本草著作，包含了参照实际印制或手绘的墨线图或

---

① 陈存仁主编《中国药学大辞典》，"序"，第 8—9 页；陈存仁：《银元时代生活史》，第 234—240、253 页。

② 陈存仁主编《中国药学大辞典》，"序"，第 10 页。

③ 陈存仁主编《中国药物标本图影》，第 24 页。

④ 唐慎微：《经史证类备急本草》，北京图书馆出版社，2004。这部作品的第 1 版印刷于 1108 年前后，现在已经失传，而随后印刷于 1211 年和其他年份的一些修订版还可以找到。Roel Sterckx, 'The Limits of Illustration: *Animalia* and Pharmacopeia from Guo Pu to *Bencao Gangmu*', in Vivienne Lo and Penelope Barrett (eds.), *Imaging Chinese Medicine*, Leiden: Brill, 2018, pp. 135-150, 142.

彩图，这些图片都有不同程度的简化、扭曲或艺术修饰。①
吴其濬《植物名实图考》（约 1847）中精美的插图曾让贝勒
忍不住称赞这本书是"中国此类著作中最好的图画作品"。②
这本书中的虫草插图是两个用黑线勾勒的标本，显示了背斜
视图和腹斜视图。然而，插图并没有呈现出三维立体感，形
态、细节在很大程度上也表现得不够充分，缺乏微观结构，
不过吴其濬的文字描述在一定程度上弥补了插图的不足。③
此外，吴其濬和陈存仁书中的图片都没有比例尺，因此它们
就无法显示所绘生物或物体的实际大小。在陈存仁辞典里的
虫草图中，那 8 个标本彼此不同，尽管它们是照着活体画出
来的，但看起来像是相机拍下来的。从科学图像制作的角度
来看，插画家似乎并不是追求虫草的典型化图像，而是追求
一种接近机械客观性的盲目的认知德性，这与自然真相式的
认知德性不同。④ 不过，陈存仁并没有说他和他的合作者制
作的用于药物鉴定的图片是科学图像。

　　陈存仁辞典中的词条表明，他努力通过某些日本和中国
文献来介绍他所理解的关于虫草和其他中药材的科学知识。
这些知识通常与拉丁语的双名制命名法、现代生物学形态学
术语、化学成分和（或）它们在生物医学中的生理功能有

---

① 郑金生：《论本草书中的写实插画与艺术插画》，王淑民、罗维前主编
《形象中医：中医历史图像研究》；Zheng Jinsheng, 'Observational Draw-
ing and Fine Art in Chinese Materia Medica Illustration', in Vivienne Lo and
Penelope Barrett (eds.), *Imaging Chinese Medicine*, pp. 151–160.

② Emil Bretschneider, 'The Study and Value of Chinese Botanical Works (To Be
Continued)', *The Chinese Recorder and Missionary Journal*, 1870, 3(6): 157–
163, 163.

③ 吴其濬：《植物名实图考》，上海：商务印书馆，1957，第 242 页。

④ Lorraine Daston and Peter Galison, *Objectivity*, pp. 17–19, 124.

关。这本辞典同时保留了许多关于古代名称、产地、外观、药性、制剂、处方等方面的中国知识。这些不同类别的知识来源不同，会导致出现一些生硬的整合。毫无疑问，陈存仁渴望编纂一部反映他所理解的科学精神的辞典，但他的科学素养和对旧中医本草学中存在科学材料的信念，最终引导他构建了一部以认识论不一致和知识多元为特征的新式中医本草学辞典。辞典书名中使用的"学"字表明了他在民国时期将中医本草作为一门单独的科学建立起来，并为中医研究所有领域做出贡献的雄心。

陈存仁的这部伟大辞典，很快就成为那些想要了解一些中药材知识的人的重要参考。例如，1937 年，有位作家在上海的一份文学杂志上说，一位西康的朋友给了他一大包著名的药材，即虫草，并告诉他与鸭子一起煮食的方法。这位作家对这奇怪的有机物一无所知。他提到了《辞源》，但对相关词条中的定义和说明感到不满。特别是，他发现插图中的物种与他收到的物种有很大的不同。然而，据说在查阅了陈存仁的辞典后，他的难题就完全解决了。他非常高兴，甚至从辞典的虫草词条中摘录了一段话。[①] 同样在 1937 年，中医师朱沛然（倡导中医科学化）写了一首诗来赞扬陈存仁对中医学术期刊的贡献，[②] 在回答读者关于虫草的询问时，他可

① 曙山：《"虫草"及其他——略谈西陲的妙药》，《谈风》第 11 期，1937 年，第 511—513 页。

② 朱沛然：《中医科学化》，《国讯》第 129 期，1936 年；朱沛然：《中医科学化（续完）》，《国讯》第 130 期，1936 年；朱沛然：《朱沛然吟诗敬仰陈存仁》，《中医药情报》第 5 期，1947 年。1947 年，据报道，朱沛然对中药材进行了科学研究。《朱沛然医师研究医药之新收获》，《医药研究》第 1 卷第 2 期，1947 年，第 18 页。

能也参考了陈存仁的辞典。① 1945 年，陈存仁辞典中关于<u>虫</u><u>草</u>的词条甚至被摘录出来，作为单独的文章发表在《现代医药杂志》（贵阳）上。② 尽管很难准确地评估该辞典对公众认识的影响，但它通过虫草这一词条，将自己确立为中药科学化的一个突出或混合型的典范。

五　在研究与实践之间

陈存仁辞典序跋的作者要么是著名的中医医生，要么是人文学者或政治家，他们都对该辞典的质量给予了高度的评价。③ 鉴于这部辞典的受欢迎程度，可以推测，由于它丰富的信息，中医医生会认为它是一本有用的参考书；同时，尽管它强调本土医学知识，科学医学医生也不会因为根深蒂固的科学化理念及陈存仁对科学家、生物医学家的积极期望而立即拒绝它。④ 在辞典里献上祝词的名人有牛惠生、吕哲公、余云岫、李廷安、徐向人、陆仲安、陈立夫、褚民谊、颜福

---

① 朱沛然：《冬虫夏草与毛燕》，《国讯》第 156 期，1937 年，第 100 页。朱沛然没有说明他是否查阅过陈存仁的辞典。但他提供的相关信息，除了他自己的经历，都可以在陈存仁的辞典里找到。当然，也有可能他查阅的是曹炳章的文章或其他资料。

② 成仁：《冬虫夏草》，《现代医药杂志》第 1 卷第 3、4 期，1945 年。

③ 陈存仁辞典的序言由章太炎（人文学者）、焦易堂（政治家）、萧方骏（中医学家）及他自己亲笔撰写。跋的作者都是中医医生，分别是丁仲英、王仲奇、吕哲公、夏绍庭、曹炳章、恽铁樵和谢利恒。

④ 在 1936 年之前出版的十余部民国时期的中国本草辞典中，陈存仁的辞典是药理学家伊博恩所参考的两部辞典之一（另一部由吴卫尔编撰，下文将提及）。Bernard E. Read, *Chinese Medicinal Plants from the Pen Ts'ao Kang Mu*, p. xiii.

庆等人。① 这些人中有一半以上是科学医学医生，包括主张废除中医的余云岫和褚民谊。② 1929 年 2 月，余云岫和褚民谊都参加了国民政府的公共卫生会议，在会上提出了废除中医的建议。不久之后，陈存仁给褚民谊写了一封抗议信，为中医的价值进行了辩护。③ 尽管如此，当辞典出版时，陈存仁还是向余云岫和褚民谊寻求了支持。这不仅是他大力推广辞典的策略之一，也是他大度的表现。这一次，他们之间已经达成了共识，那就是现代科学的重要性，它代表了虫草与现代科学在中医领域的结合。

从辞典延伸到教科书的文本生命

在陈存仁辞典出版之前，已有好几本类似的辞典。④ 但相对而言，它们的篇幅较小。除 1934 年吴卫尔在天津出版的《中华新药物学大辞典》外，其他辞典没有特别注意到科

---

① 牛惠生毕业于哈佛大学医学系；吕哲公是中医医生，也是香港中国医师协会主席；余云岫毕业于大阪医科大学医学系；李廷安毕业于哈佛大学医学系；徐向人是中医医生；陆仲安是中医医生；陈立夫是政治家，也是中医药的倡导者；褚民谊毕业于斯特拉斯堡大学医学系，也是一名政治家；颜福庆毕业于耶鲁大学医学系。

② 关于褚民谊对中医的态度，请参阅张赞臣、褚民谊《张赞臣与褚民谊论土车与汽车，附褚民谊对新旧医药纷争之意见》，《医界春秋》第 34 期，1929 年。

③ 陈存仁：《陈存仁致褚民谊函》，《杏林医学月报》第 3 期，1929 年。陈存仁在日常生活中与褚民谊有过接触。但根据陈存仁的回忆录，他对褚民谊的印象不是很正面，有时甚至是负面的。陈存仁：《抗战时代生活史》，上海人民出版社，2001，第 56—76 页。

④ 例见江忍庵编《中国药物新字典》，上海：中国医药研究会，1925；陈景岐编纂《国药字典》，上海：中西书局，1930；吴克潜编《药性字典》，上海：大众书局，1933；章巨膺辑《应用药物词典》，上海：民友印刷所，1934。

学来源。吴卫尔的辞典没有为虫草留出篇幅，但它有助于阐明像他这样的科学医学医生是如何以辞典的形式将现代科学引入中药的。该辞典名称中"新"字的含义，可以通过吴卫尔的说法来理解，即他的辞典旨在帮助旧医学的学者消除与谬误的阴阳学说、五行学说有关的陈旧观念和想象；此外，该辞典有望成为新医学的学者研究中药的指南，从而在西药短缺的情况下将其用作西药的替代品。该辞典采用了中国古代本草文献中的一些经验知识，但吴卫尔更强调他收集了欧洲、美国和日本关于新药用植物的资料，以及他对中药材的产地、种植和其他方面的调查，还有其拉丁学名的标示和分类归属，对药材内部构造的显微镜观察、对其成分的化学分析、功效试验和剂量测算。①

　　陈存仁辞典的巨大信息量，让它在民国时期的同类出版物中傲视群雄。相比之下，吴卫尔辞典里的药材则少得多，数量约 1400 种；相关的本土、科学和生物医学知识也极其简要。吴卫尔构建的新本草，不包括生物医学从业者首选的临床上经过验证或批准的化学药物；而中医医生可能会觉得这本辞典不实用或不可靠。这不仅因为吴卫尔没有当过中医，而且因为他们可以在其他辞典或参考文献中找到更好的经验或建议，如他们的同行——胡安邦编写的《实用药性辞典》。胡安邦与读者分享的个人经验中，包括吸取了阴阳之

---

① 吴卫尔：《中华新药物学大辞典》，天津：中华新医学研究会，1934，"序"，第 1 页。吴卫尔的一生在很大程度上仍不为人知。一位名叫曹锡珍的中国医生曾于 1925 年到天津师从吴卫尔学习科学医学。庞承泽、安宝华：《曹氏按摩的创始人：曹锡珍》，《北京中医杂志》1987年第 3 期。

气的虫草对老年人的有益作用。① 此外，吴卫尔辞典中的科
学和生物医学知识，对于很多没有接受过相关培训的中医医
生来说是无法理解的。吴卫尔辞典中的一些信息非常笼统，
因此对中医医生和生物医学从业者来说很难具有实用或临床
价值。例如，小麦的词条信息仅表示其富含蛋白质、淀粉、
麦芽糖和其他成分，豆蔻的词条也只是说它含有挥发油。②
上述这些因素或许可以说明，为什么吴氏辞典与陈氏辞典相
比，后来就不受欢迎了。但毫无疑问，吴氏辞典有助于传播
中医本草科学研究的理念。

其他中药辞典也不同程度地吸收了关于虫草的科学知
识。③ 例如，《标准药性大字典》将虫草记录为寄生在昆虫
身上，而对其从蠕虫变成草叶的描述则是既流畅又矛盾。④
中医医生、中医教师蒋玉伯所著的《中国药物学集成》，
据称体现了科学方法的精神。⑤ 事实上，在虫草的词条中，
蒋玉伯对虫草的形成提供了现代生物学的解释，其中只有
一个小的不准确之处（即真菌寄生在活昆虫而不是死昆虫
的身上）。⑥ 他对虫草药用特性的描述源于一本古老的中
医文献。从 1930 年代起，这种组织中药知识的方式变得

---

① 胡安邦编《实用药性辞典》，上海：中央书店，1935，第 40 页。
② 吴卫尔：《中华新药物学大辞典》，第 15—16 页。
③ 例见潘杏初《标准药性大字典》，上海：医药研究学会，1935，第
58 页。
④ 潘杏初：《标准药性大字典》，第 58 页。
⑤ 蒋玉伯：《中国药物学集成》，上海：国药研究社，1935，"例言"，第
11 页。关于蒋玉伯的行医生涯，见周金林等《蒋玉伯及其医学思想》，
《湖北中医杂志》1987 年第 6 期；周伟、周金林《名医蒋玉伯》，《湖
北中医杂志》2008 年第 12 期。
⑥ 蒋玉伯：《中国药物学集成》，第 489 页。

越来越流行。① 1948 年，中国医师张若霞在上海某医学杂志的"国药讲座"专栏中介绍了虫草。他不仅在文章开头摒弃了长期流行的蠕虫草转化的理论，而且文章的大部分内容涉及对虫草和类似物种的科学认识。② 这种整合趋势在 20 世纪下半叶及之后编纂的一些著名中药辞典中一直存在。③

　　当然，并不是所有的中医医生都对科学知识感兴趣。一些人仍然专注于他们土生土长的传统医学世界。1925 年，《中医杂志》（上海）的本草专栏发表了一篇关于甘草的文章，表明该作者只接触过中医经典理论。④ 同一专栏同期发表了一些关于滋补药材的古体诗，其中一首专门写虫草。从内容上看，它基本上是《本草从新》中相关记载的一种诗意表达。不过作者加入了五行学说中金的概念。他将肺与金联系在一起，这符合五脏（心、肝、脾、肺、肾）与五行（火、木、土、金、水）之间的经典对应关系。⑤ 一年后，山西太原一份强调参考西医的中医杂志发表了一篇关于虫草的考证文章，但是该文仅引用了一些 18 世

---

① 例见温敬修《最新实验药物学》，上海：中医书局，1934，第 215—216 页。

② 张若霞：《冬虫夏草》，《中药职工月刊》第 2 卷第 1、2 期，1948 年。

③ 有关某些此类辞典中虫草的词条，请参阅江苏新医学院编《中药大辞典》，上海人民出版社，1977，第 767—768 页；宋立人主编《中华本草》第 1 册，上海科学技术出版社，1999，第 494—498 页；南京中医药大学编著《中药大辞典》，上海科学技术出版社，2006，第 1055—1058 页。

④ 例见沈仲圭《甘草说》，《中医杂志》第 16 期，1925 年，第 18 页。

⑤ 胡仿西录《增补本草诗：冬虫夏草》，《中医杂志》第 16 期，1925 年，第 7 页。

纪的中文记载。①

　　一些中医学院的老师对科学知识做出了不同的反应，正是这些知识将对教育系统产生影响。从 1920 年代末开始，章次公就投身于中医教育事业。根据他的教学讲义，1949 年在上海出版了一本关于中药的书。该书结合了中国本土医学和日本文献中丰富的科学或生物医学知识，主要涉及现代生物分类和形态学、化学成分及药理和生理作用。② 相比之下，北平国医学院的孟仲三反对将传统中药与科学医学相结合。他的本草教科书 1932 年定稿，1940 年出版，是通过查阅"古名医大家之善本" 和 "古人论理之精当者" 编写的。③ 1926 年，一本中医杂志刊登了一组由中医学生撰写的文章作为范文。其中一篇是对虫草的考证，重点关注了当地人的相关记载，声称其在阴阳驱动下的转化理论可能会阻碍现代科学的发展。④

　　更普遍的情况是，科学知识或多或少地被嵌入了中药教科书。除了章次公的上述著作，其他一些同时关注中国本土医学知识和现代分类学的著作，如杨叔澄的《中国药物学》

---

① 《冬虫夏草考》，《医学杂志》第 31 期，1926 年。这篇文章据说是杨百城写的。陈存仁主编《中国药学大辞典》，第 2038 页；王筠默等主编《中药研究与文献检索》，上海远东出版社，1994，第 890 页。

② 章次公编著《药物学》，上海：国医印书馆，1949。也可见章次公《药物学讲义（上）》，《中国医学院院刊》1928 年第 1 期；章次公：《药物学讲义》，《上海国医学院讲义》，上海国医学院，1934。这本 1934 年的讲义保存在上海中医药大学图书馆。有关此讲义的日期，见裘沛然主编《中国医籍大辞典》，上海科学技术出版社，2002，第 1549 页。

③ 孟仲三：《药物学》，张如青、黄瑛主编《近代国医名家珍藏传薪讲稿：中药类》，上海科学技术出版社，2013，第 5、14 页。

④ 明仲威：《冬虫夏草考》，《医学杂志》第 10 期，1926 年。

（1935）和《中国制药学大纲》（1938）也吸收了科学知识。[①] 这两本书都是为在北京中药讲习所学习的学生编写的。这些分类信息将中药材植根起源于欧洲的自然分类秩序中，越来越得到世界各地科学界的认可、充实和修订，上文邓叔群对虫草的研究也反映了这一点。这些信息标志着现代科学的引入，实际也在普遍意义的层面上提供了关于识别和采购中药材的指导。这些指导非传统模式，但是准确好用。根据这些指导，同时参照中医医生所鉴定的中药材的药用特性进行使用、研究或交易，可以使对中医本草有共同兴趣的不同人群受益。

科学化的后果

中药材的科学化在实践中产生了两个主要后果。这两个后果在当今的中国都可以看到。一个是参考科学医学或生物医学的解释来使用中药材，另一个是试图从中药材的化学成分中分离出有效的成分。就前者而言，科学或生物医学的解释有时会影响中药在国民政府推广新科学医学中的使用，并且这在某种程度上说是合法的。中医医生张锡纯曾为头晕、健忘等症状开出复方药。一些草药成分之所以被使用，是因为它们能够帮助心房有力地收缩、向大脑提供更多的血液，从而将药物引至大脑，这样就可以滋养神经，并活化脑

---

① 杨叔澄编述《中药大义》，肖红艳整理，学苑出版社，2012；杨叔澄：《制药大纲》，杨东方等整理，学苑出版社，2012。关于这两本教科书的原书名和出版时间，见许睢宁等《民国时期北平中医药（1912—1949）》，华文出版社，2016，第340—341页。

神经。①

在其他地方，张锡纯甚至分享了他将化学药物和中药材结合使用的经验，包括使用阿司匹林与糖、生姜、山药、人参及（或）其他物质一起治疗温病、伤寒、风热、脾胃虚弱甚至全身虚弱等。② 然而，这种用药方式有些激进，在民国时期的中医医生中仍然很少见。吴克谦自己发明的保护肺部和恢复含血量的处方中没有化学物质，只是将虫草与其他一些天然药材混合。③ 类似涉及使用虫草的混合药也出现在王金杰的处方中。④ 他们使用的术语起源于中医。其他一些中医医生偶尔会用一些科学或生物医学用语。1935 年，杨华亭建议将虫草与药用植物芎䓖（川芎）一起治疗女性腰痛，还提到真菌中没有叶绿素。⑤ 章次公在行医过程中曾用虫草治疗肿块。在该病例中缺乏的生物医学信息，出现在他其他相关治疗方法的处方中，这些都是由多味中药组成的复方，例如治疗淋巴细菌感染。⑥ 然而，这些多成分的处方不是生物医学的，而是代表了中医悠久的复方传统。从这个意义上说，尽管同时他提供了相应的生物医学概念，但这些信息似乎更有可能是关于当地病因和本草的。

---

① 张锡纯：《医学衷中参西录》，第 319—320 页。

② 张锡纯：《医学衷中参西录》，第 141—142 页。

③ 吴克潜：《儿科要略》（1934），陆拯主编《近代中医珍本集·儿科分册》，浙江科学技术出版社，1994，第 616、622 页。

④ 王金杰：《王仲奇医案》（约 1945），孙劲松点校，《中医古籍珍稀抄本精选》第 17 册，上海科学技术出版社，2004，第 8、22、29—30、43—44 页。

⑤ 杨华亭：《药物图考》，南京：中央国医馆，1935，第 140—141 页。

⑥ 章次公：《章次公医案》，门人集体整理，江苏科学技术出版社，1980，第 355—356、358、361 页。

虫草在科学的影响下继续存在于中医的实践中，这吸引我们去观察现代科学与中药实际应用之间的相遇。科学知识告诉我们，中药的功效通常涉及单一的天然物质，甚至是物质中的单个成分，而中医医生在实践中常用的药物是天然物质的化合物，每种化合物通常含有许多化学成分。有鉴于此，科学医学并不一定对中医医生使用药物化合物有直接或实质性的影响。相反，科学的解释将有助于加强人们对中国人使用这些物质的方式的信念。此外，科学话语甚至会被用作商业推广的手段。佛教慈善药厂——"佛慈大药厂"从1929年开始筹建工作，两年后在上海成立，它宣称自己重视中药材的科学研究和生产。[①] 1932年，这家药厂开始在《申报》上宣传一种人参胶，声称它含有电，具有延年益寿和抗衰老的功效。[②] 电，作为这种产品的主要卖点，引得鲁迅在次年的同一份报纸上讽刺商家过度使用科学词语。[③] 1933年，科学医学医生庞京周在该报上评论道："药物的合法研究，是一桩很缓慢的事，决非像奸滑药商，随便自称科学国药，把无论什么东西带上科学帽子，就算了事。"[④] 目前尚不确定他的评论是否针对该药厂，但毫无疑问，该药厂利用了公众对科学力量的信心来推广其产品。

① 佛慈大药厂：《佛慈药厂之发起》，《申报》1931年7月30日，第16版。另见佛慈大药厂《佛慈大药厂股份有限公司创办缘起及章程》，《海潮音》第13卷第2期，1932年。
② 佛慈大药厂：《佛光牌国产新药无量寿》，《申报》1932年9月9日，第16版。
③ 鲁迅：《赌咒》，《申报》1933年2月14日，第17版。
④ 庞京周：《上海市近十年来医药鸟瞰（续）》，《申报》1933年9月11日，第18版。

关于从中药中寻找药用化学物质的努力，学者经常以陈克恢和麻黄碱为例。① 麻黄碱是从植物麻黄中提取的一种生物活性化学物质，由日本化学家长井长义于 1885 年首次分离得到。后来，药理学界的注意力集中在它的散瞳作用上。② 1923年，陈克恢在威斯康星大学获得博士学位，回国后在北京协和医学院师从卡尔·施密特（Carl Schmidt）。在两年后去美国继续研究之前，陈克恢分离出了麻黄碱，并与施密特进一步合作研究其药理作用。据陈克恢说，这项工作是"一位中国药剂师提出建议的结果，以回应有关可能具有实际作用的本土药物的询问"。这引发了麻黄碱治疗哮喘和其他病症的临床试验。1926 年，麻黄碱"被提交给美国医学会药学和化学委员会（the Council of Pharmacy and Chemistry of the American Medical Association），随后获得批准"。③ 正如雷祥

---

① James Reardon-Anderson, *The Study of Change: Chemistry in China, 1840 - 1949*, Cambridge: Cambridge University Press, 1991, p. 150; Xuan Liu et al. , 'Pharmacological Tools for the Development of Traditional Chinese Medicine', *Trends in pharmacological Sciences*, 2013, 34(11): 620 - 628; Jia-Chen Fu, 'Artemisinin and Chinese Medicine as Tu Science', *Endeavour*, 2017, 41 (3): 127 - 135.

② Nagai Nagayoshi, 'Ephedrine', *Pharmaceutische Zeitung*, 1887, 32 (98): 700；长井长义：《汉药麻黄成分研究成绩》，《药学杂志》第 120 期，1892 年。也可见 Michael R. Lee, 'The History of Ephedra (Ma-Huang)', *The Journal of the Royal College of Physicians of Edinburgh*, 2011, 41(1): 78 - 84。

③ Ko Kuei Chen and Carl F. Schmidt, 'Ephedrine and Related Substances', *Medicine*, 1930, 9(1): 1 - 117, 6 - 7, 15, 65 - 69; Ko Kuei Chen (ed.), *The American Society for Pharmacology and Experimental Therapeutics, Incorporated: The First Sixty Years, 1908 - 1969*, Washington: Printed by Judd & Detweiler, 1969, p. 67. 也可见 Carl F. Schmidt, 'Discovery and Development of Ephedrine', in Williams Haynes, *American Chemical Industry: The Merger Era, 1923 - 1929*, New York: D. Van Nostrand Company, 1948, p. 540。

麟所说，这个案例的意义在于："即使是那些最初对中医持抵触态度并成为其最大批评者的人，也开始认同这个观点：中药与中医学的其他方面不同，并值得认真的科学研究。"[①]

然而，麻黄碱的故事是一个非常特殊的案例。在整个民国时期，中国和其他国家的科学家对数百种中药材进行了研究。[②] 医药工业基础薄弱，依赖进口医药化学品，医药化学品和生物制剂短缺，特别是在抗战期间日本和西方对药用植物化学和药理学研究的影响，以上种种合起来，促使了很多中国科学家和生物医学从业者从 1920 年代开始关注本土药物。[③] 例如，1937 年，烟台毓璜顶医院的刘效良报告了鸦胆子种子治疗阿米巴痢疾的有效性。他的临床试验是由一时冲动推动的，即寻找便宜的本地产物来替代昂贵的

---

① Sean Hsiang-Lin Lei, *Neither Donkey nor Horse*, pp. 90—91.

② 刘寿山主编《中药研究文献摘要（1820—1961）》，科学出版社，1963；张建忠等主编《中药研究的历史进程及其再评价》，东北林业大学出版社，2007，第 208—217 页。

③ 张昌绍：《三十年来中药之科学研究》，《科学》第 31 卷第 4 期，1949年。也可见张昌绍《三十年来中药之科学研究》，《中华医学杂志》1949 年第 7 期；张昌绍《三十年来中药之科学研究（续）》，《中华医学杂志》1949 年第 8 期；张昌绍《三十年来中药之科学研究》，《中药研究汇编》，东北医学图书出版社，1953。关于民国时期中国落后的制药业和相关评论，见章诗宾《新医亟应提倡国制西药》，《医药导报》第 1 卷第 11 期，1935 年；章诗宾《再论新医亟应提倡国制西药》，《医药导报》第 1 卷第 12 期，1935 年；李颖川《中国制药工业不发达之原因及战时之困难》，《西南实业通讯》第 7 卷第 5 期，1943 年；姜达衢《如何救济目前制药工业的衰落》，《社会卫生》第 1 卷第 3 期，1944 年；林易《中国化学制药工业之展望》，《中国经济》第 2 卷第 6、7 期合刊，1944 年；《我国制药工业之严重危机》，《经济通讯》第 2卷第 4 期，1947 年；陈璞《制药工业该如何发展》，《西南医学杂志》第 6 卷第 3 期，1948 年；刘鲁亚《旧中国的制药工业》，《历史档案》1995 年第 2 期。

进口化学药物，如吐根碱。清代医生赵学敏对这种植物的记录引起了他的注意。① 1941 年，他进一步报道了它的疗效。② 他的两份报告都引用了陈存仁的辞典。很少有新的化学药物从中药材中成功开发并投入临床使用。前述化学成分，如中国科学家在 1940 年代从虫草中提取的晶体虫草素（crystal Cordycepin），最终都没有成为人类的药物。1946 年，英国培养的中国药理学家张昌绍和他的合作者报道了他们从"中国抗疟草药"——常山（Dichroa febrifuga）中提取的抗疟化学物质黄常山碱（dichroine B，又名 febrifugine）。③ 由于其严重的副作用，它最终被放弃了。④ 这反映了生物医学背景下新药发现和开发曲折而缓慢的过程。另外，无论是寻找有效的替代品还是探索新的化学药物，往往多少要依赖本土的经验智慧。这在一定程度上有助于让药理学家和生物医学从业者熟悉中医本草。⑤

就民国时期的中医医生而言，总体上，他们的学术取向

---

① Liu Hsiao-Liang, ' Ya Tan Tzu - A New Specific for Amebic Dysentery' , *Chinese Medical Journal*, 1937, 52(1): 89-94. 也可见刘效良《鸦胆子为阿米巴痢新特效药之初步报告》，《中华医学杂志》1937 年第 5 期。

② Liu Hsiao-Liang, ' Ya Tan Tzu (Kho-Sam) in Intestinal Amebiasis' , *Chinese Medical Journal*, 1941, 59(3): 263-277.

③ Chang-Shaw Jang et al. , ' Ch'ang Shan, a Chinese Antimalarial Herb' , *Science*, 1946, 103(2663): 59.

④ Sean Hsiang-Lin Lei, ' From *Changshan* to a New Anti-Malarial Drug: Re-Networking Chinese Drugs and Excluding Traditional Doctors' , pp. 323 – 358; William R. Burns, ' East Meets West: How China almost Cured Malaria' , *Endeavour*, 2008, 32(3): 101-106.

⑤ 一些后来的历史学者抱怨说，民国时期对中药材的药理学研究忽视了本土医学知识。陈新谦、张天禄编著《中国近代药学史》，人民卫生出版社，1992，第 216—217 页。

和虫草等药材的实际应用之间存在显著差距。蒋熙德发现如今的"中医医生""进行常规的生物医学诊断，开生物医学药物，甚至进行外科手术"。[①] 这种现象可以追溯到中华人民共和国成立早期，当时中医学倾向于与科学医学发展出模糊的关系。在民国时期的中医医生中，科学化的思潮确实对药物产生了一定的影响。但这种影响不能被夸大，因为中药的科学化基本上停留在学术研究层面。尽管这些药材在中医学的漫长历史中发生着动态演变，但科学化的思潮尚未对中医医生使用这些药材的方式产生重大影响。可以肯定的是，如果科学性的严格是以使用具有疗效和安全性的化学物质为前提，那么对中医医生甚至生物医学从业者来说几乎不存在对中药的"科学的"使用，因为中药通常不是由一种或几种化学物质组成，而是具有非常复杂的化学成分。诸如麻黄碱等被提取的药用化学物质，很难被视为"中医"本草的一部分。

* * *

在 20 世纪上半叶，虫草比以往任何时候都更受欢迎。对于虫草进一步的商业开发，促进了其从西部高原向外的持续流动，流通到药店、餐馆、食品公司等地方，也流入医生、患者、科学家等各色人物的手中。同时，虫草也涉及中国现代科学的传播和发展，以及不同知识领域之间出现的紧张关系和协调。林东（Tong Lam）认为，自 20 世纪初开始，

---

① Volker Scheid, *Chinese Medicine in Contemporary China: Plurality and Synthesis*, p. 17.

在中国文化精英和政治精英当中一直流传着一个神话，即
"现代性是纯粹理性的，科学和理性的胜利是一个不言自明、
自然而无懈可击的过程"。[①] 在科学的话语权下，中国博物
学和本草学经历了一个深刻的变革过程。虫草有时会成为科
学研究的对象，在不同的科学范畴内促成或引发关于其自然
特性、生命周期、分类学、化学成分和药理作用新事实的研
究；而早期对其从蠕虫转化为草叶能力的信念，并没有在社
会上完全消失。作为中医科学化运动的一部分，伴随着真实
性塑造中所体现的无公度，关于虫草的科学知识和本土知识
被努力地汇通起来。

中医汇通派的兴起，与科学界对中药作为药用化学品
或替代品潜在来源的日益关注产生了共鸣。汇通派主张，
将以阴阳五行为纲的谬误中医理论与有价值的中药及相关
实证知识相分离，强调现代科学，尤其是化学和药理学对
中医本草学重建的重要价值。然而，正如关于虫草的论述
所表明的那样，现代科学并不一定会消除人们对虫草或其
他中药材的医学、烹饪、地理、形态、环境或其他形式的
经验知识。科学话语也不一定会对人们使用中药的方式、
涉及中药之交易、开中药的群体产生显著影响。陈存仁先
生提出的新式中医本草学保留了许多本土的实证知识，具
有与科学化目标相关并与之对话的知识多元性特征。即使
在 1963 年版的中国国家药典中，虫草的词条仍然同时使用

---

① Tong Lam, *A Passion for Facts: Social Surveys and the Construction of the Chinese Nation-State, 1900–1949*, Berkeley: University of California Press, 2011, p. 8.

生物学术语和中医经典术语。① 中医本草学转型的断裂和连续主要发生在纸面上，而不是实践中，留下了一个既不能说是真正的科学化，也不能说是本土的、现代的，亦不能说是传统的混合知识体系。但是，正如陈存仁主编的《中国药学大辞典》中虫草词条所示，中药及其附带的实证医学知识成为沟通的桥梁。它们也是民国时期中医医生拯救中医的武器，让中医得以在那场生死存亡的危机中幸存了下来。

---

① 中华人民共和国卫生部药典委员会编《中华人民共和国药典》，1963，第 77 页。

结 语

　　中华人民共和国成立后，虫草仍保持着旺盛的社会生命力。1953 年，毛泽东将虫草作为礼物送给他曾经的老师黎锦熙。[1]地理学家竺可桢曾于 1955 年在重庆购买了虫草和银耳。[2] 在同一个城市（重庆），被称为虫草蒸鸭的菜肴是当地的名菜之一。[3] 从 1977 年版的《中华人民共和国药典》开始，虫草的药用特性就一直得到认可。[4] 此外，文化地理学家弗雷德里克·西蒙斯（Frederick Simoons）在其 1991 年出版的关于中国饮食文化的专著中写道："最近在外国人经常光顾的广州友谊商店，我们发现了一罐（380 克）'冬虫夏草炖鸡汤'，这是中国医药保健品进出口公司重庆分公司（四川）生产的产品。"[5]

---

①　黎舜童：《黛方书屋文集》，湘潭大学出版社，2013，第 207 页。

②　竺可桢：《竺可桢全集》第 14 卷，上海科技教育出版社，2008，第 90—91 页。

③　重庆市饮食服务公司编《重庆名菜谱》，重庆人民出版社，1960，第 38—39 页。

④　中华人民共和国卫生部药典委员会编《中华人民共和国药典》，人民卫生出版社，1978，第 185—186 页。

⑤　Frederick J. Simoons, *Food in China: A Cultural and Historical Inquiry*, Boca Raton: CRC Press, 1991, pp. 323-324.

2004 年，一篇关于人工培育虫草的新闻报道甚至将虫草描述为"软黄金"。[1] 这些截然不同的事件都指向了一个令人困惑的问题，即虫草到底是什么？

作为"种间纠缠"的一个例子，罗安清（Anna Tsing）对美味的日本松茸的人类学研究表明，"科学的和乡土的知识"与"国际的和本土的专业知识"之间存在交点。[2] 然而，虫草是一种类似的种间复合体，它体现的是寄生性，而不是以松茸和松树为代表的共生性。虫草还是一种跨物种界限的种间复合体，但不同时期和文化对其形成的解释各不相同。虫草也跨越了身份的界限，它看起来既是一种奇怪的蠕虫和草叶的自然组合，又是一种强效的药物。虫草的这两种身份很少相互分离，这在激励人们帮助其从青藏高原和喜马拉雅山周围向外流动方面发挥了重要的作用。从 15 世纪到 18 世纪初，这些人推动了虫草向东挺进。凭借自古以来就植根于中国人想象中的种间转化观念，虫草轻易地俘获了人心。中国大众逐渐给虫草奇妙的转化行为赋予了自己的文化内涵，利用其在医药和饮食方面的经济价值，并在预先建立的医学框架内研究其药用特性，从而将虫草从一种异域情调产物转变为一种受人推崇的中药材。有了这一新身份，虫草在北京紫禁城备受青睐，并流传到苏州、上海和其他东部或东南部城市。在汉藏文化背景下，虫草的早期传播并没有出现严重的知识紧张关系。

---

[1]　新华社：《冬虫夏草在藏北高原人工培育成功》，《中国药业》2004 年第 9 期，第 6 页。

[2]　Anna L. Tsing, *The Mushroom at the End of the World: On the Possibility of Life in Capitalist Ruins*, Princeton: Princeton University Press, 2015, pp. vii, 287.

从 18 世纪初到 19 世纪末，在虫草这种有趣的生物前往法国、日本、英国、俄国和美国等跨国环境的过程中，有更多的人参与进来，他们同时在寻找新的博物学标本和有效的药物。自 20 世纪初以来，虫草的海外冒险从未停止。奥地利博物学家韩马迪（Heinrich Handel Mazzetti）带了几捆虫草［Cordyceps sinensis（Berk.）Sacc.］到维也纳，这是1914—1918 年他在中国西南地区做博物学考察时在四川收集的。① 1917 年，美国农业部的两位科学家发表了他们关于虫草生理作用的研究，作为研究对象的虫草是由植物猎人弗兰克·迈耶（Frank Meyer）带到美国的。② 英国圣公会传教士詹姆士·斯普雷克利（James Spreckley）1906 年出发去中国西部，后来在四川绵州（今四川绵阳东）定居。③ 几年后，他遇到了前文提到的博物学家弗兰克·金登·沃德，当时后者正途经这座城市。④ 1930 年，科学杂志《自然》（*Nature*）

① Heinrich Lohwag, ' Beobachtungenan *Cordyceps sinensis*（Berk.）Sacc. und Verwandten Pilzen', *Öesterreichische Botanische Zeitschrift*, 1923, 72（6-8）: 294-302. 也可见 Heinrich Handel-Mazzetti, *SymbolaeSinicae*（Part 2）, Wien: Verlag von Julius Springer, 1937, p. 27. 有关韩马迪的生平，见 Erwin Janchen, ' Heinrich Freiherr von Handel-Mazzetti', *Berichte der Deutschen Botanischen Gesellschaft*, 1939, 57: 179-201。

② John F. Brewster and Carl L. Alsberg, ' Note on the Physiological Action of *Cordyceps sinensis*', *Journal of Pharmacology and Experimental Therapeutics*, 1917, 10（4）: 277-280. 关于迈耶的生平，见 Isabel S. Cunningham, *Frank N. Meyer: Plant Hunter in Asia*, Ames: Iowa State University Press, 1984。

③ Anonymous, ' Missionary Departures during October, 1906', *The Church Missionary Intelligencer*, 1906, 57（10）: 800; The China Continuation Committee, *Directory of Protestant Missions in China*, Shanghai: Kwang Hsüeh Publishing House, 1921, pp. 7, 247, 343.

④ Frank Kingdon Ward, *On the Road to Tibet*, Shanghai: Shanghai Mercury, 1910, pp. 83-84.

报道称，大英博物馆植物学系从斯普雷克利那里收到了"三捆中国真菌，即虫草（Cordyceps sinensis）"，这是一种"著名的药物"，"显然只能在西藏边地"发现，"据说可以给人活力，并与炖鸭子一起食用"。① 根据大卫·胡珀（David Hooper）1929 年的一份报告，在东南亚，虫草是马来亚中国药剂师使用的药物之一，"因为它具有滋补和壮阳的特性"。② 1983 年，美国波士顿的唐人街已经有虫草出售了。③ 显然，虫草的历史已经变得越来越国际化。

在 18、19 世纪的欧洲，虫草引起了博物学和本草学前沿学者的广泛关注。虫草是欧洲研究真菌寄生在动物身上的重点，这类研究使博物学家在欧洲自然分类中创造了新的分类。虫草这一中国奇珍的去神秘化符合欧洲将全球自然界生物物化的工程。在这个工程中，虫草和其他新描述的物种具象了自然文化鸿沟。这赋予"现代"人类权力话语，以定义现代和"古老而稳定的过去"。④ 使用了新的欧洲科学理论和更深入的显微镜观察方式后，虫草被解构成真菌和幼虫，但它从一个自然奇珍转变为一个科学奇迹，吸引了越来越多的分类学家、生药学家和医生来共同研究。欧洲对虫草的分类鉴定有助于其采购，并协同了欧洲的本草企业。现在，中

---

① Anonymous, 'News and Views', Nature, 1930, 126(3187): 856. 例见'News: The Department of Botany of the British Museum', The North-China Daily News, 22 December 1930, Section 7。

② David Hooper, 'On Chinese Medicine: Drugs of Chinese Pharmacies in Malaya', The Gardens' Bulletin, Straits Settlements, 1929, 6(1-5): 43.

③ Edmund W. Davis, 'Notes on the Ethnomycology of Boston's Chinatown', Botanical Museum Leaflets, Harvard University, 1983, 29(1): 59-67.

④ Bruno Latour, We Have Never Been Modern, Catherine Porter (trans.), Cambridge, MA: Harvard University Press, 1993, p. 10.

国和欧洲对虫草自然分类和性质的认知出现了显著的认识论的不可公度性。然而，中国人关于虫草的名称、医疗用途和地理分布的知识，在欧洲仍然因其实用性而受到重视。同时，欧洲与虫草相关的科学知识也带来了新的医学理解和实践，19 世纪末虫草与顺势疗法的交汇就证明了这一点。

随着科学事业的全球化，科学的话语权和围绕虫草的知识紧张关系在 19 世纪的日本出现了。日本人将虫草这种自然奇珍与其他类似的国内外生物联系在一起，然后抹去了它的独特性，将其纳入昆虫-真菌的范畴。虫草再次被解构为两个不同的、不可转化的物种，与欧洲自然分类中的其他类似物种组成一个分类；微观结构被用来支持虫草形成的科学理论。有趣的是，汉语中对虫草的称呼也进入了日语，其含义被扩展到包括其他类似的昆虫-真菌，这显示了共享词汇的语义边界。随着明治日本科学界对博物学和医学研究在政治和知识上的投入，再加上科学现代性在新的权力话语中的表现，日本新型的科学机构和研究方法成为具有改革思想的中国人的学习榜样。20 世纪上半叶，中国对本土物种和药物的描述和研究在风格上发生了显著的认知变化，这在虫草上表现得很明显。关于其真菌性质、分类等新的科学事实最初是通过翻译从日本传播到中文世界的，许多中国知识分子也努力普及这些真实的知识，并进一步对其进行了真菌学、化学和药理学研究，将科学的权威延伸到了中国学界。

民国时期，本土天然产品在很大程度上奠定了中国消费文化和医药市场的基础。在现代科学与这些天然产品相交的时候，虫草的社会生命也与现代科学的本地化相交。科学的力量引发了有关中医学的各种反应。尽管现代科学与中医学理论之间存在紧张关系，但很多科学家或生物医学从业者及中医医生对中药材及其相关经验知识有着共同的兴趣，因为它们对化学药物和药物替代品的科学探索具有潜在的价值；并且，它们实际有效地证明了中医本草学具有潜在的科学性。在我国以本草为主的中医药科学化建设方面，陈存仁是汇通派医生的代表。他1935年主编出版的辞典提供了一种新的现代中医本草学，反映了他宣传要革除谬误和不科学的中医理论的革命精神。同时，陈存仁保留了丰富的本土实证医学知识，吸收了许多科学或生物医学方面的知识。如"虫草"词条所示，其辞典中的知识是多元的，有时甚至是互相矛盾的，但这正揭示了民国学界在追求科学现代性的过程中，中医本草学转变的断裂性和连续性。然而，中医本草学的汇通科学化基本上停留在理论和文本层面，并增强了科学的权威性。科学化很难在中医所用的药物中具体体现出来。民国时期，除极个别例外，对中药材的科学研究没有发现新的临床安全的化学药物。此类科学研究之企图在虫草那里也遭受了失败。

　　20世纪和21世纪初，虫草和大量其他具有药用价值的天然产品被大量消费。对于中医来说，这是一个愉快而有利可图的时代。[1] 虫草在市场上占据着举世瞩目的地位，

---

[1]　David Cyranoski, ' Why Chinese Medicine is Heading for Clinics around the World', *Nature*, 2018, 561(7724): 448-450; Paul Kadetz and Michael Stanley-Baker, ' About Face: How the People's Republic of China Harnessed Health to Leverage Soft Power on the World Stage', *Frontiers in Human Dynamics*, 2022, 3: 774, 765.

在 2007 年以每克 30 英镑的价格超过了人参和燕窝，独占鳌头；[①] 在 2010 年代中期，平均价格在每克 44—66 英镑，有时甚至约为 116 英镑。[②] 毫无疑问，在高度商品化的虫草背后，一定有商业资本和知识生产的复杂融合，这也塑造了其持续的社会生命。如今，真菌是包装、室内设计甚至房屋建筑中环保材料的潜在来源。[③] 2016 年 4 月 8 日，一艘美国货运飞船甚至将一些真菌样本运送到国际空间站，目的是从其次级代谢产物中探索新药。[④] 这些事件标志着人类和真菌共存时代的开始。不过，此类当代故事面向的是未来的研究计划，超越了本书对医学和科学史的学术研究范围。

---

① Richard Stone, ' Last Stand for the Body Snatcher of the Himalayas?', *Science*, 2008, 322(5905): 1182.

② 董彩虹等：《我国虫草产业发展现状、问题及展望——虫草产业发展金湖宣言》，《菌物学报》2016 年第 1 期。

③ Elvin Karana et al. , ' When the Material Grows: A Case Study on Designing (with) Mycelium-based Materials', *International Journal of Design*, 2018, 12 (2): 119-136.

④ Jillian Romsdahl et al. , ' International Space Station Conditions Alter Genomics, Proteomics, and Metabolomics in *Aspergillus nidulans*', *Applied Microbiology and Biotechnology*, 2019, 103: 1363-1377.

主要参考文献

史料

斌良：《抱冲斋诗集》，《续修四库全书》第 1508 册，上海古籍出版社，2002。

曹炳章：《讨论冬虫夏草之种类及效用》，《绍兴医药学报》第 7 卷第 3 号，1917 年。

陈存仁主编《中国药物标本图影》，上海：世界书局，1935。

陈存仁主编《中国药学大辞典》，上海：世界书局，1935。

陈登龙编《里塘志略》，《中国方志丛书·西部地方》第 29 册，成文出版社，1970。

陈可冀主编《清宫医案集成》，科学出版社，2009。

《打箭炉志略》，《中国西藏及甘青川滇藏区方志汇编》第 40 册，学苑出版社，2003。

道光《巴塘志略》，《中国西藏及甘青川滇藏区方志汇编》第 40 册，学苑出版社，2003。

道光《普洱府志》，学署，1850。

丁宝桢：《丁文诚公奏稿》，《续修四库全书》第 509 册，上海古籍出版社，2002。

丁福保：《化学实验新本草》，上海：文明书局，1912。

杜钟骏：《抉瘾刍言》，京华印书局，1920。

段鹏瑞：《盐井乡土志》，《中国地方志集成·西藏府县志》，巴蜀书社，1995。

傅恒等：《钦定西域同文志》，《文渊阁四库全书》第 235 册，台湾商务印书馆，1983。

冠生园：《新发明冬虫草鸣上市》，《申报》1925 年 1 月 1 日，第 19 版。

《光绪朝上谕档》第 11 册，广西师范大学出版社，1996。

光绪《崇化屯志略》，《中国地方志集成·四川府县志辑》第 66 册，巴蜀书社，1992。

光绪《打箭厅志》，《中国地方志集成·四川府县志辑》第 66 册，巴蜀书社，1992。

光绪《会理州志》，《中国方志丛书·华中地方》第 367 册，成文出版社，1976。

《光绪丽江府志》，政协丽江市古城区委员会文史资料委员会，2005。

光绪《新宁县志》，台北：台湾学生书局，1968。

光绪《新修中甸厅志书》，《中国地方志集成·云南府县志辑》第 82 册，凤凰出版社，2009。

光绪《盐源县志》，《中国地方志集成·四川府县志辑》第 70 册，巴蜀书社，1992。

光绪《越嶲厅全志》，《西南稀见方志文献》第 48 册，兰州大学出版社，2003。

郝懿行：《证俗文》，《续修四库全书》第 192 册，上海古籍出版社，2002。

和瑛：《三州辑略》，《中国方志丛书·西部地方》第 11 册，成文出版社，1968。

洪士提反：《万国药方》，上海：美华书馆，1890。

胡适：《科学与人生观·序》，《科学与人生观》，上海：亚东图书馆，1923。

黄廷桂等：《四川通志》，《文渊阁四库全书》第 559 册，台北：台湾商务印书馆，1983。

交通部邮政总局编辑《中国通邮地方物产志》，上海：商务印书馆，1937。

《库车直隶州乡土志》，马大正等整理《新疆乡土志稿》，新疆人民出版社，2010。

李诚：《万山纲目》，《四库未收书辑刊》第 9 辑第 6 册，北京出版社，2000。

李心衡：《金川琐记》，《丛书集成初编》，商务印书馆，1936。

李佐贤：《吾庐笔谈》，利津：李氏藏板，1875。

刘丕基：《人间误解的生物》，上海：商务印书馆，1928。

刘赞廷：《嘉黎县志》《察雅县志》《盐井县志》《九族县志》《恩达县志》，《中国地方志集成·西藏府县志》，巴蜀书社，1995。

龙云等：《新纂云南通志》，云南人民出版社，2007。

鲁迅：《赌咒》，《申报》1933 年 2 月 14 日，第 17 版。

陆尔逵等编《辞源》，上海：商务印书馆，1915。

陆文郁：《辛农见闻随笔》，《广智馆星期报》第 154 期，1932 年。

马揭修、盛绳祖：《卫藏图识》，《中国西藏及甘青川滇藏区方志汇编》第 1 册，学苑出版社，2003。

民国《恩平县志》，《中国方志丛书·华南地方》第 184 册，成文出版社，1974。

庞京周：《上海市近十年来医药鸟瞰（续）》，《申报》1933 年 9 月 11 日，第 18 版。

裴鉴：《银耳和夏草冬虫》，《科学世界》第 3 期，1947 年。

七十一：《西域闻见录》，《清抄本林则徐等西部纪行三种》，全国图书馆文献缩微复制中心，2001。

齐学裘：《见闻续笔》，《续修四库全书》第 1181 册，上海古籍出版社，2002。

乾隆《茂州志》，《故宫珍本丛刊》第 221 册，海南出版社，2001。

乾隆《雅州府志》，《中国方志丛书·西部地方》第 28 册，成文出版社，1969。

秦武域：《闻见瓣香录》，《丛书集成续编》第 24 册，新文丰出版公司，1989。

《清实录》，中华书局，1987。

沙琛：《点苍山人诗钞》，《续修四库全书》第 1483 册，上海古籍出版社，2002。

沈寿榕：《玉笙楼诗录》，《续修四库全书》第 1557 册，上海古籍出版社，2002。

沈维材：《樗庄文稿》，《四库未收书辑刊》第 10 辑第 21 册，北京出版社，2000。

沈希：《冬虫夏草煨鸭》，《长寿》第 144 期，1935 年。

盛增秀主编《王孟英医学全书》，中国中医药出版社，1999。

《四川通志》，巴蜀书社，1984。

宋咸熙：《耐冷谭》，《清诗话三编》第 6 册，上海古籍出版
社，2014。

檀萃：《黔囊》，《黔南丛书》第 5 辑第 2 册，贵阳文通书局，
1938。

唐秉钧：《文房肆考图说》，《新修四库全书》第 1113 册，
上海古籍出版社，2002。

唐国海等：《上海唐氏族谱》，本祠藏版，1834。

唐宗海：《本草问答》，王咪咪、李林主编《唐容川医学全
书》，中国中医药出版社，1999。

唐宗海：《医易通说》，巴蜀书社，1992。

陶秉珍：《昆虫漫话》，上海：开明书店，1937。

同升阁书房：《满汉缙绅全书》，《清代缙绅录集成》（1），
大象出版社，2008。

王大枢：《西征录》，《国家图书馆藏古籍珍本游记丛刊》第
14 册，线装书局，2003。

王培荀：《听雨楼随笔》，魏尧西点校，巴蜀书社，1987。

王世睿：《进藏纪程》，《续修四库全书》第 737 册，上海古
籍出版社，2002。

魏荔彤：《怀舫诗集》，《四库全书存目丛书补编》第 4 册，
齐鲁书社，2001。

翁同龢：《翁同龢日记》，陈义杰点校，中华书局，1989。

吴冰心：《冬虫夏草》，《博物学杂志》第 1 期，1914 年。

吴敬梓：《儒林外史》，人民文学出版社，1977。

吴其濬：《植物名实图考》，上海：商务印书馆，1957。

吴仪洛：《本草从新》，上海科学技术出版社，1982。

《西藏记》，《丛书集成初编》，商务印书馆，1936。

萧腾麟：《西藏见闻录》，《中国西藏及甘青川滇藏区方志汇编》第 2 册，学苑出版社，2003。

小田势助：《冬虫夏草》，藤田丰八译，《农学报》第 114 册，1900 年。

谢圣纶辑《滇黔志略点校》，贵州人民出版社，2008。

徐珂编撰《清稗类钞》，中华书局，1984。

徐昆：《柳崖外编》，京华出版社，2006。

许鸿磐：《方舆考证》，济宁：潘氏华鉴阁，1918。

许乃毅：《瑞芍轩诗钞》，《清代诗文集汇编》第 548 册，上海古籍出版社，2010。

亚波：《冬虫夏草之真相》，《大同周报》第 2 期，1913 年。

杨守绅：《冬虫夏草菌素（Cordycepin）之初步研究报告》，《国防科学简报》第 2 卷第 9 期，1948 年。

姚莹：《康輶纪行》，黄山书社，1990。

伊藤笃太郎：《冬虫夏草说》，《农学报》第 231 册，1903 年。

有泰：《有泰驻藏日记》，全国图书馆文献缩微复制中心，1992。

余云岫：《科学的国产药物研究之第一步》，《学艺》第 2 卷第 4 期，1920 年。

余云岫：《科学的国产药物研究之第一步（续前）》，《学艺》第 2 卷第 5 期，1920 年。

俞樾：《春在堂诗编》，《续修四库全书》第 1551 册，上海古籍出版社，2002。

袁大化等：《新疆图志》，《续修四库全书》第 649、650 册，上海古籍出版社，2002。

袁栋：《书隐丛说》，《续修四库全书》第 1137 册，上海古籍出版社，2002。

张海：《西藏纪述》，《中国方志丛书·西部地方》第 34 册，成文出版社，1968。

张继：《定瞻厅志略》，《中国西藏及甘青川滇藏区方志汇编》第 40 册，学苑出版社，2003。

张澍：《养素堂诗集》，《续修四库全书》第 1506 册，上海古籍出版社，2002。

张澍：《养素堂文集》，《续修四库全书》第 1506 册，上海古籍出版社，2002。

赵学敏：《本草纲目拾遗》，闫冰等校注，中国中医药出版社，1998。

郑光祖：《一斑录》，《续修四库全书》第 1140 册，上海古籍出版社，2002。

中华人民共和国卫生部药典委员会编《中华人民共和国药典》，人民卫生出版社，1978。

周希武：《玉树调察记》，《中国方志丛书·西部地方》第 37 册，成文出版社，1968。

朱凤竹：《不可思议之虫类》，《红杂志》第 2 卷第 34 期，1924 年。

朱樟：《观树堂诗集》，《四库全书存目丛书》集部第 258 册，齐鲁书社，1997。

竺可桢：《竺可桢全集》第 14 卷，上海科技教育出版社，2008。

祝德麟：《悦亲楼诗集》，《续修四库全书》第 1462 册，上海古籍出版社，2002。

安田篤「「きさなぎたけ」（冬虫夏草ノ一種）」『植物學雜誌』第 8 巻第 92 期、1894 年。

安田篤「蠟二寄生スル冬虫夏草二就テ」『植物學雜誌』第

8 卷第 90 期、1894 年。

白井光太郎『植物妖異考』甲寅叢書刊行所、1914。

丹羽正伯『丹羽正伯産日記』、1739。

多紀元簡『医勝』第 3 冊、聿修堂、1809。

広川獬『長崎聞見録』第 3 冊、林伊兵衛等、1800。

江崎悌三「福岡縣八女郡産夏蟲冬草に就て」『九州帝國大學農學部學藝雜誌』第 3 卷第 3 期、1929 年。

栗田萬次郎「續支那博物彙攷（承前）」『東京地學協會報告』第 11 卷第 9 期、1889 年。

梅野多喜蔵・三谷有信『筑後地誌略』金文堂、1879。

青木昆陽『續昆陽漫録補』日本随筆大成編輯部編『日本随筆大成』第 10 卷、吉川弘文館、1928。

三好學「冬蟲夏草ノ辨」『植物学雑誌』第 2 卷第 13 期、1888 年。

藤井咸齋『增補手板發蒙』山城屋佐兵衛、1823。

小田勢助「冬蟲夏草」『昆蟲世界』第 2 卷第 12 冊、1898 年。

小野蘭山等『重修本草綱目啓蒙』第 28 冊、菱屋吉兵衛、1844。

小原桃洞『桃洞遺筆』第 3 卷、阪本屋喜一郎、1833。

柚木常盤『舶來夏草冬蟲圖』、1801。

增島蘭園『菌史』第 5 冊、1811。

Bailey, Frederick M. *No Passport to Tibet*, London：Rupert Hart-Davis, 1957.

Berkeley, Miles J. 'On Some Entomogenous Sphaeriae', *The London Journal of Botany*, 1843, 2：205-211.

Braun, R. *List of Medicines Exported from Hankow and the Other*

Yangtze Ports, Shanghai: Statistical Department of the Inspectorate General of Customs, 1888.

Chen, Ko Kuei and Carl F. Schmidt. 'Ephedrine and Related Substances', *Medicine*, 1930, 9 (1): 1-117.

de Bondaroy, Auguste-Denis Fougeroux. 'Mémoire sur des Insectes sur Lesquels on Trouve des Plantes', *Histoire de l'Académie Royale des Sciences*, 1769, 1: 467-476.

de Réaumur, René-Antoine Ferchault. 'Remarques sur la Plante Appellée à la Chine Hia Tsao Tom Tchom, ou Plante Ver', *Histoire de l'Académie Royale des Sciences*, 1726, 1: 302-306.

Dorje, Jampel. *mDzes mTshar Mig rGyan*, Lokesh Chandra (ed.), New Delhi: International Academy of Indian Culture, 1971.

Dorje, Zurkhar Nyamnyi. *Man nGag bYe Ba Ring bSrel*, Pecin: Mirik Petrunkhang, 2005, pp. 308-310.

Downing, Charles T. *The Fan-Qui in China, in 1836-7*, Vol. 2, London: Henry Colburn, 1838.

Du Halde, Jean-Baptiste (ed.), *Lettres Édifiantes et Curieuses, Écrites des Missions Étrangères* (Recueil 17), Paris: Nicolas Le Clerc, 1726.

Du Halde, Jean-Baptiste (ed.), *Lettres Édifiantes et Curieuses, Écrites des Missions Étrangères* (Recueil 24), Paris: Nicolas Le Clerc, 1739.

Du Halde, Jean-Baptiste. *Description Géographique, Historique, Chronologique, Poli-tique, et Physique de l'Empire de la Chine et de la Tartarie Chinoise, Enrichie des Cartes Générales et Par-*

ticulieres de Ces Pays, *de la Carte Générale & des Cartes Partic-*
ulieres du Thibet, *& de la Corée*, *& Ornée d'un Grand Nombre*
de Figures & de Vignettes Gravées en Taille-Douce (Tome 3),
Paris: Chez P. G. Le Mercier, Imprimeur-Libraire, rue Saint
Jacques, au Livre d'Or, 1735.

Edwards, George. *Gleanings of Natural History* (Part 3), Lon-
don: Printed for the Autor, at the Royal College of Physicians,
1764.

Gonpo, Yuthog Yonten. *bDud rTsi sNying Po Yan Lag brGyad Pa*
gSang Ba Man nGag Gi rGyud Ces Bya Ba bZhugs So, Pecin:
Mi Rigs dPe sKrun Khang, 2005.

Gordon, Charles A. *An Epitome of the Reports of the Medical Officers*
to the Chinese Imperial Maritime Customs Service, *from* 1871 *to*
1882, London: Baillière, Tindall, and Cox, 1884.

Gray, George R. *Notices of Insects That Are Known to Form the*
Bases of Fungoid Parasites, Hampstead: Privately Printed,
1858.

Huc, Evariste Régis. *L' Empire Chinois* (Tome 1), Paris:
L'Imprimerie Impériale, 1854.

Ivatts, E. B. 'Torrubia Sinensis', *The New York Medical Times*,
1886, 14 (5): 137-138.

Jones, Alexander C. 'The Chinese Insect-Fungus Drug', *Insect*
Life, 1891, 4 (3-4): 216-218.

Liu, Hsiao-Liang. 'Ya Tan Tzu-A New Specific for Amebic Dysen-
tery', *Chinese Medical Journal*, 1937, 52 (1): 89-94.

Lloyd, Curtis G. and Nathaniel Gist Gee. 'Cordyceps sinensis, from N. Gist Gee, China', *Mycological Notes*, 1918, (54): 766-768.

Matignon, Jean-Jacques. 'The Anatomy and Surgery of the Chinese', *Medical Record*, 1898, 53 (13): 466-467.

Order of the Inspector General of Customs, *List of Chinese Medicines*, Shanghai: Statistical Department of the Inspectorate General of Customs, 1889.

Pereira, Jonathan. 'Notice of a Chinese Article of the Materia Medica, Called 'Summer-Plant-Winter-Worm' ', *Pharmaceutical Journal and Transactions*, 1843, 2 (9): 591-594.

Pereira, Jonathan. *The Elements of Materia Medica and Therapeutics* (Vol. 2), Philadelphia: Blanchard and Lea, [1842] 1854.

Pratt, Antwerp E. *To the Snows of Tibet Through China*, London: Longmans, Green, and Co., 1892.

Read, Bernard E. 'Insects used in Chinese Medicine', *Journal of the North China Branch of the Royal Asiatic Society*, 1940, 71: 22-32.

Reeves, John. 'An Account of Some of the Articles of the Materia Medica Employed by the Chinese', *Transactions of the Medico-Botanical Society of London*, 1828, 1 (2): 24-27.

Rockhill, William W. *Diary of A Journey Through Mongolia and Tibet in 1891 and 1892*, Washington: The Smithsonian Institution, 1894.

Saunders, William W. 'March 1st. -W. W. Saunders, Esq., F. L. S., President, in the Chair', *Journal of Proceedings of* the Entomological Society of London, 1841, 1: 22-26.

Short, 'Remarks on Sphaeria robertsi and S. sinensis', The Floricultural Cabinet, and Florists' Magazine, 1850, 18: 200 - 202.

Smith, Frederick P. 'Chinese Blistering Flies', The Medical Times and Gazette, 1871, 1: 689-690.

Smith, Frederick P. Contributions towards the Materia Medica & Natural History of China, Shanghai and London: American Presbyterian Mission Press and Trübner & Co. , 1871.

Stuart, George A. Chinese Materia Medica, Shanghai: American Presbyterian Mission Press, 1911.

Tatarinov, Alexander. Catalogus Medicamentorum Sinensium, quae Pekini Comparanda et Determinanda Curavit, Petropoli: [Press Unknown], 1856.

Teng, Shu Chun. 'Additional Fungi from Southwestern China', Contributions from the Biological Laboratory of the Science Society of China: Botanical Series, 1932, 8 (1): 1-4.

Thunberg, Carl P. Travels in Europe, Africa, and Asia, Performed Between the Years 1770 and 1779 (Vol. 3), Charles Hopton (trans.), London: Printed for F. and C. Rivington, 1796.

von Siebold, Philipp Franz. Nippon: Archiv zur Beschreibung von Japan, Leyden: Bei Dem Verfasser, 1832.

Ward, Frank Kingdon. The Mystery Rivers of Tibet, London: Seeley Service & Co. , 1923.

Watson, William. 'An Account of the Insect Called the Vegetable

Fly', *Philosophical Transactions*, 1763, 53: 271-274.

Wilson, Ernest H. *A Naturalist in Western China* (Vol. 2), London: Methuen & Co., 1913.

著作

陈新谦、张天禄编著《中国近代药学史》，人民卫生出版社，1992。

关雪玲：《清代宫廷医学与医学文物》，紫禁城出版社，2008。

何新华：《清代贡物制度研究》，社会科学文献出版社，2012。

蓝勇：《四川古代交通路线史》，西南师范大学出版社，1989。

梁宗琦主编《中国真菌志》第 32 卷，科学出版社，2007。

刘寿山主编《中药研究文献摘要（1820—1961）》，科学出版社，1963。

孟醒仁：《吴敬梓年谱》，安徽人民出版社，1981。

上海市医药公司等编著《上海近代西药行业史》，上海社会科学院出版社，1988。

苏精：《西医来华十记》，台北：元华文创股份有限公司，2019。

王明珂：《羌在汉藏之间：川西羌族的历史人类学研究》，台北：联经出版公司，2003。

熊月之：《西学东渐与晚晴社会》，中国人民大学出版社，2011。

薛愚主编《中国药学史料》，人民卫生出版社，1984。

赵洪钧编著《近代中西医论争史》，安徽科学技术出版社，1989。

中华中医药学会编《中国中医药学科史》，中国科学技术出版社，2014。

奥沢康正『冬虫夏草の文化誌』石田大成社、 2012。

大庭脩『江戸時代における 中国文化受容の研究』同朋舎、1984。

小林義雄『日本中国菌類歴史と 民俗学』廣川書店、1983。

Ainsworth, Geoffrey C. *Introduction to the History of Mycology*, Cambridge: Cambridge University Press, 1976.

Andrews, Bridie. *The Making of Modern Chinese Medicine, 1850–1960*, Vancouver: University of British Columbia Press, 2014.

Bian, He. *Know Your Remedies: Pharmacy and Culture in Early Modern China*, Princeton: Princeton University Press, 2020.

Bivins, Roberta. *Alternative Medicine? A History*, Oxford: Oxford University Press, 2007.

Bretschneider, Emil. *History of European Botanical Discoveries in China*, London: Sampson Low, Marston and Co. , 1898.

Brockey, Liam M. *Journey to the East: The Jesuit Mission to China, 1579–1724*, Cambridge, MA: Harvard University Press, 2007.

Brunero, Donna. *Britain's Imperial Cornerstone in China: The Chinese Maritime Customs Service, 1854–1949*, London: Routledge, 2006.

Cook, Harold J. *Matters of Exchange: Commerce, Medicine, and Science in the Dutch Golden Age*, New Haven: Yale University Press, 2007.

Daston, Lorraine and Katharine Park. *Wonders and the Order of Nature, 1150–1750*, New York: Zone Books, 1998.

Daston, Lorraine and Peter Galison. *Objectivity*, New York: Zone Books, 2007.

Dehergne, Joseph. *Répertoire des Jésuites de Chine de 1552 à 1800*, Roma: Institutum Historicum S. I. , 1973.

Elman, Benjamin A. (ed.), *Antiquarianism, Language, and Medical Philology: From Early Modern to Modern Sino-Japanese Medical Discourses*, Leiden: Brill, 2015.

Elman, Benjamin A. *On Their Own Terms: Science in China, 1550-1900*, Cambridge, MA: Harvard University Press, 2005.

Erikson, Emily. *Between Monopoly and Free Trade: The English East India Company, 1600-1757*, Princeton: Princeton University Press, 2014.

Fan, Fa-ti. *British Naturalists in Qing China: Science, Empire, and Cultural Encounter*, Cambridge, MA: Harvard University Press, 2004.

Furth, Charlotte et al. (eds.), *Thinking with Cases: Specialist Knowledge in Chinese Cultural History*, Honolulu: University of Hawai'i Press, 2007.

Gerth, Karl. *China Made: Consumer Culture and the Creation of the Nation*, Cambridge, MA: Harvard University Press, 2003.

Goldschmidt, Asaf. *The Evolution of Chinese Medicine: Song Dynasty, 960-1200*, London: Routledge, 2009.

Goodman, Grant K. *Japan and the Dutch, 1600-1853*, London: Routledge Curzon, 2000.

Hsia, Florence C. *Sojourners in a Strange Land: Jesuits and Their Scientific Missions in Late Imperial China*, Chicago: The

University of Chicago Press, 2009.

Hsu, Elisabeth (ed.), *Innovation in Chinese Medicine*, Cambridge: Cambridge University Press, 2001.

Jackson, Terrence. *Network of Knowledge: Western Science and the Tokugawa Information Revolution*, Honolulu: University of Hawai'i Press, 2016.

Jansen, Marius B. *China in the Tokugawa World*, Cambridge, MA: Harvard University Press, 1992.

Latour, Bruno. *Reassembling the Social: An Introduction to Actor-Network-Theory*, Oxford: Oxford University Press, 2005.

Latour, Bruno. *We Have Never Been Modern*, Catherine Porter (trans.), Cambridge, MA: Harvard University Press, 1993.

Lei, Sean Hsiang-Lin. *Neither Donkey nor Horse: Medicine in the Struggle over China's Modernity*, Chicago: The University of Chicago Press, 2014.

Low, Morris. *Science and the Building of a New Japan*, New York: Palgrave Macmillan, 2005.

Lyte, Charles. *Frank Kingdon-Ward: The Last of the Great Plant Hunters*, London: John Murray, 1989.

Marcon, Federico. *The Knowledge of Nature and the Nature of Knowledge in Early Modern Japan*, Chicago: The University of Chicago Press, 2015.

Mayr, Ernst. *The Growth of Biological Thought: Diversity, Evolution, and Inheritance*, Cambridge, MA: The Belknap Press of Harvard University Press, 1982.

Money, Nicholas P. *Mushroom*, Oxford: Oxford University

Press, 2011.

Nappi, Carla. *The Monkey and the Inkpot: Natural History and Its Transformations in Early Modern China*, Cambridge, MA: Harvard University Press, 2009.

Perdue, Peter C. *China Marches West: The Qing Conquest of Central Eurasia*, Cambridge, MA: The Belknap Press of Harvard University Press, 2005.

Pfister, Louis. *Notices Biographiques et Bibliographiques sur les Jésuites de l'Ancienne Mission de Chine, 1552 - 1773*, Changhai: Imprimerie de la Mission Catholique, 1932.

Ratcliff, Marc J. *The Quest for the Invisible: Microscopy in the Enlightenment*, Burlington: Ashgate, 2009.

Scheid, Volker. *Chinese Medicine in Contemporary China: Plurality and Synthesis*, Durham: Duke University Press, 2002.

Scheid, Volker. *Currents of Tradition in Chinese Medicine, 1626 - 2006*, Seattle: Eastland Press, 2007.

Schneider, Laurence. *Biology and Revolution in Twentieth-Century China*, Lanham: Rowman & Littlefield Publishers, 2003.

Simoons, Frederick J. *Food in China: A Cultural and Historical Inquiry*, Boca Raton: CRC Press, 1991.

Taylor, Kim. *Chinese Medicine in Early Communist China, 1945 - 63: A Medicine of Revolution*, London: Routledge Curzon, 2005.

Tsing, Anna L. *The Mushroom at the End of the World: On the Possibility of Life in Capitalist Ruins*, Princeton: Princeton University Press, 2015.

Tu, Youyou. *From Artemisia annua L. to Artemisinins: The Dis-*

covery and Development of Artemisinins and Antimalarial A-gents, San Diego： Academic Press，2017.

Unschuld，Paul U. and Hermann Tessenow. *Huang Di Nei Jing Su Wen： An Annotated Translation of Huang Di's Inner Classic-Basic Questions*, Berkeley： University of California Press，2011.

Unschuld，Paul U. and Zheng Jinsheng. *Chinese Traditional Healing： The Berlin Collections of Manuscript Volumes from the 16th through the Early 20th Century*, Leiden： Brill，2012.

Waddell，Mark A. *Jesuit Science and the End of Nature's Secrets*, London： Routledge，2016.

Winterbottom，Anna. *Hybrid Knowledge in the Early East India Company World*, New York： Palgrave Macmillan，2016.

论文

陈士瑜：《冬虫夏草诗话》，《食用菌》1991 年第 6 期。

陈守常：《虫草考证》，《农业考古》1993 年第 1 期。

董彩虹等：《我国虫草产业发展现状、问题及展望——虫草产业发展金湖宣言》，《菌物学报》2016 年第 1 期。

范延妮：《伦敦会传教士伊博恩在华中医药研究活动特征及影响》，《中医药导报》2019 年第 9 期。

高晞：《〈格体全录〉抄本及其流传辨析》，《国际汉学》2022 年第 3 期。

郭文深：《俄国东正教驻北京传教士团医生考略》，《世界宗教文化》2012 年第 6 期。

蒋志滨：《基于数据挖掘的方剂配伍规律研究方法探讨》，博士学位论文，南京中医药大学，2015。

蒋三俊：《冬虫夏草考》，《中国食品》1993 年第 12 期。

李民：《19 世纪上半叶俄国对中药的实验性研究》，《暨南史学》2013 年第 8 期。

芦笛：《南图藏〈柑园小识〉抄本初探》，《长江学刊》2014年第 2 期。

聂三：《冬虫夏草谈趣》，《食用菌》1984 年第 1 期。

皮国立：《医疗与近代社会：试析鲁迅的反中医情结》，《中国社会历史评论》2012 年第 13 期。

肖玉秋：《17—19 世纪俄国人对中医的研究》，《史学月刊》2014 年第 3 期。

谢元华：《清宫医案病证与方药的关联性研究》，博士学位论，北京中医药大学，2008。

奥沢康正「冬虫夏草（広義）渡来の歴史と薬物としての受容」『日本医史学雑誌』第 53 巻第 1 期、2007 年。

矢数道明「明治時代における漢薬の薬理学的研究業績とその史的考察：主として猪子吉人氏の漢薬研究をめぐって」『日本東洋醫學雑誌』第 13 巻第 3 号、1962 年。

真柳誠・友部和弘「中国医籍渡来年代総目録（江戸期）」『日本研究』1992 年第 7 期。

真柳誠「江戸期渡来の中国医書とその和刻」山田庆儿・栗山茂久編『歴史の中の病と医学』思文閣、1997。

Boesi, Alessandro and Francesca Cardi. ' *Cordyceps Sinensis* Medicinal Fungus: Traditional Use among Tibetan People, Harvesting Techniques, and Modern Uses', *Herbal Gram*, 2009, (83): 54-63.

Burns, William R. ' East Meets West: How China almost Cured

Malaria', *Endeavour*, 2008, 32 (3): 101-106.

Cook, Harold J. and Timothy D. Walker. 'Circulation of Medicine in the Early Modern Atlantic World', *Social History of Medicine*, 2013, 26 (3): 337-351.

Cook, Harold J. 'Physicians and Natural History', in Nick Jardine et al. (eds.), *Cultures of Natural History*, Cambridge: Cambridge University Press, 1996, pp. 91-105.

Cook, Harold J. 'Translating Chinese Medical Ways in the Early Modern Period', Harold J. Cook (ed.), *Translation at Work: Chinese Medicine in the First Global Age*, Leiden: Brill, 2020, pp. 1-22.

Czaja, Olaf. 'The Use of Insects in Tibetan Medicine', *Études Mongoles et Sibériennes, Centrasiatiques et Tibétaines*, 2019, (50): 1-55.

Dumoulin-Genest, Marie-Pierre. 'Les Plantes Chinoises en France au XVIIIe Siècle: Médiation et Transmission', *Journal d'Agriculture Traditionnelle et de Botanique Appliquée*, 1997, 39 (1): 27-47.

Fan, Fa-ti. 'Victorian Naturalists in China: Science and Informal Empire', *The British Journal for the History of Science*, 2003, 36 (1): 1-26.

Gao, Xi. 'Foreign Models of Medicine in Twentieth-Century China', in Bridie Andrews and Mary B. Bullock (eds.), *Medical Transitions in Twentieth-Century China*, Bloomington: Indiana University Press, 2014, pp. 173-211.

Hanson, Marta and Gianna Pomata. 'Medicinal Formulas and Experiential Knowledge in the Seventeenth-Century Epistemic Exchange between China and Europe', *Isis*, 2017, 108 (1): 1-25.

Heinrich, Michael. 'Ethnopharmacology: A Short History of a Multidisciplinary Field of Research', in Michael Heinrich and Anna K. Jäger (eds.), *Ethnopharmacology*, Chichester: Wiley, 2015, pp. 3-9.

Hu, Shiu Ying. 'History of the Introduction of Exotic Elements into Traditional Chinese Medicine', *Journal of the Arnold Arboretum*, 1990, 71 (4): 487-526.

Imperatorskoj Mediko-Hirurgicheskoj Akademii. 'Otchet o Dejstvii Kitajskih Lekarstv, Ispytannom, po Vysochajshemu Poveleniju, Osobennoj Komissiej, Sostavlennoj pri Imperatorskoj Mediko-Hirurgicheskoj Akademii', *Voenno-Medicinskij Zhurnal*, 1852, 60: 21-46.

Lee, Jen-Der. 'Childbirth in Early Imperial China', *Nan Nü*, 2005, 7 (2): 216-286.

Lei, Sean Hsiang-Lin. 'From Changshan to a New Anti-Malarial Drug: Re-Networking Chinese Drugs and Excluding Traditional Doctors', *Social Studies of Science*, 1999, 29 (3): 323-358.

Li, Min and Leonid P. Churilov. 'Pervoe Nauchno-Klinicheskoe Ispytanie Kita-jskih Lekarstv v Rossii v Seredine XIX Veka', *Zdorov'e-Osnova Chelovecheskogo Potenciala: Problemy i Puti ih Reshenija*, 2013, 8 (2): 624-634.

Lin, Man-houng. 'The Characteristics of China's Traditional

Economy', in Gregory C. Chow and Dwight H. Perkins (eds.), *Routledge Handbook of the Chinese Economy*, London: Routledge, 2015, pp. 1-20.

Loudon, Irvine. 'A Brief History of Homeopathy', *Journal of the Royal Society of Medicine*, 2006, 99 (12): 607-610.

Métailié, Georges. 'Concepts of Nature in Traditional Chinese Materia Medica and Botany (Sixteenth to Seventeenth Century)', in Hans Ulrich Vogel and Günter Dux (eds.), *Concepts of Nature: A Chinese-European Cross-Cultural Perspective*, Leiden: Brill, 2010, pp. 345-367.

Müller-Wille, Staffan. 'Names and Numbers: 'Data' in Classical Natural History, 1758 – 1859', *Osiris*, 2017, 32 (1): 109-128.

Nappi, Carla. 'Winter Worm, Summer Grass: Cordyceps, Colonial Chinese Medicine, and the Formation of Historical Objects', in Anne Digby *et al.* (eds.), *Crossing Colonial Historiographies: Histories of Colonial and Indigenous Medicines in Transnational Perspective*, Cambridge: Cambridge Scholars Publishing, 2010, pp. 21-36.

Ramsbottom, John. 'Presidential Address: The Expanding Knowledge of Mycology since Linnaeus', *Proceedings of the Linnean Society of London*, 1941, 151 (4): 280-367.

Skachkov, Petr Emel'janovich. 'Russkie Vrachi pri Rossijskoj Duhovnoj Missii v Pekine', *Sovetskoe Kitaevedenie*, 1958, (4): 136-148.

Smith, Pamela H. 'Nodes of Convergence, Material Complexes,

and Entangled Itineraries', in Pamela H. Smith (ed.), *En-tangled Itineraries: Materials, Practices, and Knowledges across Eurasia*, Pittsburgh: University of Pittsburgh Press, 2019, pp. 5-24.

Steinkraus, Donald C. and James B. Whitfield, 'Chinese Caterpillar Fungus and World Record Runners', *American Entomologist*, 1994, 40 (4): 235-239.

Sugiyama, Shigeo. 'Traditional Kampo Medicine: Unauthenticated in the Meiji Era', *Historia Scientiarum*, 2004, 13 (3): 209-223.

Sung, Gi-Ho et al. 'Phylogenetic Classification of Cordyceps and the Clavicipitaceous Fungi', *Studies in Mycology*, 2007, 57: 5-59.

Wang, Ming-Ke. 'Searching for Qiang Culture in the First Half of the Twentieth Century', *Inner Asia*, 2002, 4 (1): 131-148.

Wang, Zuoyue. 'Saving China through Science: The Science Society of China, Scientific Nationalism, and Civil Society in Republican China', *Osiris*, 2002, 17 (1): 291-322.

Winkler, Daniel. 'The Mushrooming Fungi Market in Tibet Exemplified by *Cordyceps Sinensis* and *Tricholoma Matsutake*', *Journal of the International Association of Tibetan Studies*, 2008, (4): 1-47.

Witteveen, Joeri. 'Suppressing Synonymy with a Homonym: The Emergence of the Nomenclatural Type Concept in Nineteenth Century Natural History', *Journal of the History of Biology*, 2016, 49 (1): 135-189.

Yeh, Emily T. and Kunga T. Lama, 'Following the Caterpillar Fungus: Nature, Commodity Chains, and the Place of Tibet in China's Uneven Geographies', *Social & Cultural Geography*, 2013, 14 (3): 318-340.

后 记

  "子非鱼，安知鱼之乐？"《庄子》中这著名的一问，我最早是在初中时从姑父家的处世哲学书里碰到的。我在乡村长大，小时候趁着暑假在家附近的池塘或河边钓鱼。为了有收获，自然免不了以人度鱼，鱼在彼时想必也揣摩着人。至若人鱼之间如何知己知彼，有此思考者绝不止我一人。就广义而言，人与草木虫鱼等非人生物的关系，长期以来不仅促使科学家孜孜不倦地研究，而且也为人文学者所津津乐道。若从历史学角度书写草木虫鱼，理想的效果，或许是书中对史料的取舍和解读，不仅能够取得人的一定认同，而且也不至于招致所述对象的一片倒彩。然而要为自然世界代言，谈何容易！

  本书由我的博士学位论文修改而来。诚然，并非任何博士学位论文都适合或值得出版成书。我之所以将其出版，主要是为谋生考虑，另外则是借此督促自己修订论文中的含糊和错漏之处。而且出版所带来的少许收入，也有助于打打牙祭，以及寻获新的研究资料。书中对冬虫夏草的论述虽竭力而为，但囿于我个人对同类和自然世界的有限理解，其中的瑕疵与陋见仍有不少。不过，我对己著虽无滥竽充数之念，但亦无藏之名山之期。它若能起到说书而有据的作用，则功德圆满。

在过去十五年中，我的学术兴趣从生物学转向了生命科学和医学历史。究其原因，乃在于我意识到，自己虽不畏吃苦，但并不适应流行的团队科研模式，且不具备处理复杂的人际关系的能力。而这两点无论对于生物学研究本身来说，还是对于与研究相关的经费申请和实验室建设等都极重要。转向历史研究，则研究和生活相对清静和自由许多，又能结合自己过去所学的专业知识。此外，所处理的对象变为既有资料，虽不时存在资料获取和解读的难题，但起码不用经历自己所见所闻的科学数据处理过程中的天人交战。2012 年，我在经历约两年细胞生物学硕士研究生生活后，因研究进展不顺且缺乏有效指导，加之不想混学位了事，故决定中止学习，于同年 9 月 15 日前往英国，从硕士阶段开始学习科学社会学和科学历史。经过数年苦读，我于 2017 年 5 月 28 日取得博士学位。其间，我为自己在国内的硕士学习办理了退学，所得校文件通知的日期为 2015 年 1 月 12 日。博士毕业后，我在国内工作过一段时间，然于 2019 年 3 月 11 日正式办理完离职手续。退学和离职皆为我主动申请，其间所经所历虽不免五味杂陈，但终究得以渐知鱼之乐，亦幸事也。

古人云："独学而无友，则孤陋而寡闻。"回顾自己的问学之路，十分庆幸遇到五湖四海的朋友，助我渡过许多思索和彷徨的难关。本书英文版致谢部分对此有所提及，但限于篇幅，未臻全面。其中尤值补充的是，我于 2012 年 6 月 1 日抵达台湾，自行游学，住在新北市张之杰老师家，至 6 月 6 日离开台湾并返回大陆。在台期间，受到众多师友接待照顾，除张老师外，还有张廷、刘昭民、巫红霏、钟柏钧、孙郁兴、杨龢之、陈德勤、焜伟、刘广定、刘宗平、邱韵如等。在台期间，一些师友不仅免费以著作相赠，还志愿带我参观中正纪念堂、台北"国家图书馆"、郑和研究会、"中华科技史学会"、野柳海洋世界、野柳地质公园、法鼓山、渔人码头、红树林自然保留区、士林官邸、台北故宫博物院、台湾大学、诚品书店等。那是我平生第一次离开大陆，短短数日而骋怀游目，对世界生出很多新的体会。犹忆6月4日游完台北故宫博物院，我在小憩时与一位阅历与学识兼备的老先生边喝咖啡边攀谈，提及不同的兴趣爱好，以及自己爱书，盼望能有余力藏书。后者对我所议者皆不提倡，最后意味深长地说，如果人生可以重来，他会选择经营一家规模不大的咖啡馆，自此可远离曾经工作中所经历的种种人事纷争（大意如此）。当年我对其言其论颇感不解，如今却时时玩味，略有心得了。

　　相对于国子监和翰林院，抑或象牙之塔，市井生活和普罗大众对我读史解世影响更甚。我也一直与科班保持距离，而以江湖野路子自居。发小张黎（江苏南京）热情率真，常常将我的思绪带回小时候的家乡，对我的求助也几乎有求必应；同窗陈露（江苏南京）多次在工作之余帮我查阅和抄写资料，快人快事，从未抱怨；梁嘉怡（广西北流）与我素未谋面，但在我低谷时不吝鼓励，时时与我品学论世，启发甚多；同窗孙晓满（山东青岛）敏行讷言，始终关注和支持我的职业生涯，且给予诸多宝贵的建议；宗珊珊（山东淄博）常常与我分享生活中的人与事，对我的研究也不吝指教，使我受用不尽；芦笛（陕西宝鸡）与我同年、同名，数次帮我在国内邮寄文稿，并时时问候，叮嘱我平安健康，却不幸于2016 年因病去世；索获瑞（Desiree Sotol）则多次予以解惑，其睿智与真诚使我终生难忘。其他曾以不同形式襄助或点化过我的人仍不在少数，在此就不一一赘述了。我在此略举数例，不仅意在致谢古道热肠但不以学术研究为职业的朋友，彰显其名，更着意指出，学术研究绝非少数人栖身所谓象牙塔中所从事的与世隔绝的特殊活动，而不过与其他众多事业一样，无论在个人层面还是在机构层面，都离不开各种社会关系和资源的影响。当然，父母和家人的开明和默默支持令我辞不胜意，就不在此增添笔墨了。

本书得以出版，既有赖于严娜博士倾心译事，亦蒙社会科学文献出版社李期耀博士的鼎力支持。两位专家严谨且谦和，让我印象深刻，收获良多。"启微"书系既以兼顾专业与通俗，融汇中外，见微知著的理念而著称，则本书入选其列，自是我个人幸事。诚然，尽信书，则不如无书。本书中的故事能否平添茶余饭后之乐，就只能交由读者自行衡鉴。虑及李期耀兄的学术出版事业及其社会意义，我自然盼望本书的销售能够符合预期。当然我也必须如实相告，本书的主角是冬虫夏草，属意千钟粟、黄金屋，或颜如玉者，务宜慎之。

芦　笛

2024 年 4 月 6 日凌晨

译后记

　　非常荣幸，能承译芦笛博士的大作《一虫一草游世界——从微观史看中国本草的全球流通（1700—1949）》。在粗略浏览英文版之后的第一个感觉是，惊喜与不安并存。喜的是，文章旁征博引，参考文献中有多国语言资料，使论证多元又有趣；不安的是，文章旁征博引，参考文献中有多国语言资料，极大地提高了翻译的难度。在此，特别感谢芦笛博士在我翻译过程中的及时解惑，为我补充了必要的知识、节省了大量的时间。

　　此外，还要感谢高晞教授的引荐，让我与本书结缘。高老师是我本科论文的指导老师、硕士导师，博士学位论文也几乎是在她的指导下完成。直到毕业，她一直在学业、生活和精神上指导我、鼓励我。毕业之后，高老师对我的关心仍如绵绵细雨。

　　最后，要感谢我的挚爱——王昀在日文翻译与日本历史、文化方面的极大帮助，以及在最后校稿时的查错与提议，是他的细心与耐心让全文翻译达意流畅。

严　娜

2024 年 5 月 19 日中午

图书在版编目（CIP）数据

一虫一草游世界：从微观史看中国本草的全球流通：
1700—1949 / 芦笛著；严娜译. -- 北京：社会科学文
献出版社，2024.7
　（启微）
　书名原文：The Global Circulation of Chinese
Materia Medica, 1700-1949：A Microhistory of the
Caterpillar Fungus
　ISBN 978-7-5228-3646-1

Ⅰ.①一… Ⅱ.①芦… ②严… Ⅲ.①冬虫夏草-历
史-世界　Ⅳ.①R282.71

中国国家版本馆 CIP 数据核字（2024）第 093091 号

·启微·
一虫一草游世界：从微观史看中国本草的全球流通（1700—1949）

著　　者／芦　笛
译　　者／严　娜

出 版 人／冀祥德
责任编辑／李期耀
责任印制／王京美

出　　版／社会科学文献出版社·历史学分社（010）59367256
　　　　　地址：北京市北三环中路甲29号院华龙大厦　邮编：100029
　　　　　网址：www.ssap.com.cn
发　　行／社会科学文献出版社（010）59367028
印　　装／北京盛通印刷股份有限公司

规　　格／开　本：889mm×1194mm　1/32
　　　　　印　张：11　字　数：248千字
版　　次／2024 年 7 月第 1 版　2024 年 7 月第 1 次印刷
书　　号／ISBN 978-7-5228-3646-1
著作权合同
登 记 号／图字 01-2023-5838 号
定　　价／79.00 元

读者服务电话：4008918866